最強のストレッチ

世界のエリートも実践する調整法

佐々木泰士

フォレスト出版

——はじめに

思考と体のパフォーマンスを最大化する方法

「疲れがとれない」
「背中、首・肩、腰、足などに痛みやハリを覚える」
「よく眠れない」
「眠っているのに、昨日の疲れが抜けない」
「注意力が散漫で、最近ミスが増えている」
「集中力を高めたい」
「仕事の生産性を高めたい」
「頭の回転を速くし、仕事をバリバリこなしたい」
「柔軟な発想とアイデアがどんどん湧いてくる状態になりたい」

など、あなたは今そんな思いを抱えていないでしょうか。

これらを一言で言えば、**「思考と体のパフォーマンスを最大化したい」**ということ。心も体もストレスのない状態であり、集中力や行動力、生産性の高い状態です。

しかし、残念ながらこのような状態を手に入れている人は、一握りしかいないのが現状だと思います。

どんな仕事をしていても、常に疲労は溜まり続けています。そんな状態では、どれだけ本を読んだり、仕事のやり方、考え方を勉強したりしても、生産性や集中力は高まりません。あなたが、仕事の生産性のパフォーマンスを上げたい、一流のできる人になりたいと思ったとき、もっとも重要なことは別にあります。

それが、

「コンディショニング」

です。調子や調整を意味する「コンディション」を整えることを指す意味で使われています。思考や体のパフォーマンスを最大化するには、心身のコンディショニング（調整）を行うことが重要になります。

これはプロスポーツ選手、一流のアスリート、格闘家などをイメージしてもらえればわかるでしょう。

スポーツ選手は、心身のコンディションを整え、最大限自分の才能や能力を試合で発揮できるよう調整しています。

どれだけ才能があり、いい結果を出せる実力があったとしても、コンディションが悪い状態であれば、勝利や結果を手に入れることはできないからです。

これはあなたも同じです。**ビジネスパーソンも自分のコンディションが整っていなければ、自分の持っている能力は発揮できません。**

にもかかわらず、コンディショニングに気を使ったり、パフォーマンスを最大化する調整を行ったりしている人は、ほとんどいません。

とくに日本人は、体にムチを打ち続け、脳にも体にも疲労が溜まっています。体に痛みやコリ・ハリがある状態、仕事や人間関係のストレスがある状態、現在や将来に不安がある状態で、パフォーマンスはどれだけ上げられるでしょうか。

実際は、多くの人のパフォーマンスは下がることはあっても、なかなか上がっていかないのが現実なのです。

✔ 世界のエリートもコンディションを調整する

もちろんこれは日本に限った話ではありません。

世界に目を向けると今、世界のビジネスシーンでは「コンディショニング（調整）」に注目が集まっています。

もっともわかりやすいのが「マインドフルネス」でしょう。マインドフルネスは、グーグル、マッキンゼー・アンド・カンパニー、モルガン・スタンレーなど、世界の一流の企業が取り入れているもので、瞑想を行いながら、呼吸や今感じていることに集中する調整法です。

マインドフルネスは日本でも注目されていますが、よりすごい調整法があります。

それが本書でご紹介する**「ストレッチ」**です。

単なる準備体操や柔軟運動ではありません。

実はストレッチこそが、世界のエリートも実践している心と体を整える最強の調整法なのです。

欧米からブームになったヨガやピラティスも、本質的にはストレッチです。

ストレッチは、筋肉を伸ばすこと、体をゆるめ、やわらかくすることに重きが置かれています。もちろんその効果もありますが、それはストレッチが持つ真価の表層にすぎません。

ストレッチを行うことで、脳や体の調子を整え、自律神経などを調整し、集中力や発想力、行動力を高める効果があることがわかってきたのです。

実際、変わったポーズを行っているように見えるヨガやピラティスも、筋肉を伸ばしゆるめることで、心身のパフォーマンスが高まることがわかり、欧米でブームになりました。

今では多くの欧米の一流の経営者、ビジネスリーダーなどが取り入れていると言われています。

ストレッチがすべてを解決する

私は**日本で唯一の経営者・ビジネスリーダーを専門とするストレッチトレーナー**です。詳細は第1章にゆずりますが、元陸上自衛隊の自衛官で、日本トッププランカーのキックボクサーでありながら、ストレッチトレーナーに転身し、何度もストレッチトレーナーとして日本一の称号をいただくことができました。

そんな私は、**「ストレッチこそがビジネスパーソンにとっての最強の調整法」**と考えています。その理由は、ストレッチを習慣にすることで、ビジネスの悩みのあらゆる問題を解決することができるからです。

- **思考や体のパフォーマンスの向上**
- **血流や代謝アップ**
- **姿勢や筋肉バランスの改善**
- **疲労回復**
- **疲労しにくい体質づくり**
- **集中力を低下させる体のハリ・コリの改善**
- **腰痛、頭痛、肩こり、首こりの改善と予防**
- **睡眠の質の向上**
- **副交感神経の調整**
- **運動不足の改善**

など、様々ないい効果を得ることができます。

何より、ストレッチのいいところは**「短い時間で、簡単に効果が出る」**ことです。

とくに私のご紹介する「最強のストレッチ」は、スポーツ選手が行うものではなく、仕事など、普通の生活をしている人のあらゆるパフォーマンスをいい状態にするためのストレッチです。

必要な時間はたった10秒。

本書では、**朝起きたときや電車での移動中、オフィス、トイレ、歩いているときの合間やスキマ時間などにでき、最高に効くストレッチ**をご紹介しています。

実践していただければ、すぐに効果を実感できるはずです。

最強のストレッチを体感した人の声

私のスタジオを訪れるお客様からは次のような声をいただいています。

「ストレッチの概念が変わりました。やれば変わるから続けたい」

「姿勢がよくなって印象もよくなった」

「20年間頭痛に困っていたが解消できた。頭痛薬も飲まなくなった」

「マッサージ屋さんに行かなくなりました。体の改善になるのが嬉しいです」

「色々な整体やマッサージを試しましたが、一時的によくなっても改善にはなりませんでした。佐々木さんに出会えてよかったです」

「体重は変わっていないのに、痩せたと言われる」

「視界が広がった。明るくなった。なんじゃこりゃ！」

「疲れが溜まらなくなった」

「上がらなくなってしまった腕が上がるようになった」

「立てないくらいの慢性的な腰痛に困っていたが、それが解消できた。仕事の疲れで腰痛が出てきても、次の日には治るようになった」

「生まれてから前屈で手が床についたことがなかったけど、佐々木さんのジムに通ってからすぐにつくようになりました。結果が出るからすごい」

「体が変わるのがわかる。だから続けられる」

「ストレッチだけで３ヵ月で体重が４キロ落ちました」

「ゴルフの飛距離が25ヤードも上がった」

これからご紹介していく「最強のストレッチ」は、10秒で効くから誰でも続けられるものになっています。

自分の体と思考はストレッチで簡単に変えることができるのです。

あなたが持っている能力を最大限引き出す調整法を、本書で実践してみてください。

佐々木泰士

目次

CHAPTER 01
ストレッチが最強のビジネススキルである

CHAPTER

02

最強のストレッチのルールと準備

CHAPTER
03
最強に効く！ 自衛隊式ストレッチ

CHAPTER
04
疲れ・体のつらさを 改善する10秒ストレッチ

CHAPTER 05

「ながら」でできる10秒ストレッチ

CHAPTER 06

朝のパフォーマンスを最高にする1分間ストレッチ

CHAPTER 07

夜にがっつり！ビジネスに効く最強のストレッチ

CHAPTER

01

ストレッチが最強のビジネススキルである

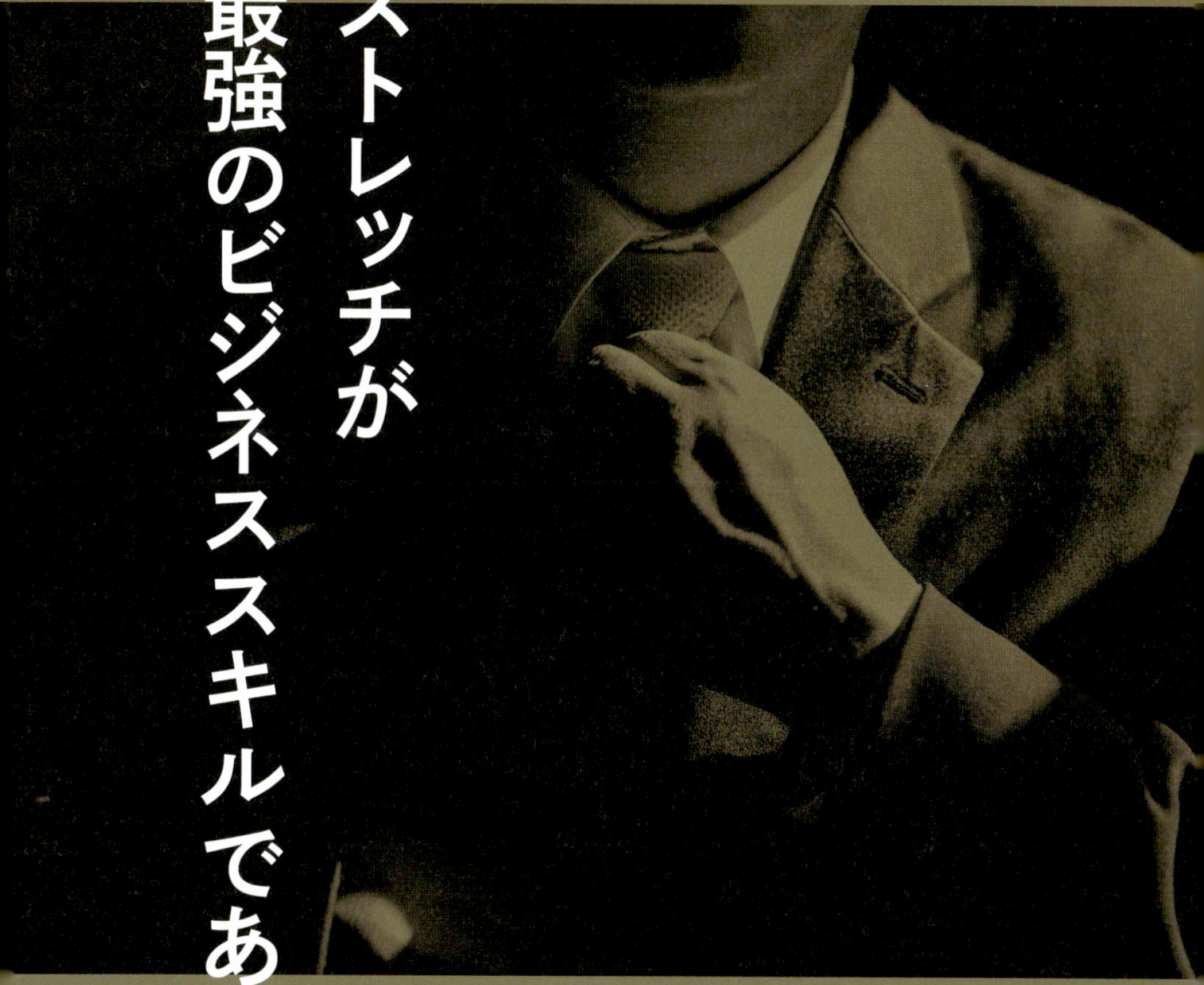

デメリット 10

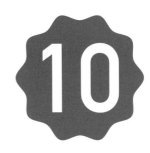

1 疲れやすい、疲れが抜けない

2 肩こり、腰痛、頭痛になりやすい

3 集中力が散漫になり、パフォーマンスが落ちる

4 眠りの質が低下し、慢性的な睡眠不足につながる

5 太りやすくなり、肥満体質になる

体が硬いことで起こる

6
体がゆがみ、姿勢や印象が悪くなる

7
血流が悪くなり、顔色（血色）も悪くなる

8
ケガをしやすくなり、不調が続く

9
情緒不安定になり、鬱《うつ》っぽくなる

10
ぎっくり腰、五十肩などになりやすい

やわらかくするメリット 15

01 集中力やパフォーマンスが上がる

02 仕事の邪魔をする痛みが消える（肩こり・腰痛・首こりなど）

03 疲れが抜けやすく、疲れを感じにくくなる

04 ポジティブな思考と行動になる

05 代謝が上がり、太りにくい体質になる

06 有酸素運動ができて、運動不足の解消につながる

07 血糖値が下がり、体内年齢（血管年齢）が若返る

08 呼吸が深くなり、睡眠の質が上がり目覚めがよい

ストレッチで体を

09 姿勢がよくなり、印象が変わる

10 鬱や更年期、糖尿病の予防と改善に導く

11 アンガーマネジメントが容易になる

12 インナーマッスルが鍛えられる

13 関節の可動域が広がり、怪我をしにくくなる

14 体調を崩しにくく、風邪もひきにくくなる

15 ゴルフのスコア（飛距離）が上がる

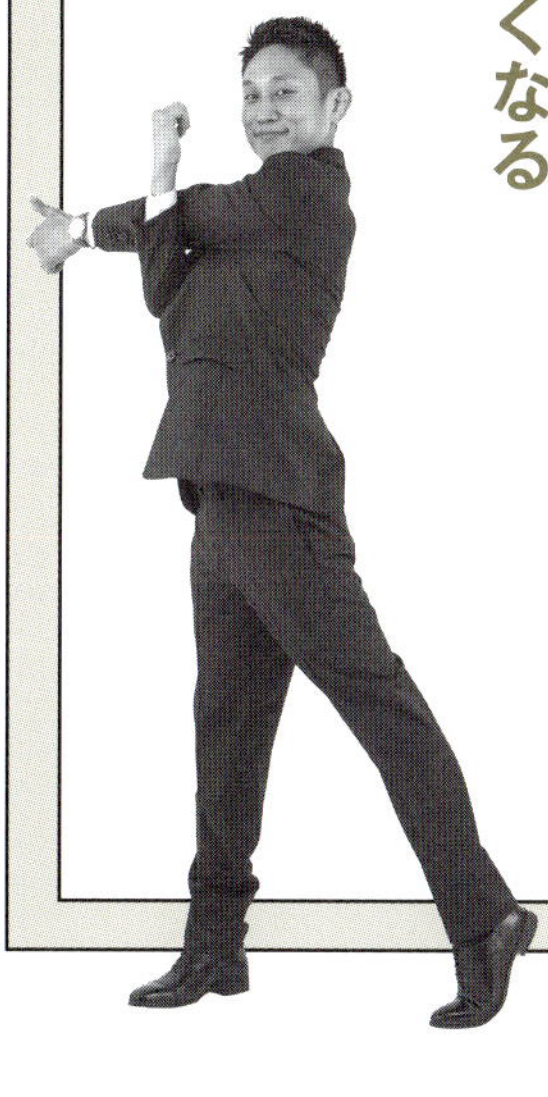

01

一流のビジネスパーソンほど、体がやわらかい

私は**日本で唯一、経営者・ビジネスパーソンを専門にしているストレッチトレーナー**です。小さい頃から、剣道、レスリング、銃剣道、徒手格闘、射撃、自衛隊などを経験し、プロのキックボクサーとして日本の上位ランカーになったこともあります。3歳からストレッチを続けてきたこともあり、日本最大のストレッチチェーンでは、**ストレッチトレーナーとしてデビュー後わずか2カ月で過去最高の業績で全国1位を獲得。同時に店長としても過去最高売上で全国1位を獲得しました。**

また、プレーヤーとしてだけでなくマネージャーとしてもスタッフへの技術指導により、全国1位のトレーナーを多数輩出。そして管轄する店舗の多くを過去最高売上で全国1位へと導き、私は何度もストレッチ日本一の称号をいただくことができました。

私のストレッチ歴は30年を超えています。

そんな私が日々様々なビジネスパーソン、経営者の方の体を触っていて感じる

のは、

「優秀なビジネスパーソンほど体がやわらかい」

ということです。

一流のアスリートは体・筋肉がやわらかい、などとよく言われます。体がやわらかいというのは、筋肉の質がやわらかいだけでなく、関節の可動域が広い状態です。可動域が広いと体に対する負担が少なく、疲れにくくなり、ケガや痛みも出にくい体質になります。また、可動域が広がることで普段使えなかった筋肉が使えるようになり、体もスムーズに動かせるようになります。そして、代謝や血流もよくなり、自分の体とは思えないほどラクな状態になるのです。

何より肉体だけでなく、精神面の変化も生まれます。思考がスッキリし、集中力が高まり、自然とポジティブな思考が手に入るのです。実際、私のもとを訪れる経営者からも、

「佐々木先生のストレッチをするようになってから、仕事も調子がいい」
「一日中眠くならず、仕事のパフォーマンスが上がった」
「疲れが溜まらなくなり、マッサージにも行くことがなくなった」
「頭のキレもよくなってきた」

などというお声をたくさんいただいています。

02

経営者、ビジネスパーソンほど ストレッチが効く理由

ストレッチと聞くと「スポーツ選手がケガをしないためにやっているもの」と思う方も多いでしょう。事実、スポーツ選手は十分にストレッチを行い、ケガをしにくく、パフォーマンスを最大限発揮できる状態をつくります。

しかし私は、**ビジネスパーソンにこそストレッチが必要**、だと考えています。

その主な理由は次の3つです。

- **運動不足の人が多い**
- **同じ姿勢が続きやすい**
- **疲労が溜まりやすい**

まず、ビジネスパーソンは総じて運動不足の方が多いです。運動不足ということは、筋肉や関節が稼働しない状態が続いていることを意味します。

とくに、最近はデスクワーク中心の働き方が増えているため、日中ほとんどの時間を座って過ごしている方が少なくありません。同じ姿勢であまり動かない状態になりがち。それにより、体や筋肉がますますコリ固まってしまい、体はゆがみ、腰痛や肩こり、首こりのリスクが高まってしまうのです。

そして、長時間労働が当たり前になった現代では、疲労が溜まりやすくなっています。働き方改革などが進められていますが、いまだに日本は世界でも１、２を争うほどの長時間労働のため、常にストレスや疲労と戦っているはずです。

そういった人は、しっかり睡眠をとったとしても、十分な疲労回復が行われず、翌日も疲れを引きずってしまうのです。

こうした状態で、仕事のパフォーマンスなんて上げることができるでしょうか？どれだけ、頭の回転を速くして効率的に働こう、また高いパフォーマンスを毎日発揮したいと思っていても、体が硬く、どこかしらに痛みやつらさを抱え、疲労を蓄積し続けている状態では、パフォーマンスは下がる一方です。

このように、ビジネスパーソンの体の状態はよくありません。

これらの理由から、ビジネスパーソンにこそ、ストレッチがもっとも効果を発揮すると言えるのです。むしろ、アスリート以上にストレッチが必要な状態、だと言い換えることもできるでしょう。
なぜなら、ストレッチをすることで、

・運動不足が解消される
・肩コリ、首コリ、腰痛などから解放される
・疲労が溜まりにくい体がつくれる
・睡眠で十分に疲労回復できる
・コリ固まった体をゆるめることができる

など、これらの問題のほとんどすべてを解決できるのですから。

ビジネスパーソンにストレッチが必要な３つの理由

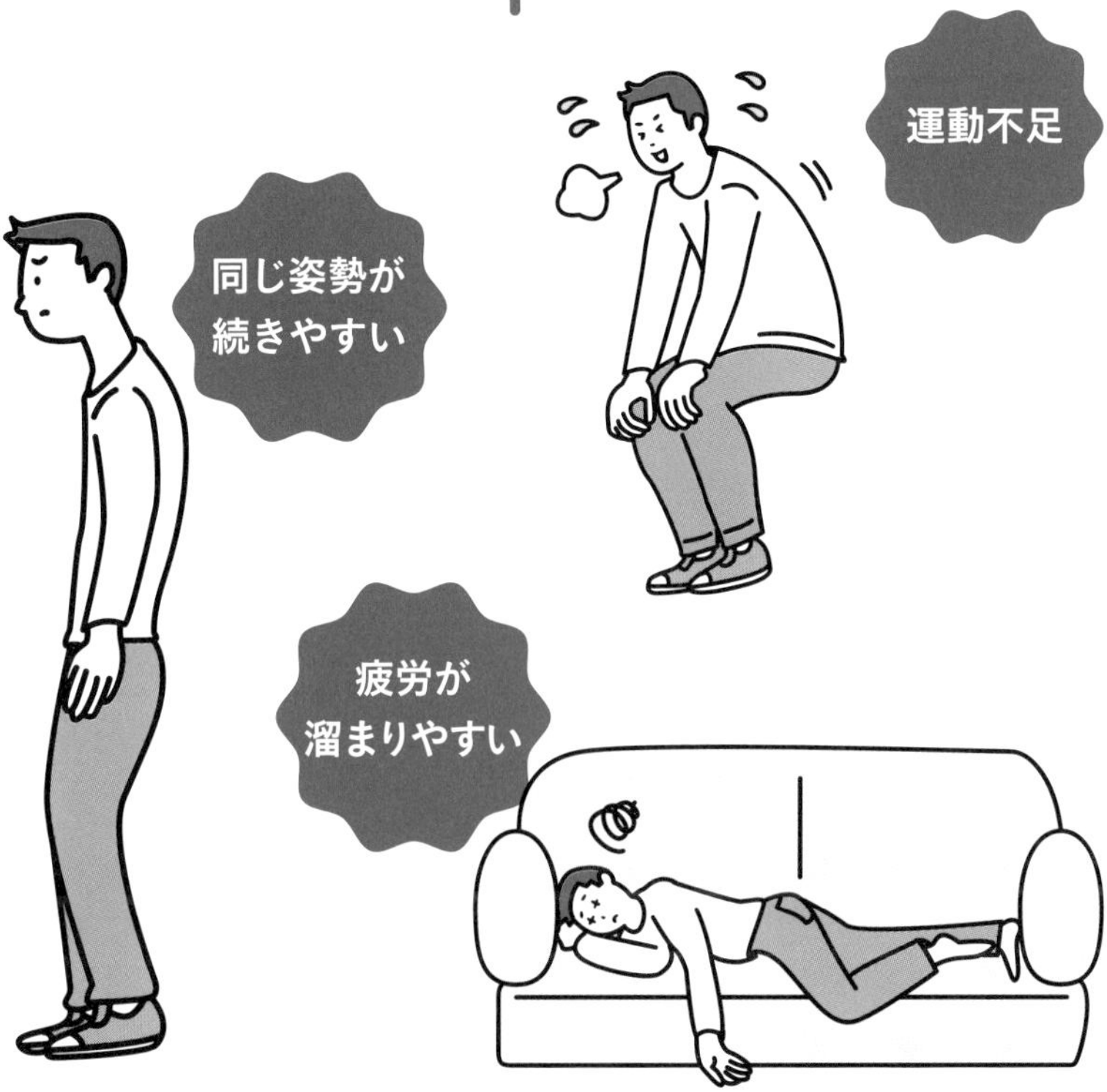
同じ姿勢が
続きやすい
運動不足
疲労が
溜まりやすい

ビジネスパーソンは、上記３つの理由から、体が硬くなりやすい。仕事のパフォーマンスや疲労回復、姿勢改善などの効果があるストレッチをしてみよう。

アスリート以上にストレッチが効果的

03

「ストレッチ」が最強である理由

ストレッチをするだけで、あらゆる問題が解決できます。20ページで挙げたストレッチで得られる15のメリットを見ていきましょう。

①集中力やパフォーマンスが上がる

先にも書いたとおり、ストレッチは体の柔軟性を高め、関節の可動域を広げることができるので、体を動かすこと全般のパフォーマンスが向上します。これまで使えていなかった全身の筋肉や可動域が使えるようになって、スムーズに行動できるようになり、体も脳もリラックスした状態になり、集中力も高まるのです。

②仕事の邪魔をする痛みが消える（肩こり・腰痛・首こりなど）

仕事の効率を下げるのが体のコリ、ハリ、痛みです。ほとんどのビジネスパーソンは、首や肩、腰、背中、脚などに、どこかしらハリやコリ、痛みやつらさを抱えています。それらの部分の痛みやつらさを解消できます。それが解消されることで、体はラクになり、ますますパフォーマンスや集中力などが向上します。

③疲れが抜けやすく、疲れを感じにくい

ストレッチには脳と肉体の両方の疲労を改善する効果があります。肉体的な疲労はコリから生まれます。筋肉が硬くなることで血流が悪くなり、疲れとして現れますが、ストレッチをすることで、肉体的な疲労回復と疲労予防が可能になります。また、脳疲労においても、改善することが知られています。

④ポジティブな思考と行動になる

ストレッチを行うことで、脳波がヨガや瞑想をしたときと同じ「アルファ波」に切り替わります。疲労回復だけでなく、リラックス効果、ポジティブな思考が手に入り、行動も変わっていきます。

⑤代謝が上がり、太りにくい体質になる

固まっていた筋肉がゆるみ、全身のポンプ機能が回復し、血流がよくなります。すると、代謝も上がり、結果的に太りにくい体質にも変わっていきます。

⑥有酸素運動ができて、運動不足の解消につながる

ストレッチは、有酸素運動です。柔軟性や仕事のパフォーマンス、疲労を回復させながら、効果的に運動ができるものです。運動不足の方にもオススメです。

⑦血糖値が下がり、体内年齢（血管年齢）が若返る

筋肉をしっかり動かし使っていくことで、血中の糖質を優先的に使っていきます。だから、血糖値が下がり、体内年齢も若くなっていくことが確認されています。

⑧呼吸が深くなり、睡眠の質が上がり目覚めがよい

ストレッチでは呼吸が非常に重要になります。脱力しながらしっかりと呼吸を行い、ストレッチをしていくことで全身がゆるみ、ほどよい有酸素運動になります。それにより、質の高い睡眠が得られるようになります。

⑨姿勢がよくなり、印象も変わる

ストレッチは、体のゆがみを整える効果があります。ストレッチ効果により姿勢や体のバランスが整うので、姿勢がよくなり、周りの人に与える印象も変わり

ます。

⑩鬱や更年期、糖尿病の予防と改善に導く

リラックス効果、運動不足解消、血糖値を下げる効果などから、鬱《うつ》や更年期、糖尿病の予防や改善の効果も期待できます。

⑪アンガーマネジメントが容易になる

ストレッチを続けていると、幸せホルモンと呼ばれるセロトニンやオキシトシンの分泌が促されると言われています。また、ストレッチを習慣化できれば、自分をコントロールする力が高まり、心に余裕も生まれるため、怒りのコントロールがうまくなることも期待できます。

⑫インナーマッスルが鍛えられる

ストレッチが刺激している筋肉は、体幹などの内側の筋肉であるインナーマッスルです。ガチガチの体ではなく、しなやかな体になり、体に負担の少ない、ラクでスムーズな動きが可能になります。

⑬関節の可動域が広がり、ケガをしにくくなる

日常的なケガやスポーツなどのケガを予防する効果があります。

⑭体調を崩しにくく、風邪もひきにくくなる

ストレッチを続けていると有酸素運動が習慣になるので、体も温まり、免疫力もわずかばかり上がっていきます。結果として、不思議と体調を崩しにくくなります。

⑮ゴルフのスコア（飛距離）が上がる

ストレッチにより関節の可動域が広がると、ゴルフの飛距離が上がります。実際、私のお客様はゴルフの飛距離もスコアも驚くほど上がりました（ストレッチは１７６ページ）。

いかがでしょうか。

逆に言えば、筋肉や関節まわりが硬ければ、何をやっても思うような成果が出にくくなると言えるでしょう。

というのも、最初から最高のパフォーマンスができる体づくりができていなけ

れば、基礎ができていないところに、家を建てるようなものだからです。それはブレーキを踏みながらアクセルを踏んでいるのと同じ。

ストレッチを習慣にして、体のパフォーマンスを整えておくだけで、常に無理なく動けて、疲れない、回復しやすい、よく眠れる体が手に入るのです。

とくに本書でご紹介する最強のストレッチを少しでも実践していただければ、自分の体の変化にすぐに気がつくはず。

大きくパフォーマンスが変わり、体は勝手に元気になり、意欲的に行動できるようになっていきます。

04

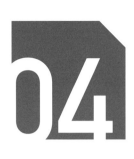

「アスリートのストレッチ」と「最強のストレッチ」は何が違うのか？

アスリートのストレッチと一般の人に必要なストレッチは大きく違います。

一番の違いは、「求められる目的」です。

たとえば、ボクシング選手やレスリング選手は、最高のパフォーマンスを発揮するためにアゴを引いて脇を締めることで、状況に応じて背中が丸まります。このようなアスリートに対して、背筋が伸び過ぎる状態をつくるストレッチは、パフォーマンスを上げるどころか、むしろパフォーマンスを下げてしまう可能性が高いのです。

しかし、一般の人やビジネスパーソンが高いパフォーマンスを発揮するには、正しい姿勢で背中が丸まりにくく、背筋が伸びている状態です。

ですから、アスリートとは別のストレッチが必要になります。

一般の方やビジネスパーソンに必要なストレッチは次の３つです。

- **正しい姿勢になること**
- **疲れづらい、疲れが回復しやすい体になること**
- **高いパフォーマンスを維持できる体になること**

私のご紹介する「最強のストレッチ」は、短時間でこれができるよう設計しています。１回10秒からできるストレッチばかりなので、ぜひ実践してみてください。

05

筋肉がやわらかい人の3つの特徴

先ほどもお伝えしたとおり、一流の経営者・ビジネスパーソンほど、筋肉の質がやわらかい方が圧倒的に多いです。運動経験を聞いてみても、実は一度も運動をしたことがない、と言う方さえいらっしゃいます。にもかかわらず、まるでアスリートのような、やわらかいゴムのような筋肉をお持ちの方もいます。

逆に体が硬い方はどうでしょうか。私がこれまでストレッチで体の改善のお手伝いをしてきた方からすると、必要以上に人の視線に敏感で、周りに気ばかり使う、神経質な人ほど筋肉が硬い傾向があります。

そういった方は、ストレッチ中もリラックスができずに力が入ってしまっています。おそらくは、普段から呼吸が止まりがちで、肩に力が入ってしまっていて、体が強張ってしまっていることが考えられます。

では、その違いの理由は何なのでしょうか。

私が、これまで多くの方の体に触れお話したことで気づいたことがあります。

小さな習慣が、大きな違いを生み出す

それは、「習慣の違い」です。

突然ですが、あなたの子どもの頃を思い出してみてください。たとえば小学生の頃、スポーツ万能の子がクラスにひとりくらいはいませんでしたか？

その子は、初めてのスポーツや運動でも、いとも簡単にやってのけたと思います。

また、初めてにもかかわらず、経験者よりもうまくできてしまう子もいたかもしれません。

では、それができる子とできない（時間がかかる）子の違いは何なのでしょうか？

それは、大きくは以下の３つの特徴が考えられます。

できる子は、

①イメージしたとおりに体を動かせる（神経伝達が速い）
②リラックスしている
③呼吸が止まっていない

という特徴があるのです。

これは、子どもがスポーツするときだけではなく、ビジネスパーソンにも同じことが言えます。優秀なビジネスパーソンに置き換えると、

①イメージしたとおりに行動・実行ができる
②肩に力が入っていない（堂々としている）
③呼吸を止めず、口調に余裕が感じられる

となります。

あなたのまわりにいる優秀な人にも、この３つの特徴が当てはまるのではないでしょうか。また、仕事ができない人ほど、できていない項目が多いと思います。

一流の人が持つこれらの特徴は、日々の習慣により身についていきます。それは多くの場合、環境によって培われた外的要因によるものか、意識的に身につけた内的要因によるものです。

いずれにしても、一流の特徴は、一流の習慣でもあるということです。

そして、この一流の習慣は「ストレッチをする習慣」を通してつくることができます。実際に、私のもとに通っているお客様で、体がやわらかくなり仕事のパフォーマンスが上がっただけでなく、ストレッチをする習慣が身についたことで、物事

を習慣化することが得意になり、結果的に事業の拡大に成功された方もいらっしゃいます。

私がここで伝えたいことは2つです。

1つ目は、**業種業態が違っても「一流の人の習慣は同じである」**ということ。またそれが、筋肉のやわらかさにも表れています。

2つ目は、日々のストレッチをする習慣を通して、筋肉をやわらかくしていく過程で、超一流の習慣さえもつくれる可能性があるということです。

だからこそ、超一流を目指すビジネスパーソンに私はストレッチをオススメしています。

06

ストレッチこそが最高の結果を出す鍵

私がビジネスパーソンにこそストレッチをやってもらいたい理由は、ストレッチをやることが、仕事だけでなく人生で最高の結果を出す重要な鍵にもなるからです。

私がよくお客様にお伝えすることがあります。それは、

「ストレッチは、プライオリティマネジメントのもっとも重要な第二象限」

ということです。

多くのビジネスパーソンがランニングや筋トレをするにもかかわらず、ストレッチをしている人が少ないのは、「緊急ではないが重要なもの」というプライオリティマネジメントでもっとも大事な「第二象限」にウエイトを置いていないからだと言えます。

プライオリティマネジメント

1 緊急かつ重要なもの	2 緊急ではないが重要なもの
3 緊急だが重要ではないもの	4 緊急でも重要でもないもの

上の図はあなたも目にしたことがあるでしょう。ビジネスの基本でありもっとも大切なプライオリティマネジメントです。

すべての人にとって平等にある限られた時間の中で、「第二象限」にウエイトを置いている人ほど一流のビジネスマンと言われます。

ストレッチはまさに第二象限。緊急ではないが、非常に重要なものです。

体の不調は、「筋肉の不調」と言っても過言ではありません。筋肉が硬くなることで、血流の流れが悪くなり、肩こりや頭痛、腰痛などが起きます。

また、そういった身体的な表面の不調だけでなく、血管年齢、体内年齢の老化や糖尿病などのリスク。精神的にも、怒りやすく感情の起伏が激しくなったり、鬱や更年期、自律神経失調症のリスクも出てきたりするのです。

その状態になってから行動している人は、常に第一象限の「緊急かつ重要なタスク」ばかりにウエイトをおいている方です。

これは、時間もお金も労力もかかるだけでなく、精神的にもネガティブになりがちのため、何もかもがうまくいかず負のスパイラルに陥ってしまいます。

ストレッチは、ケガや不調が起こらないようにするための事前対応でありながら、ケガをしたり、不調が起こったあとの事後対応にもなったりします。

また一流の人ほど、事後対応にならないための行動を心がけているように感じます。つまり、将来にかならず訪れるリスクへの対処を怠らない、という姿勢です。あなたが一流に近づきたいと思うのであれば、近い将来に確実に訪れるリスクに対して、事前に防ぐ処置を行うことが大切です。

これは仕事だけでなく、自分自身の体や健康に対しても同じ。人は必ず衰えます。筋肉だけでなく、関節や血管、肌などは弱くなってくるものです。また、小さな疲労や体の痛みは、今はなんとかなっても、確実に大きなリスクになっていきます。

だからこそストレッチによる肉体調整が必要なのです。

ストレッチはプライオリティマネジメントの第二象限「緊急ではないが重要であること」そのものです。

ケガや病気のリスクを減らし、疲労の蓄積を解消できます。

しかし、実際にはストレッチにウエイトを置いている人が少なく、ケガや不調が起きてしまうこともあります。そうなってしまえば、治療や回復にお金も時間もかかってしまいます。

そうなってしまったあとでも問題を解決し、改善してくれるのもストレッチです。事前対応も事後対応も抜群の効果が期待できるからこそ、最強のビジネススキルなのです。

あなたもストレッチにウエイトを置くことで、体に対して結果的に時間もお金も労力もかけることは少なくなります。

ゆえに、ストレッチは最高の結果を出すための鍵なのです。

07

ストレッチを習慣にできる人は、一流を超えられる

ストレッチは第二象限だと言いましたが、これこそが重要である理由をもう少し掘り下げてみましょう。

ストレッチは、ランニングや筋トレなどと比べても、派手なものではありません。実際にすぐに痩せるものでもなければ、見栄えのよい筋肉をつくるものでもありません。そのためかストレッチを習慣にしている人は多くありません。

しかし、**欧米を中心とした超一流のビジネスパーソンや経営者はストレッチを習慣にしている人が少なくない**のです。たとえば、ヨガやピラティスなどでも体幹を鍛え、体を伸ばすことが当たり前に取り入れられています。

また、私が指導するストレッチを体感された経営者も、驚くほどの効果を感じて、習慣にされている方が多くいらっしゃいます。

「そうは言っても、続けることが難しいんだよ……」と思うかもしれません。

しかし、初めは続けるのが難しいと感じていても、私のお伝えする最強ストレッ

チは短時間で効果が出るので、不思議と続けてしまうのです。

新しいことを習慣にすることは難しいのですが、いざ続いてしまうと、それが日常の習慣に変わり、自分のライフスタイルに変わります。

つまり、**ストレッチをしないと気持ちが悪い状態**にまでなるのです。

実際、ストレッチは脳や体の疲労を回復させたり、痛みやつらさを解消したり、思考をフレッシュな状態にまでもっていけるので、「ストレッチするのが気持ちいい」「ストレッチしていると調子がいい」という状態になります。

ストレッチの長所は、ランニングや筋トレを続ける以上に手軽で簡単ということ。ビジネスパーソンにとってすごい効果（20ページで述べた15のメリット）を得られること。そして、何より続けられた、習慣にできたという成功体験が手に入りやすいのです。

ストレッチの習慣化を成功させられると、ほかの習慣化もラクにできるようになります。自分がやると決めたことをやりきり習慣化させられる人は、ビジネスでも結果が出せるようになっていくのです。

08

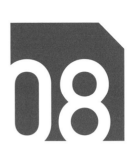

ストレッチが
仕事のパフォーマンスを上げるカラクリ

パフォーマンスを向上させるには、身体面と精神面とを共に向上させる必要があります。そして、それを可能にするのがストレッチなのです。

ストレッチは、身体面と精神面の両面を同時に向上させることができます。

そのカラクリは、身体面においては、関節の可動域が広がることで動きの幅や行動の量が増え、同じ疲労感でも多くの仕事量をこなすことができるようになります。

また、筋肉がやわらかく、しなやかになることで血流がよくなり、疲労した筋肉の回復スピードが促進されます。それにより、高いパフォーマンスを持続させながら仕事ができるようになります。

つまり、疲労や痛みやつらさを解消・回復するだけでなく、それらが溜まりにくい体になり、かつ動きやすく脳の疲労もリセットされるので、仕事や日常生活におけるパフォーマンスが向上するのです。

精神面においてもその効果は顕著です。

ヨガやピラティスでも思考がリセットされ、アイデアが湧くようになった、ストレスが軽減された、余計な感情に振り回されなくなった……などの効果が確認されていますが、実はストレッチも同じような効果が得られます。

実際、**ストレッチをやっている方の脳波や自律神経活動を調べてみると、ストレッチのあとは前頭葉でアルファ波を増加させ、また心拍数は下がり、副交感神経が優位に働く**ことが明らかとなっています。副交感神経優位の状態になると、体はリラックス状態に入るため、鬱や更年期、自律神経失調症の予防やリハビリに繋がり、アンガーマネジメントも容易になります。

また副交感神経の働きが優位になることで、ぐっすり眠れるようになり、睡眠の質が上がります。それにより、疲れが次の日に残らないだけでなく免疫が上がり体調も崩しにくくなるのです。

これらのことを見てわかるように、ストレッチが身体面と精神面に与えるよい影響は計り知れないのです。

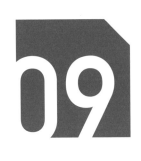

09

短時間×習慣化＝最強のストレッチ

ストレッチで重要なことは「継続」することです。

なぜなら、ストレッチは筋肉へのアプローチのため、トレーニングと同様に続けることで、**やればやるほど効果が増大する**からです。習慣化しないストレッチは、ストレッチとは言えず、単なる気休めの準備運動にすぎません。

しかし、多くの人はわかってはいるけど続けられないというのが現実でしょう。

ではなぜ、多くの人がストレッチを続けられないのか？

その理由は、多くの人が、つらいもの、時間がかかる面倒くさいものだと思っているからです。

実際には、コリや筋肉が硬いところほど痛いですし、伸びるまでに時間がかかるものもあります。しかし、アスリートならまだしも、ビジネスパーソンがパフォーマンスを向上させようとしたとき、そのストレッチのやり方は間違っています。

アスリートのストレッチが「じっくり、しっかり伸ばしていくもの」だとすれば、ビジネスパーソンのストレッチは**「短時間に、細かく伸ばしていくもの」**です。

一流を目指すビジネスパーソンにとって、続かないストレッチは意味がありません。

習慣化のためのキーワードは、「短時間」で「効く」の2つ。

時間がないビジネスパーソンにとって長い時間をかけて行うストレッチはコストパフォーマンスに合いません。1カ月に1回「1時間の効かないストレッチ」よりも、1日3回「10秒の効くストレッチ」のほうが体に効果的なのです。

本書のストレッチは、1ポーズ10秒で行えます。

スキマ時間に何度も行うからこそ効果があり、続けられます。

それこそが、最強ストレッチなのです。

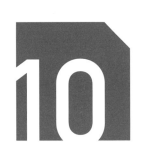

10

硬いムキムキの体よりも、やわらかくしなやかな体を目指せ

ビジネスも体づくりも、基礎がもっとも重要であることは言うまでもないでしょう。

何かしらの仕事で成果や難しい課題解決を求められたとしても、新人のビジネスパーソンが結果を出すことは、なかなかできませんよね。

その理由は基礎が欠けていることが多いからです。

仕事をする上での基礎があれば、応用力が利くようになるので、難しい問題や初めてぶつかった課題にも対応できるのです。

柔軟性も同じで、体づくりの基礎になるものです。

ストレッチによって柔軟性を高めることは、体の土台となる「インナーマッスル」を鍛えることになります。

インナーマッスルが鍛えられれば、体の土台ができ、代謝も上がり、普段しないような体に負荷がかかるような仕事をしても、耐えることができるようになります。もちろん、疲れも残りにくく、疲れにくい体が生まれるのです。

また、土台という基礎がしっかりあるからこそ、アウターマッスルを鍛える筋トレのパフォーマンスも上がり、アスリートのような機能性のある本物の体が手に入ります。

つまり、基礎があるからこそ、応用が利くのです。

ストレッチによるやわらかくしなやかな基礎づくりは、硬いムキムキの体よりも最高の結果を生み出します。

またそれだけでなく、基礎があるからこそビジネスにおいては型破りなアイデアが生まれ、体づくりにおいても、パフォーマンスを上げるキャパシティが広げられるのです。

次章では、短期間で効く最強のストレッチをするためのルールと準備をご紹介していきます。

CHAPTER

02

最強のストレッチの準備とルール

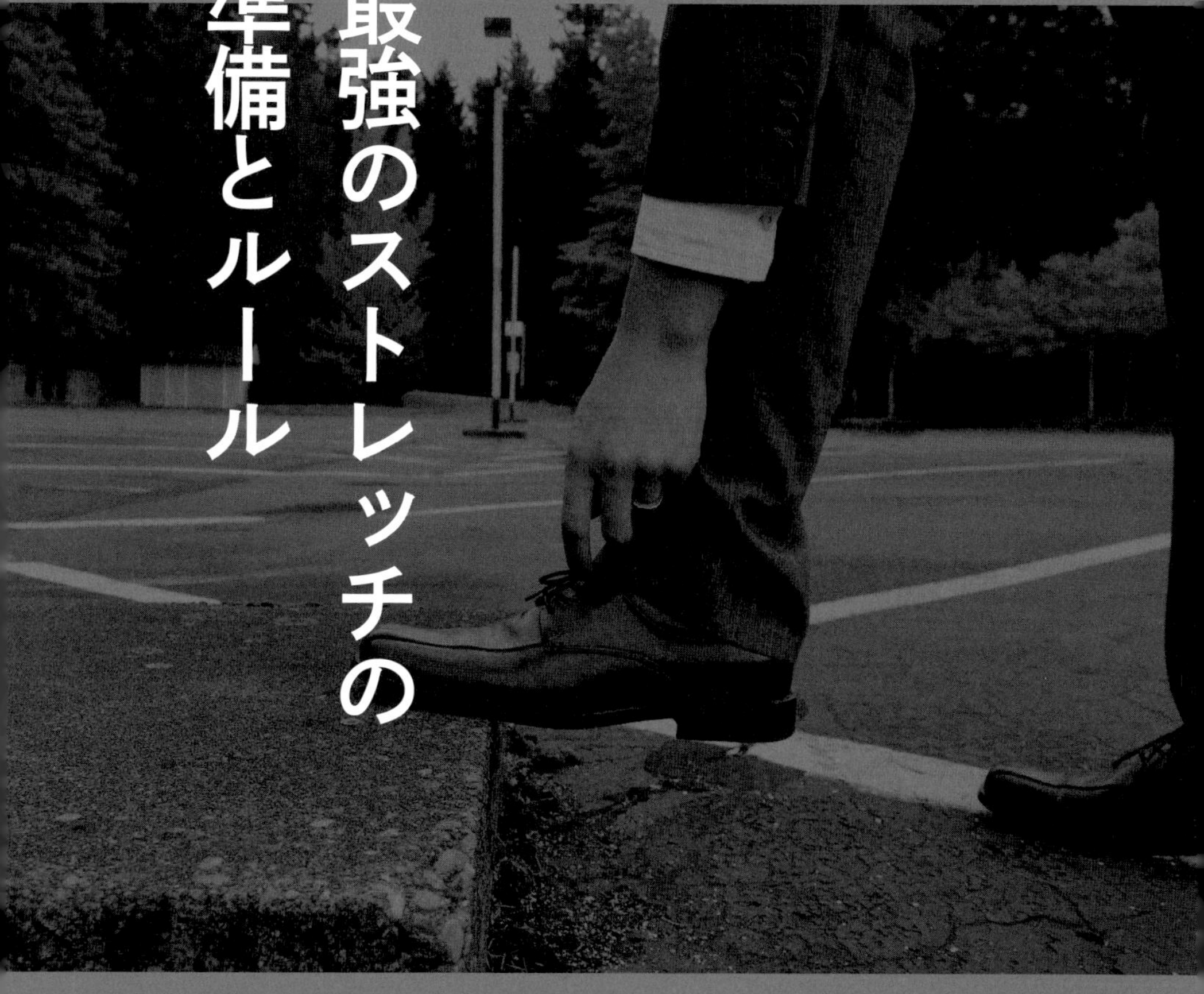

01

最強のストレッチのルール❶ 姿勢

短時間で効かせるストレッチのポイントは、正しい姿勢で行うことです。

ストレッチは立って行うものもあれば、座って行うもの、寝転がった状態で行うものなど様々あります。できるだけ正しいフォームで行わなければ、効くものになりません。

「人は見た目が9割」などと言われていますが、それは当然顔だけに限りません。見た目をよくするには、まずは姿勢をよくすること。洋服や髪型や靴はすぐ整えられますが、姿勢は日々努力をしていなければ、いきなり整えることはできません。

その理由は、**姿勢は筋肉でつくられているから**です。

超一流のビジネスマンは、日々自分が「どう見られているか」にも意識を配っています。とくに、姿勢は重要です。常に猫背だったり、姿勢が崩れやすく、疲れが姿勢に出てしまったりするビジネスパーソンは、信頼されにくいでしょう。

姿勢をよくすることは、印象をよくすることそのものなのです。

姿勢のとり方

1. 武道でいう正中線（頭のてっぺんから縦に一直線に通る体の中心線）をまっすぐにすることを意識して体の軸を整える
2. 丹田（おへその下あたり）にグッと力を入れて、体の軸がブレないようにする※軸を固定するイメージで行ってください

本書でご紹介する最強ストレッチに取り組むことで、自然と姿勢がよくなります。

効果的なフォームとは、上体がフラフラせずに体幹が安定していてストレッチを行える状態のこと。体が前にいったり後ろにいったり、あるいは左右にフラついていては効果的なストレッチは期待できません。

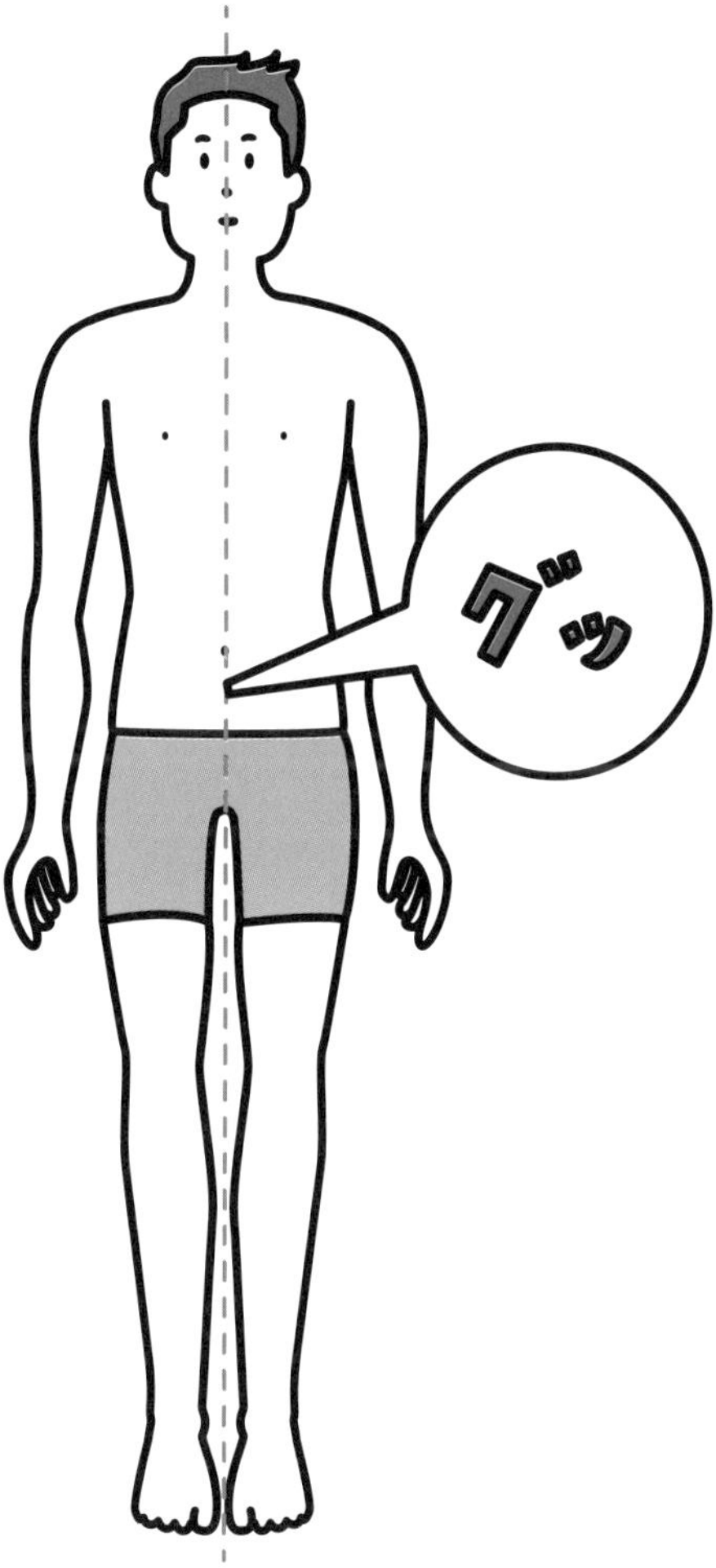

02

最強のストレッチのルール❷ 呼吸

ストレッチを効かせるために重要なのが呼吸です。

現在、ヨガや瞑想が流行っているため、呼吸の重要性は知られるようになってきました。人は呼吸をすることで、筋肉をゆるめたり、精神を落ち着かせたりすることができます。

ストレッチをする際は、息を吐きながら伸ばしていきましょう。呼吸を止めないことで、ストレッチ効果がより高まっていきます。

このときの**ポイントは、腹式呼吸**を行うことです。腹式呼吸とは鼻から吸って口から吐く呼吸法で、副交感神経を優位にして、脳と体をリラックス状態にしてくれます。

また、息を大きく吐きながら筋肉を伸ばすことでストレッチの効果は大きくなるのです。

腹式呼吸のやり方

1. ６秒かけてお腹をふくらませるように「鼻」から吸う
2. 同じく６秒ほどかけておへそと背中をくっつけるように息を「口」から吐く
3. これを繰り返し行う

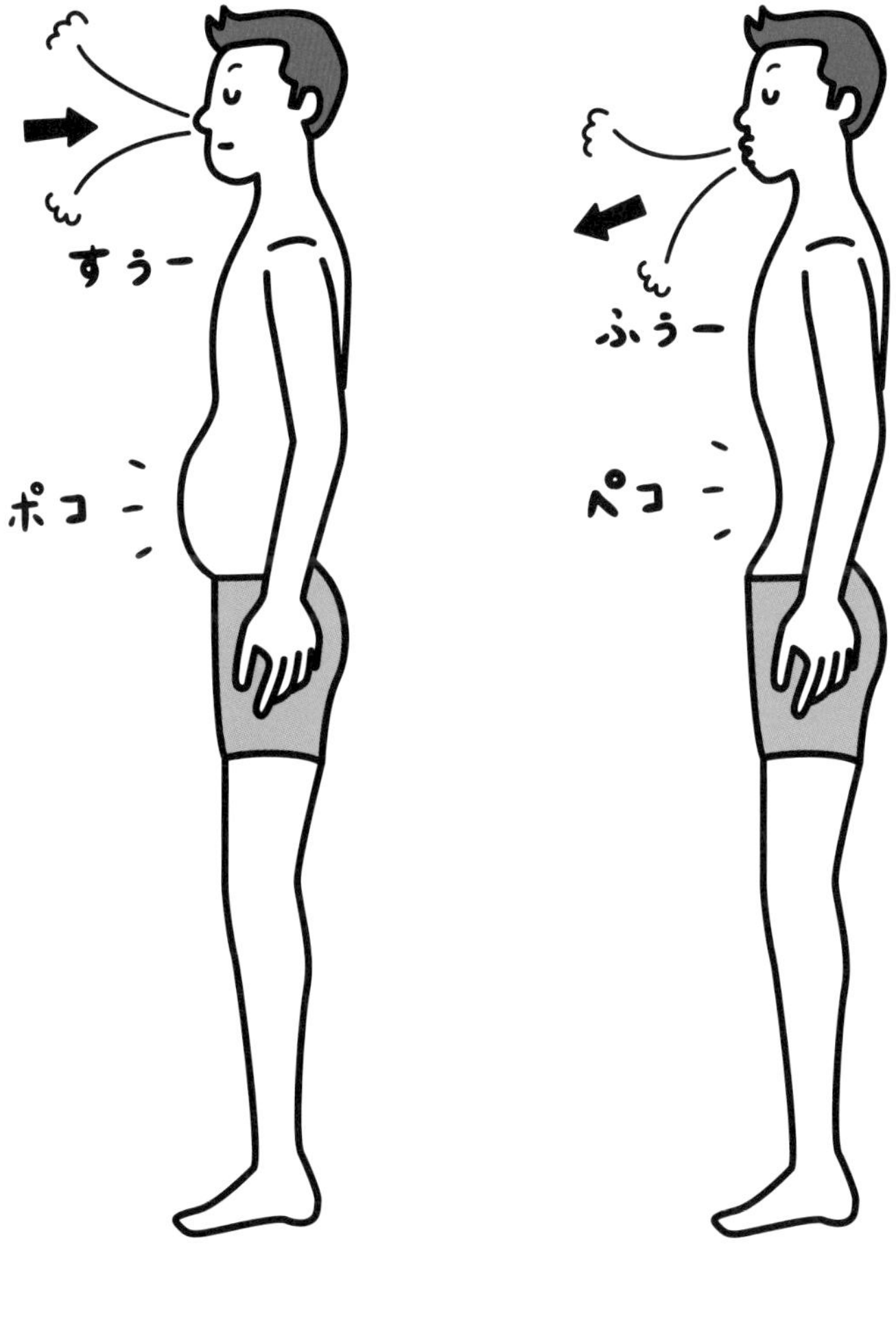

03

最強のストレッチのルール❸ 脱力

スポーツの世界では、一流と二流の違いは「脱力」にあると言われます。

武術の達人も、無駄な力が一切入っていません。修行を重ねれば重ねるほど、力が抜けて、無駄な動きがなくなり、必要最小限の動きで相手を仕留めることができます。

超一流のビジネスマンやアスリートがその域まで達する必要があるかは別にして、脱力ができていれば、同じ体力で質の高い仕事ができることは容易に想像がつくでしょう。

ビジネスの世界においても、普段から脱力をすることで肩の力は抜け、呼吸もしやすくなり、また副交感神経が優位になることで脳はリラックスします。このリラックス状態こそが、集中力が一気に高まる状態なのです。

ストレッチでも、脱力している状態で伸ばしていくことで、想像以上に効かせることができるようになり、どんどんやわらかい体になっていきます。

脱力のやり方

1. 手足を広げても人や物にぶつからない場所で行う
2. 頭から考えごとを追い出す
3. 肩の力を抜いて、姿勢をよくする
4. 大きく呼吸をしながら、まるで湖に浮いているようなイメージで体をリラックスさせる

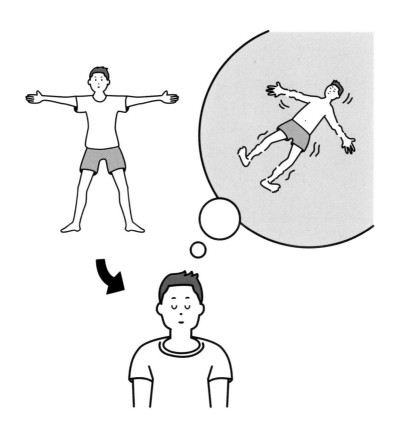

04

最強のストレッチのルール④ ルーティン

習慣化においては、行動のルーティン化が重要です。

端的に言えば、**何も考えずに、これをやると決まっていること**です。ストレッチのスケジュール化と言えばわかりやすいかもしれません。

ストレッチは短くてかまいません。

というより、ビジネスパーソンにとっては短いほうがいいのです。

忙しい中で30分や1時間もストレッチの時間をつくるのは、ほとんどの人にとって難しいことでしょう。実際、それをやろうとすると続かなくなり、ストレッチ自体をやめてしまいます。

短い時間で、スキマ時間に少しだけでもやる。そして、それを続けてみましょう。

毎日続けることで体は変わっていきます。つらいと感じる箇所や硬くて動かない筋肉を、最低1箇所どこでもかまいませんので、毎日少しずつ伸ばしてみましょう。ストレッチは、やればやるほど筋肉をやわらかくできます。

ルーティン化のやり方

1. 1日1箇所だけでも、ストレッチを習慣化する
2. 慣れてきたら、朝起きたとき、移動時間、電車を待つ間、トイレに行ったとき……などの場所で、どのストレッチを行うか決める
3. 決めた場所、時間、行動中に同じストレッチを行う
4. 1週間に1回、夜時間をとって7章の「夜にがっつり！ビジネスに効く最強のストレッチ」を行う

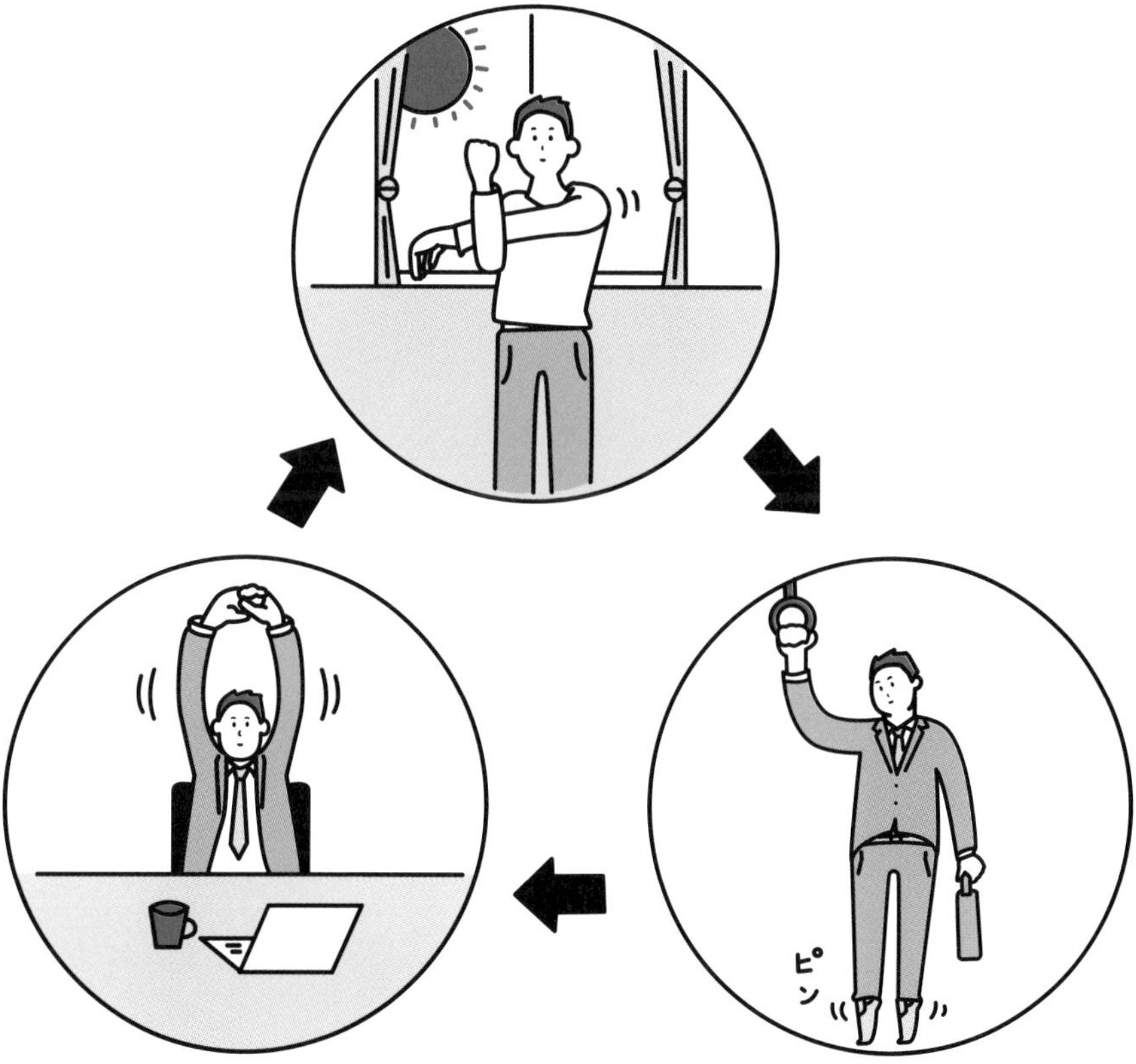

05

ラクだけど効くストレッチ3条件

ここからは「効くストレッチを行うポイント」について説明していきます。自分ひとりで行うストレッチで重要なことは、「できる限りラクして行う」ということです。

言い換えると、ある意味で「手抜き」をするのが大事になります。というのも、力が入ると筋肉が縮んでしまい、望む効果が得られず、続かないからです。

そして、ラクして効かせる効果的なストレッチのために必要な3つの条件が、「自重・テコ・動き」です。

①【自重】自分の体重を乗せて伸ばす

自重とは、自分の体重を使う方法のことです。可動域を広げたい関節や硬い筋肉に自分の体重を乗せて、しっかりと伸ばしていきます。重力を利用することで最小限の力で伸ばすことができます。

②【テコ】テコの原理を使って伸ばす

コリ固まった筋肉や伸ばしたい筋肉、アプローチしたい関節に支点をつくり、その支点を中心に体重を乗せて伸ばしていきます。体重を乗せた上でテコの原理を使うと、より効かせて伸ばすことができます。

③【動き】動きをコントロールして伸ばす

体の動きをコントロールすることで、筋肉をゆるめていきます。動きをコントロールして伸ばすストレッチを動的ストレッチと呼び、また、伸ばした状態を維持するストレッチを静的ストレッチと呼びます。

それぞれを使い分けることで、より短時間で効果的なストレッチが可能となります。

本書で紹介するストレッチはこの3条件を取り入れたものになっているので、あまり難しく考えないで、ストレッチの写真を見ながら実践してみてください。

06

最短で最大の効果を生み出すストレッチのコツ

ストレッチ3条件とは別に、「短時間で」効かせるコツをご紹介します。

①自分に合った角度を見つける（極める）

次章以降で様々なストレッチをご紹介しますが、今の自分の体の状態に合った角度を見つけて行いましょう。

本書でご紹介するストレッチも、写真とまったく同じフォームでなくてもＯＫ。体にコリやゆがみがあると、正しいフォームでできないため伸ばしたいところが伸ばせませんし、断念してしまう人もいるでしょう。

そんなときは、たとえ正しいフォームでなくとも、伸ばしたいところを伸ばすことを優先に考えてください。

伸ばしたいところが伸びれば、体はやわらかくなり、結果的に体のゆがみやコリは解消され、いずれ正しいフォームでできるようになります。ですので、まずは伸ばしたいところを伸ばせる「自分に合った角度」を見つけていきましょう。

②ひねりを加える

本書で紹介するストレッチに慣れてきたら、ひねりを加えることでさらに負荷をかけてみましょう。たとえるなら、雑巾《ぞうきん》絞りのようなイメージです。ストレッチで効いている状態から、体幹や腕や足をひねることで、よりストレッチの強度が上がり、短い時間でより効かせることができます。

③伸びを感じる（意識する）

何も考えずにストレッチするよりも、体のどの部分の筋肉が伸びているかを意識してみましょう。

伸びを感じることで脳からの神経伝達が鋭くなります。また、神経伝達が鋭くなることで効率よく筋肉が使えるようになり、やわらかくしなやかな体づくりが加速していきます。

07

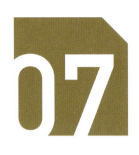

ストレッチ効果を判断する方法

本書でご紹介するストレッチを行っていく中で、

「これって効いているのかな?」

「これで合っているのかな?」

と思うことがあるかもしれません。

迷った末に、効果が感じられなくてやめてしまうのはもったいないので、ここでストレッチ効果の判断基準をご説明しておきます。

テストとして、腕や足のストレッチで試してみましょう。

まずは本書でご紹介しているストレッチのどれかを片側だけやってみます。

そして、やっていない片側と比べて、次の3点にいずれかの違いがあるかをチェックしてみます。

①可動域が広くなっている(伸びている実感がある)

② 軽くなっている

③ 温まっている（血が通った感じがする）

この3つのどれかが感じられたら、ストレッチが効いている証拠です。

このどれにも当てはまらないようであれば、やり方が間違っているか、自分に合っていない可能性があります。人はそれぞれ体が違います。また感じ方も違います。

その場合は、次の3点を意識してみましょう。

❶自分に合った角度を見つけて試してみる

❷硬いと感じる部位、痛いと感じる部位を優先して行う（伸ばしたいところよりも、硬くて痛いところが気になり、伸びを感じにくい場合があります）

❸続けてみる（続けると体のゆがみが解消されてくるので、効いていなかったストレッチも効いてくるようになる場合が多いです。まずは毎日続けてみましょう）

08

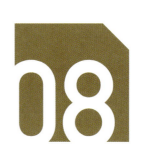

さらに仕事のパフォーマンスを最大化する4つの習慣

最後にストレッチに加えて、パフォーマンスを高める習慣をお伝えしておきます。

それは、食事・水分・睡眠・運動の4つです。ひとつずつ見ていきましょう。

1 食事を整える

パフォーマンスを高める上で食事を考えるなら、もっとも意識すべきは栄養バランスです。

3大栄養素と言われる、糖質（炭水化物）・脂質・たんぱく質だけでなく、ビタミン・ミネラルを含めた5大栄養素と、最近ではそれに加えて食物繊維・ファイトケミカルスを含めた7大栄養素が、健康な体をつくる上で必要不可欠と言われています。忙しくても疲れない頭と体をつくるのも、この栄養バランスです。

たとえ、一日3食きちんと食べていても、栄養素が足りないと、体が飢餓状態になり、血糖値や自律神経が乱れ、仕事のパフォーマンスは落ちてしまいます。

また、病気になるリスクも高まっていきます。つまり、食事の量やカロリーが同じだとしても、そこから得られる栄養素の違いによって、パフォーマンスは大きく変わるのです。

超一流の人ほど、常に「効率」を考えて行動する傾向があり、食事を摂るときも「効率」を考えます。カロリーだけでなく、栄養にも目を向けましょう。

では、栄養バランスのよい食事とは、具体的にどのようなものでしょう。

一番簡単なのは、一汁三菜を基本とすること。

これは、主食・主菜（肉や魚）・副菜（野菜のおかず）・汁物がそろった定食スタイルの食事のことです。

そうすれば、主食から炭水化物、主菜からたんぱく質や脂質、副菜や汁物からビタミンやミネラルという栄養素は摂取することができます。

ただ、食事だけで一日に必要な栄養素を摂取するのはもはや不可能な時代です。

理想は、一汁三菜にサプリメントとプロテインを活用する生活です。

サプリメントやプロテインで栄養を摂取するという概念は、日本ではまだまだなじみが薄いですが、欧米ではもはや当たり前です。栄養に目を向けた食事の習慣で、パフォーマンスを高めるだけでなく健康を手に入れましょう。

2 水分をしっかり摂る

仕事のパフォーマンスを高める上で、水分を摂取する習慣を身につけることが大事です。

人の体は60％が「水分」だと言われています。体内の水分量が減ると、パフォーマンスが下がるだけでなく、健康にも影響をおよぼします。

水分が減ることで血液や汗の量も減り、体温調整ができずに体温は上がってしまいます。血液の流れが悪くなり、体内には老廃物が溜まり、酸素や栄養素を細胞へ届ける働きがスムーズにいかなくなります。

その結果、パフォーマンスが低下するだけではなく、ストレスホルモンが分泌されたり、全身の機能に障害を起こしたりする可能性を高め、最悪の場合は死に至ってしまう可能性すらあるのです。

喉が渇きはじめたときはすでに遅いのです。できれば仕事中は手の届くところに水を置き、こまめに水分補給をして、体を十分に潤しておきましょう。

ちなみに、成人が一日に必要とする水分補給量の目安は3リットルです。食事で摂取する水分が平均で1・5リットルと言われているので、水を1・5リットルは飲むことを意識しましょう。ただし、最低でも1・5リットルであって、仕事やスポーツをすることで失われる水分を考えると、2〜2・5リットルは飲むのがいいでしょう。

また、私のお客様で一日に水を3リットル飲んでいらっしゃる方には、体の調子が非常によいという方が多いので、ぜひ可能なら一日3リットルを目標にしてみてください。

3 睡眠の質を高める

肉体のパフォーマンスをいい状態に保つためには、睡眠の質が重要になります。睡眠の質を高めるためには、寝具を見直す、食事を見直す、運動（ストレッチ）をする、ゴールデンタイム（人間がもっとも熟睡すると言われる時間）に寝るなどいくつかの方法があります。

しかし、最近の研究によると「寝室の空気の質」がもっとも重要だと言われています。室内空気は屋外の空気に比べて、5倍も汚染濃度が高いのです（アメリカ合衆国環境保護庁調べ）。

本来睡眠は、筋肉の疲労を解消し、脳や細胞を修復する働きがあります。にもかかわらず、睡眠中の空気が汚れていれば、体は汚染物質から守ろうとするので、呼吸は浅くなり、それにより筋肉が硬くなるので、さらに睡眠は浅くなりやすくなります。

ゆえに、細胞の回復が遅くなり疲れが抜けにくくなってしまうのです。

睡眠の質を上げるには、清潔な寝室をつくることからはじめましょう。

朝起きたらまず窓を開け、空気を入れ替えて、寝室を掃除する習慣を身につけましょう。それがパフォーマンスを高める習慣にもつながります。

また、さらにパフォーマンスを高めたいビジネスパーソンには、空気清浄機を置くこともオススメしています。

快適な睡眠を得るために、よく枕やベッドを買い替える方が多いですが、その前にまず空気です。空気を清潔にしてパフォーマンスを最大限に高めましょう。

4 運動（ストレッチ）を日常生活に取り入れる

運動とは、大きく有酸素運動と無酸素運動に分けられます。

酸素を取り入れ呼吸しながら行う運動が有酸素運動。

逆に酸素を取り入れずに無呼吸で行う運動が無酸素運動です。

それぞれ目的に合わせて行うものですが、時間がないビジネスパーソンにオススメなのは、いつでもどこでもできる有酸素運動。それがストレッチです。

ストレッチだけでもパフォーマンスを高めるには十分ですが、もう少し時間が確保できるのであれば、気持ちよく感じる程度のランニング、またはウォーキングがオススメです。

これらは全身運動のため、ストレッチでやわらかくしなやかになっている体がさらにほぐれて、肉体のパフォーマンスを最大化してくれます。

アスリートではないので追い込む必要はありません。あくまで、ビジネスのパフォーマンスを高める習慣とすると、まずは体の基礎づくりが必要になります。

ストレッチとともに、運動をする習慣も身につけましょう。

仕事中にストレッチをするときの準備

1

襟のボタン、ネクタイを外す、またはゆるめる。
（こうすることで、呼吸がしやすくなり、首もとの血流もよくなります）

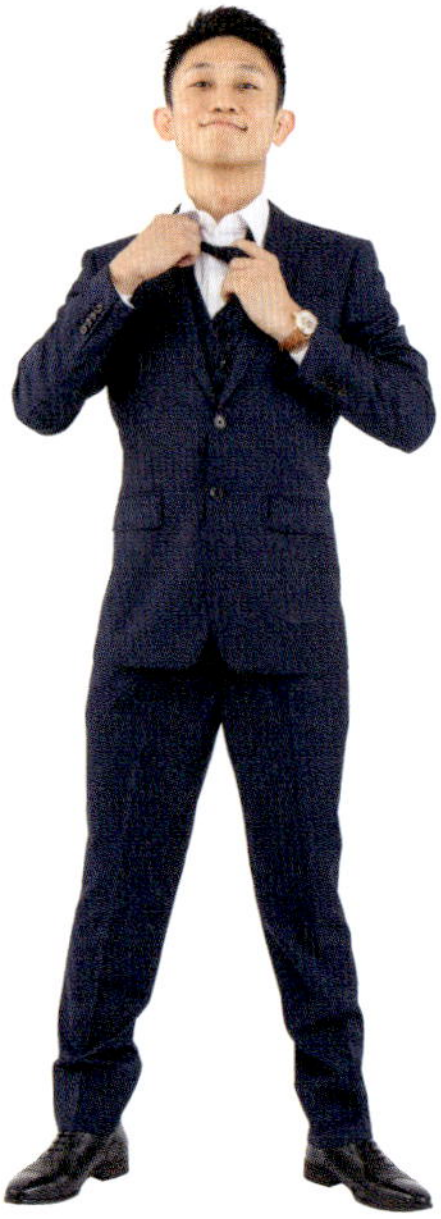

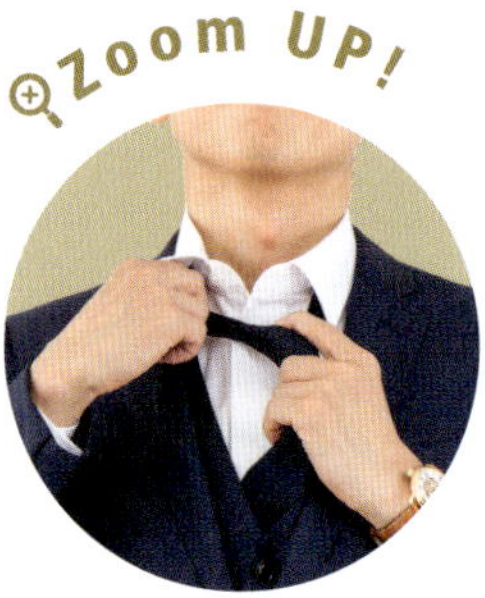

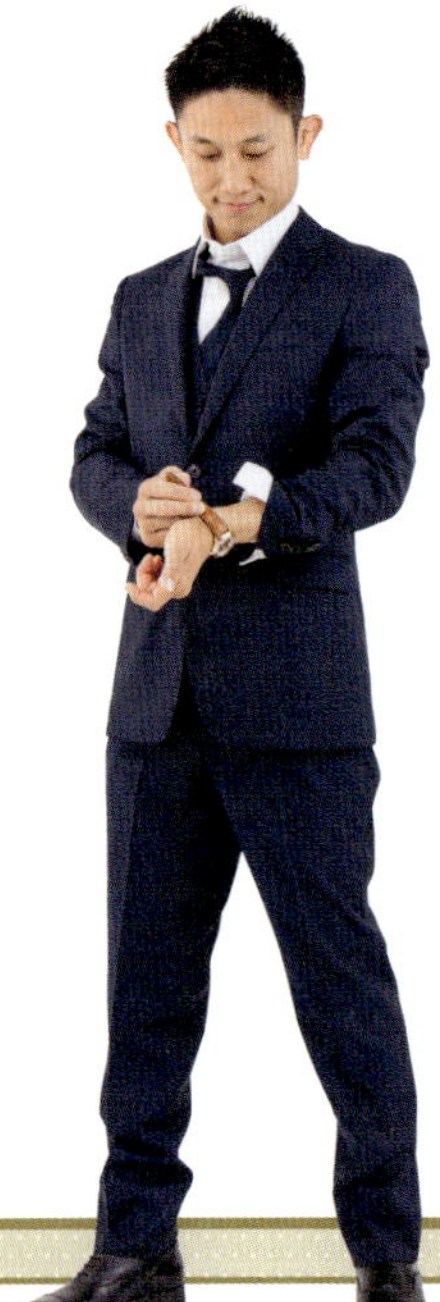

2

手首のボタンを外し、腕時計のベルトも外す、またはゆるめる。
（こうすることで、指先まで血流が行き届くようになります）

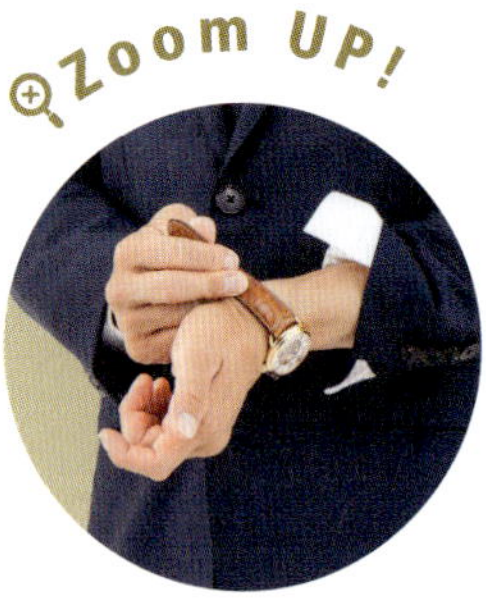

3

ズボンのベルトを外す、または
ゆるめる。
(こうすることで、体幹の可動
域が広がり動きやすくなります)

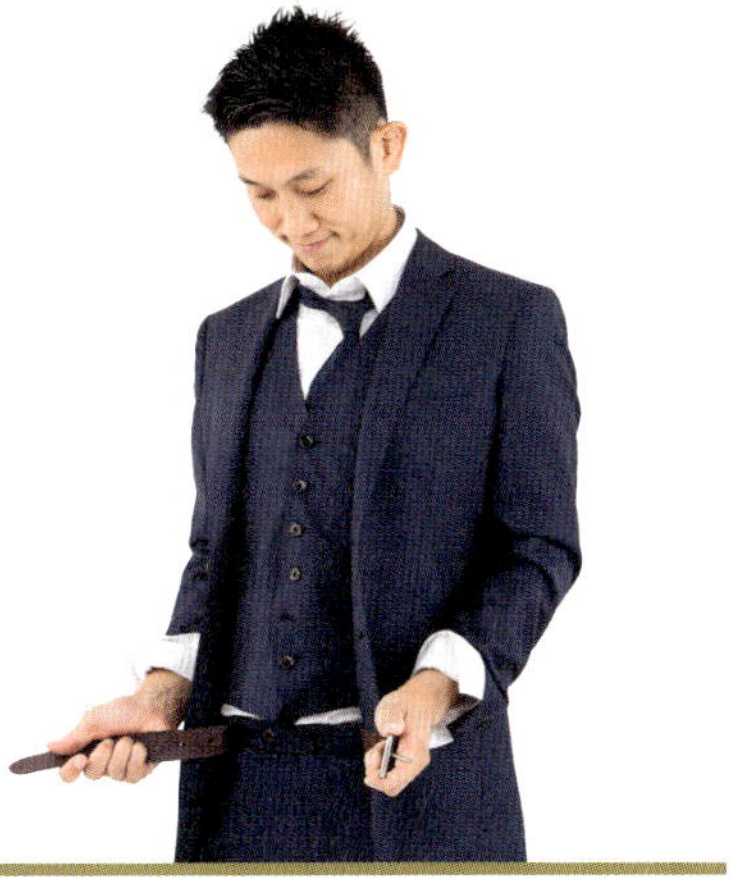

4

できれば、上着やジャケット、
ベストなどを脱ぐ。
(こうすることで全身が動かしや
すくなります)

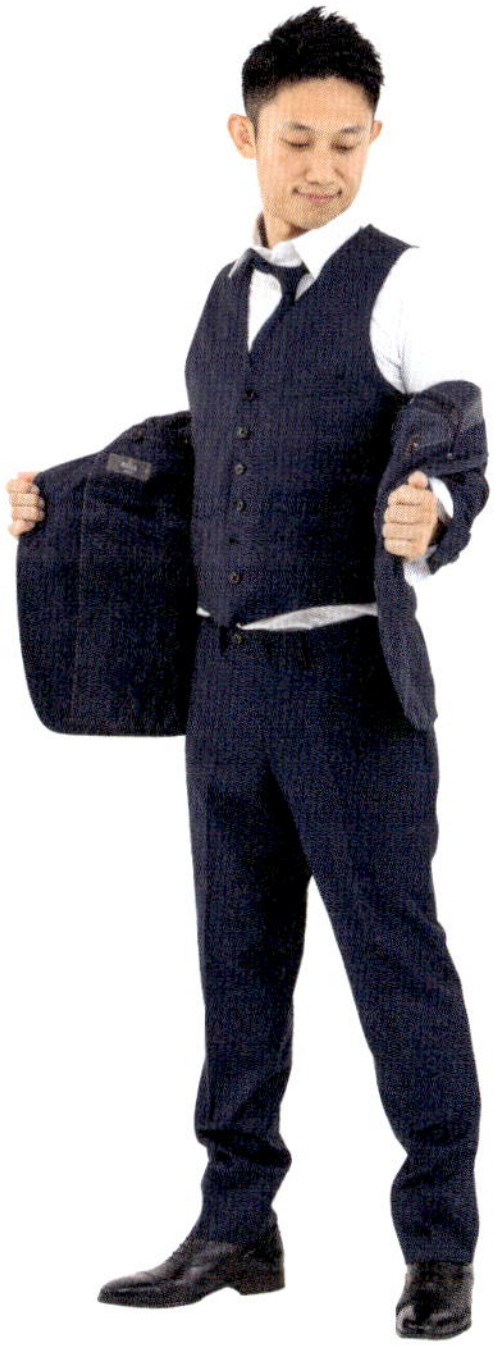

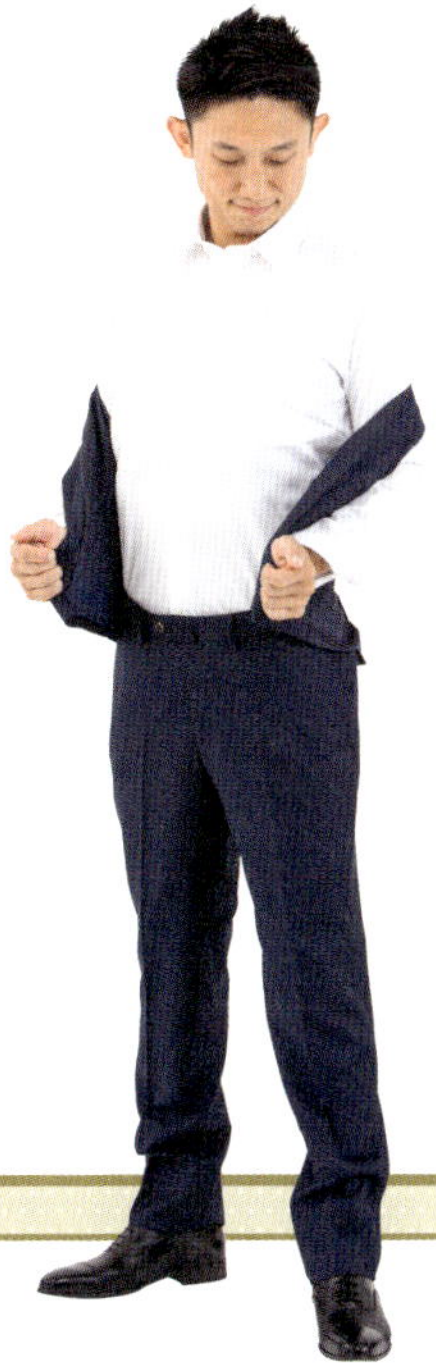

体のやわらかさチェック 1

✓ 前屈
（脚・腰・背中の柔軟性チェック）

前屈で脚・腰・背中の柔軟性がわかります。姿勢を正してから前屈し、どこまで指や手が届くか試してみてください。

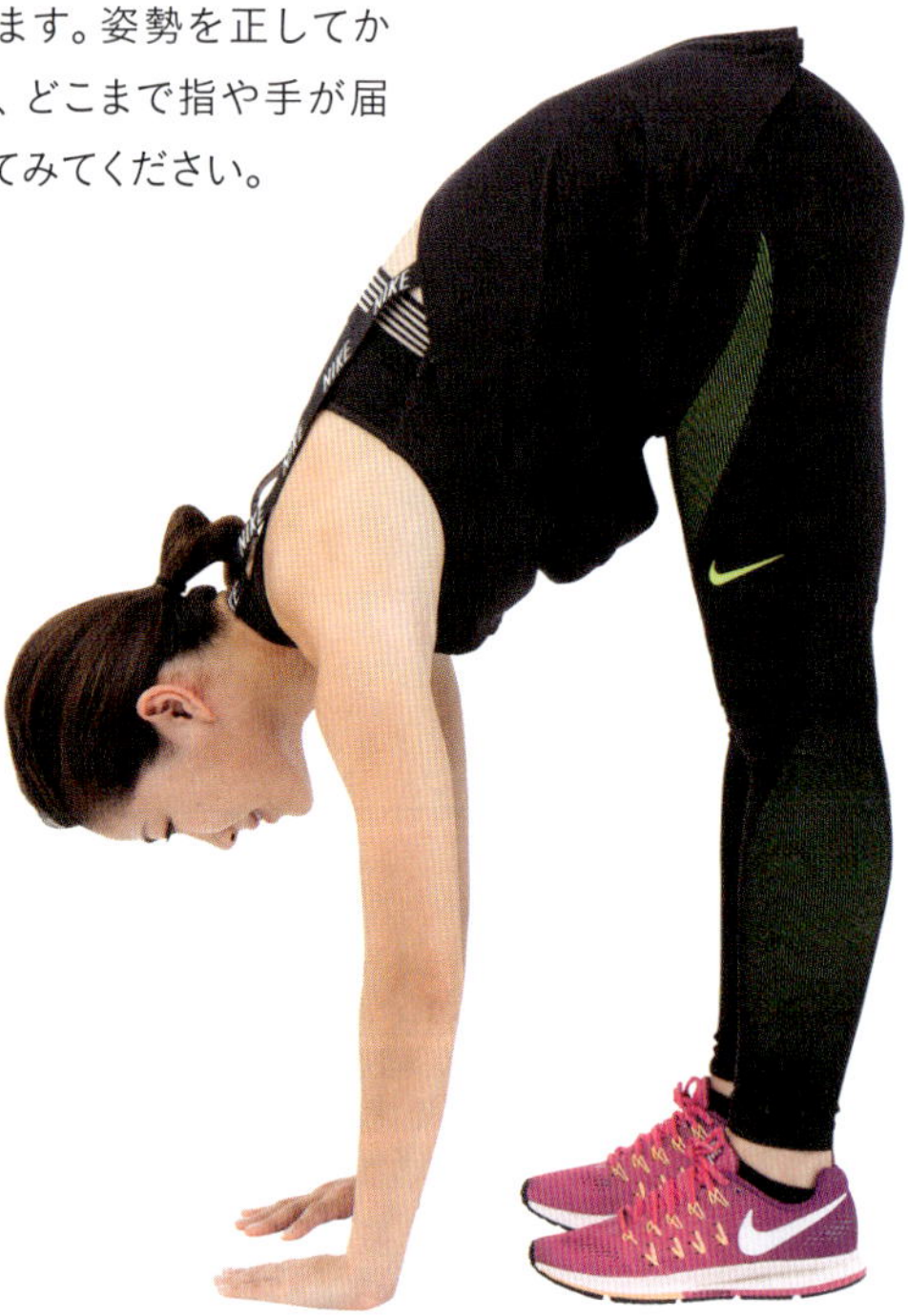

柔軟性レベル		
超一流	手の平タッチが30秒キープできる
一流	手の平が床につく
二流	指先が床につく
三流	指先が床につかない

やわらかさ簡単チェック

ストレッチを行う前に、次の4つの柔軟性のチェックを行ってみましょう。

体のやわらかさチェック 2

上半身ツイスト
（体幹の柔軟性チェック）

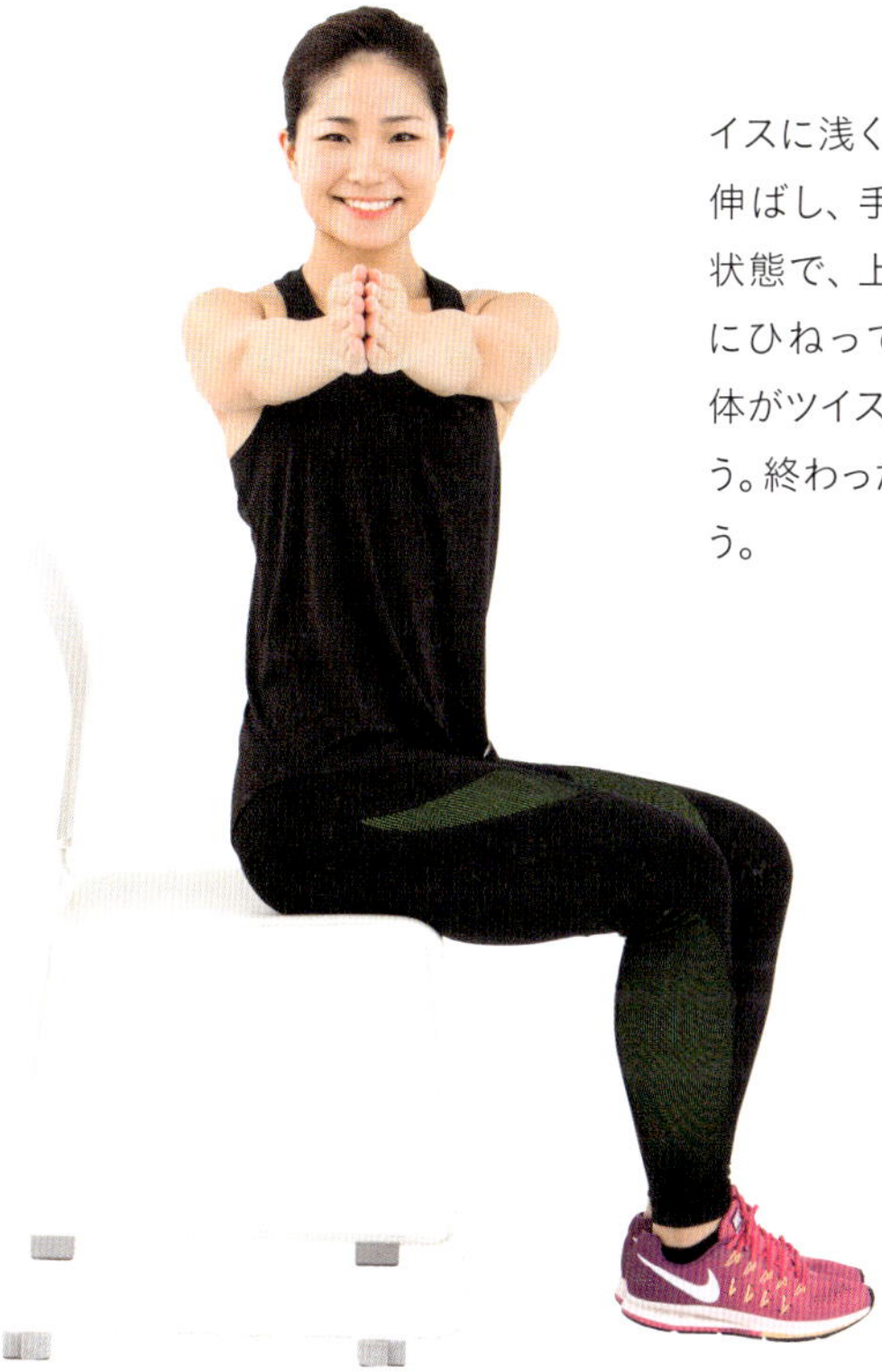

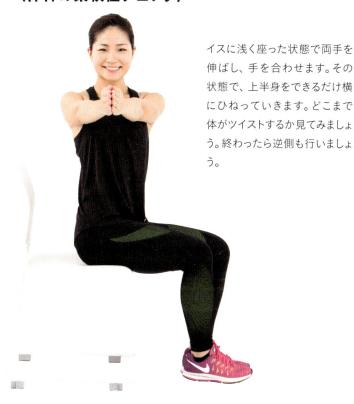

イスに浅く座った状態で両手を伸ばし、手を合わせます。その状態で、上半身をできるだけ横にひねっていきます。どこまで体がツイストするか見てみましょう。終わったら逆側も行いましょう。

柔軟性レベル

超一流	90度ツイストが30秒キープできる
一流	90度までツイストできる
二流	60度までツイストできる
三流	60度未満しかツイストできない

体のやわらかさチェック3

背中でキャッチ

（肩・肩甲骨の柔軟性チェック）

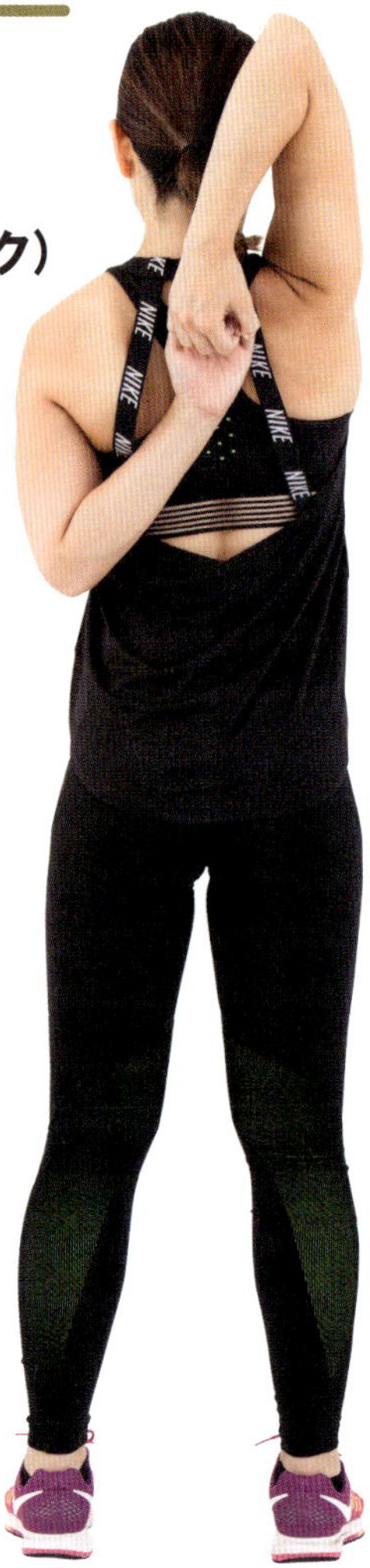

立った状態でも座った状態でもかまいませんので、背中の後ろで手を組んでみてください。できるだけ手を伸ばして、どこまでできるか見てみましょう。終わったら組み方を逆にして行います。

柔軟性レベル

超一流	背中で4本指が結べる
一流	背中で指先1本指が結べる
二流	背中で指先がつく
三流	背中で指先がつかない

体のやわらかさチェック4

開脚
（骨盤・股関節・お尻の柔軟性チェック）

床に座った状態で、脚をできるだけ開脚します。その状態で、どこまで手や肘が床につくかをチェックします。

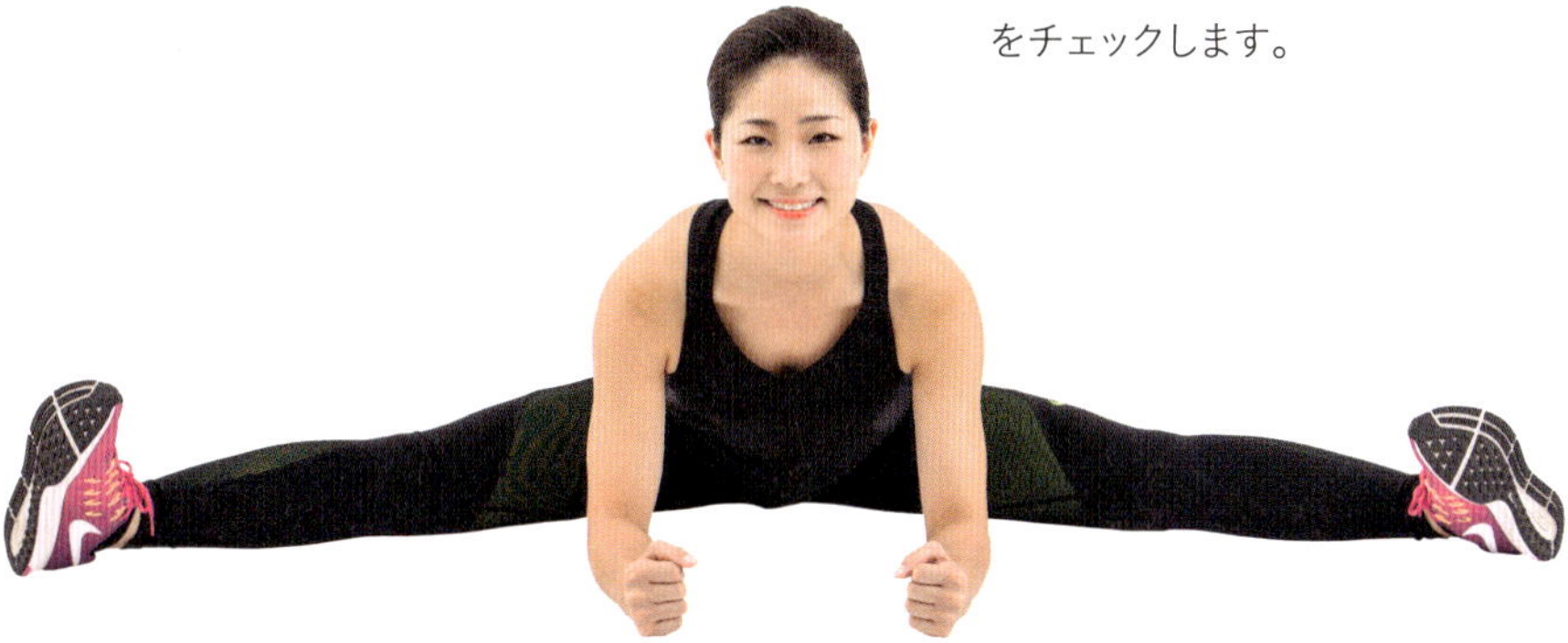

柔軟性レベル

超一流	両肘で床タッチが30秒キープできる
一流	両肘が床につく
二流	手の平の床タッチが30秒キープできる
三流	手の平が床につく

CHAPTER

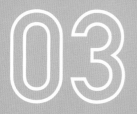

03

最強に効く！
自衛隊式ストレッチ

01

人間の動きの限界まで動かす自衛隊式ストレッチ

効果絶大の自衛隊式ストレッチとは？

本書における「激烈なストレッチ」をまずはご紹介していきます。

それが**「自衛隊式ストレッチ」**です。

私がもともと陸上自衛官として活動していた経験から考案したものですが、とてもハードなストレッチであり、体操であり、トレーニングでもあります。


まず初めにお伝えしたいことがあります。それは、

「運動不足の方はやらないでください」

ということです。なぜなら、現役の自衛官でさえ真剣にやらないとケガをするのが、この自衛隊式ストレッチだからです。

元自衛官である私が名づけた自衛隊式ストレッチは、自衛隊体操をもとにした

動的ストレッチであり、エクササイズです。

自衛隊体操は、自衛官の体力向上を目的に発案されました。人間の動きの限界近くまで体を動かすことにより、柔軟体操としてだけでなく、筋力アップにも効果を発揮します。

屈強な自衛官の体力向上が目的のため、本気でやることを前提につくられています。なので、現役の自衛官でも息が上がったり、筋肉痛になったりするほど激しい体操として知られています。

この章でご紹介するのは自衛隊式ストレッチの一部ですが、普段あまり運動をしない方には体にかかる負担が大きいためオススメできません。

しかし、**だからこそ効果は絶大**です。

短時間で可動域は広がり、筋肉がほぐれ、また脂肪燃焼の効果が高く、筋肉も鍛えられるので基礎代謝が一気に上がっていきます。

2種類の動的ストレッチ効果とエクササイズ効果

自衛隊体操がもとになっている自衛隊式ストレッチは、次の2種類の動的ストレッチ効果とエクササイズ効果を同時に兼ね備えています。

動的ストレッチは、「ダイナミックストレッチ」と「バリスティックストレッチ」に分けられます。

ダイナミックストレッチとは、動きながら収縮と伸張を繰り返していくストレッチで、筋肉がゆるみ柔軟性を向上させることができます。

バリスティックストレッチとは、筋肉を脱力させた状態から反動をつけて、筋肉を引き伸ばすことで柔軟性を上げていくストレッチです。

このバリスティックストレッチは、アスリートには有効ですが、一般の方にはあまりオススメしていません。

というのも、一般の方はアスリートと違い、筋肉の質が硬く、伸びにくかったり弱かったりするので、いきなり行うと筋肉や関節を痛めてしまう可能性があるからです。

普段から運動をしていない方などは力加減がわからずに、反動をつけ過ぎてケガをしてしまう原因になります。

また、自衛隊式ストレッチはそれに加えて、大きい動きで上半身と下半身の筋肉を思い切り使うので、エクササイズ効果が非常に高くなります。

ゆえに、自衛隊式ストレッチは、体が硬い方にはオススメできませんが、それによって得られる効果は抜群なのです。

もしあなたが、運動不足だけどどうしてもやってみたい場合は、まずは第4章から第7章のストレッチをして体を十分に温めたあとに行ってみてください。

このストレッチのポイントは、全力でやることです。やるなら本気でチャレンジしてみましょう（※ただし、無理は禁物です）。

きっと、その効果の高さとキツさ（笑）を感じていただけると思います。

PART 01

自衛隊式ストレッチ1

Y字前進ストレッチ

Stretch POINT

3回 × 3セット

☑ ❶から❸まで勢いよく行う

☑ 筋肉を縮めて最後に伸ばすことを意識する

1 腕を後ろに振りながら腰を下ろす

全身の力を抜いて大きく息を吸いながら、両腕を前に出します。そこから勢いよく腕を後方に振り、息を吐きながら屈伸します。

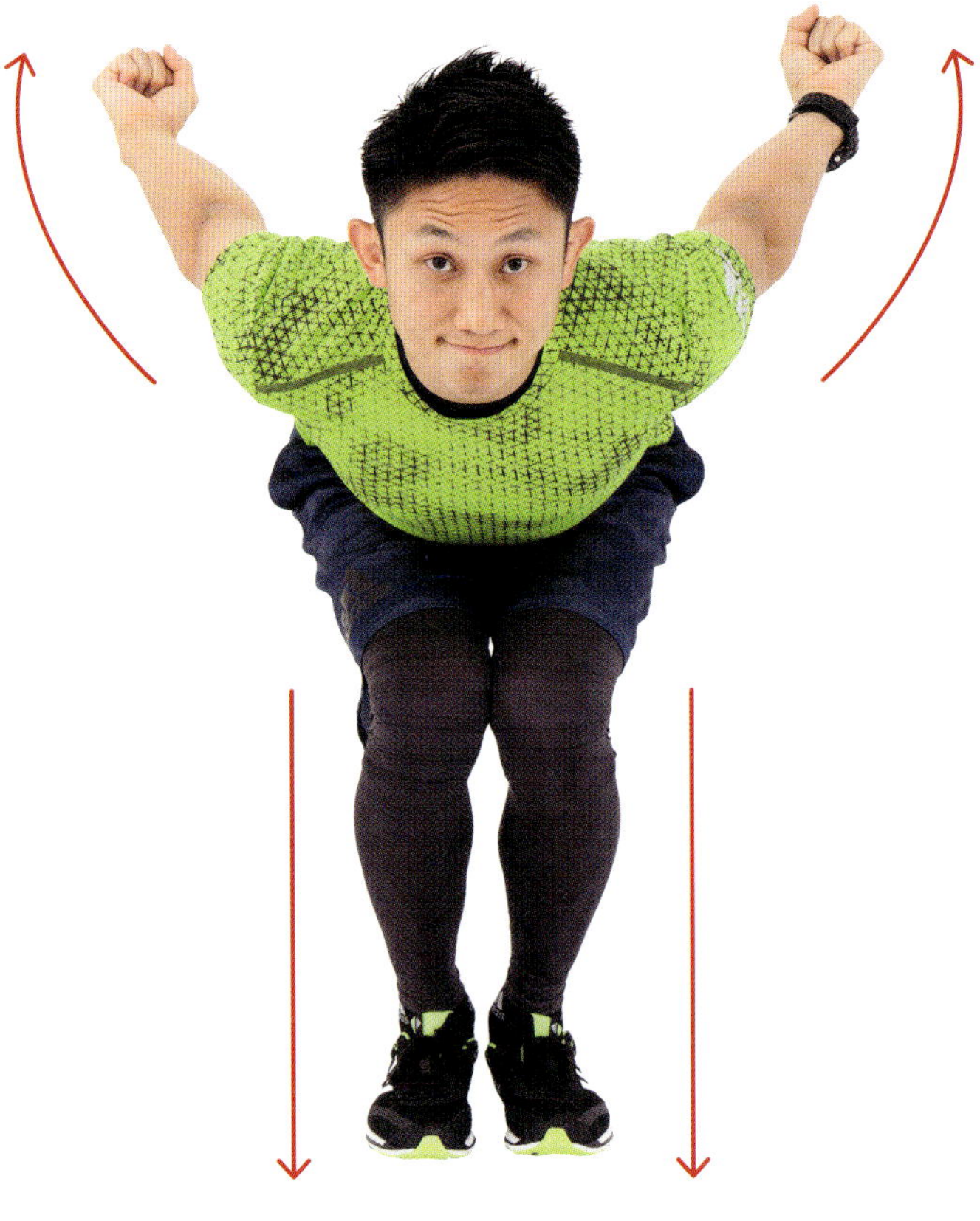

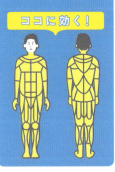

ココに効く！

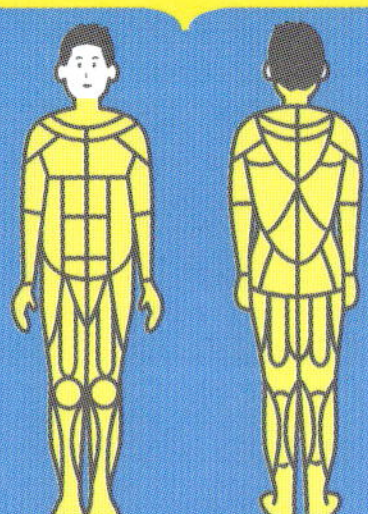

2

立ち上がる反動で腕を前に振る

息を吐いたままヒザを伸ばして立ち上がりながら、勢いよく腕を前に振りましょう。

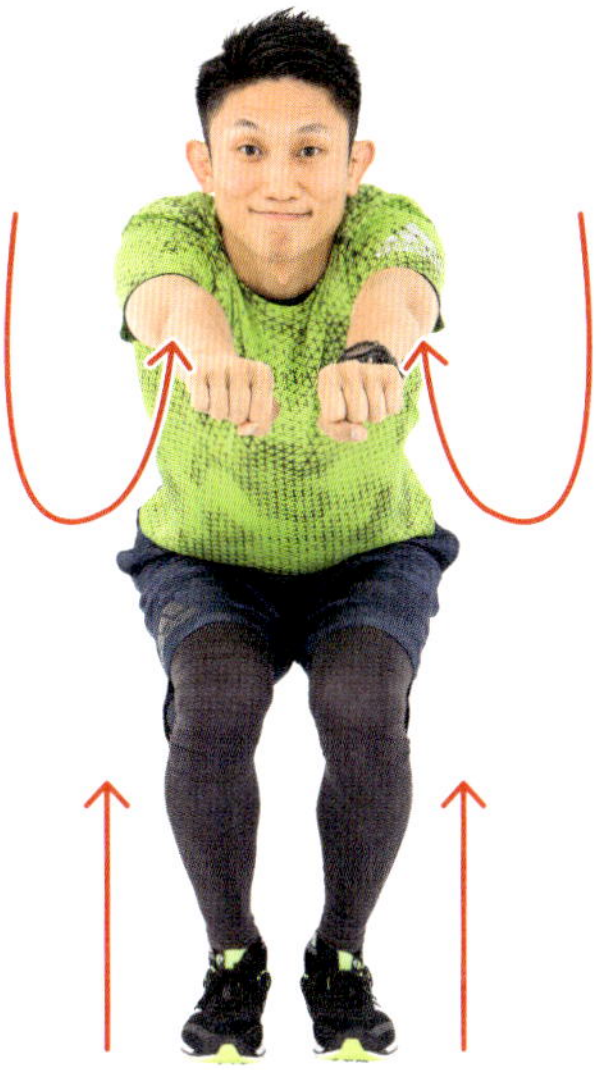

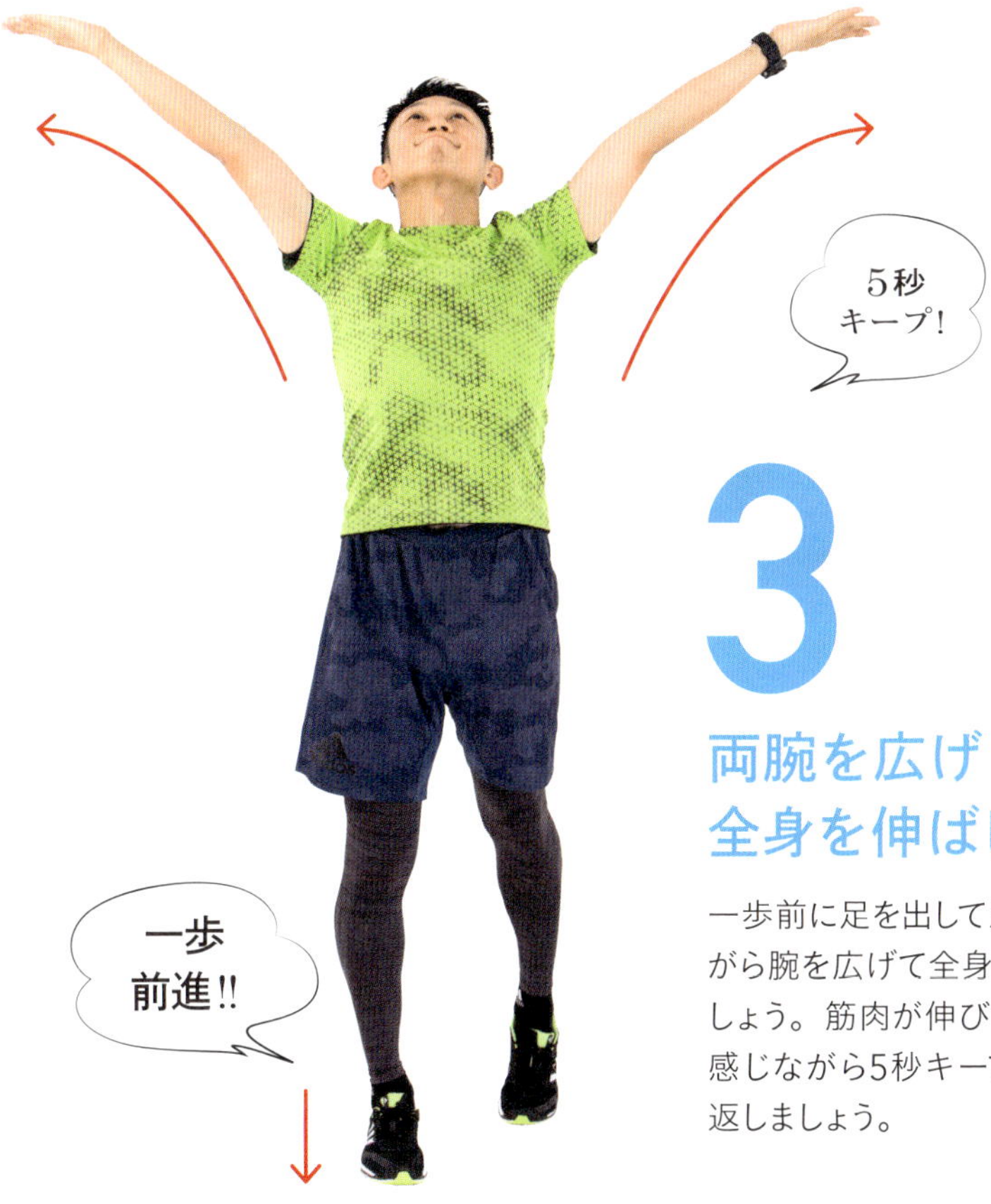

3

両腕を広げ全身を伸ばし切る

一歩前に足を出して息を吸いながら腕を広げて全身を伸ばしましょう。筋肉が伸びているのを感じながら5秒キープし、繰り返しましょう。

PART 02

自衛隊式ストレッチ2 はやぶさストレッチ

Stretch POINT

3回 × 3セット

- ☑ 1回10秒程度で、3回繰り返す
- ☑ 筋肉が伸びるだけでなく、体幹も鍛えられる

1 両脚を広げ足首を掴み、頭を下げる

大きく息を吸いながら、両脚を広げ、足首を掴みます。息を吐きながらもも裏と股関節、腰まわりが伸びているのを感じます。

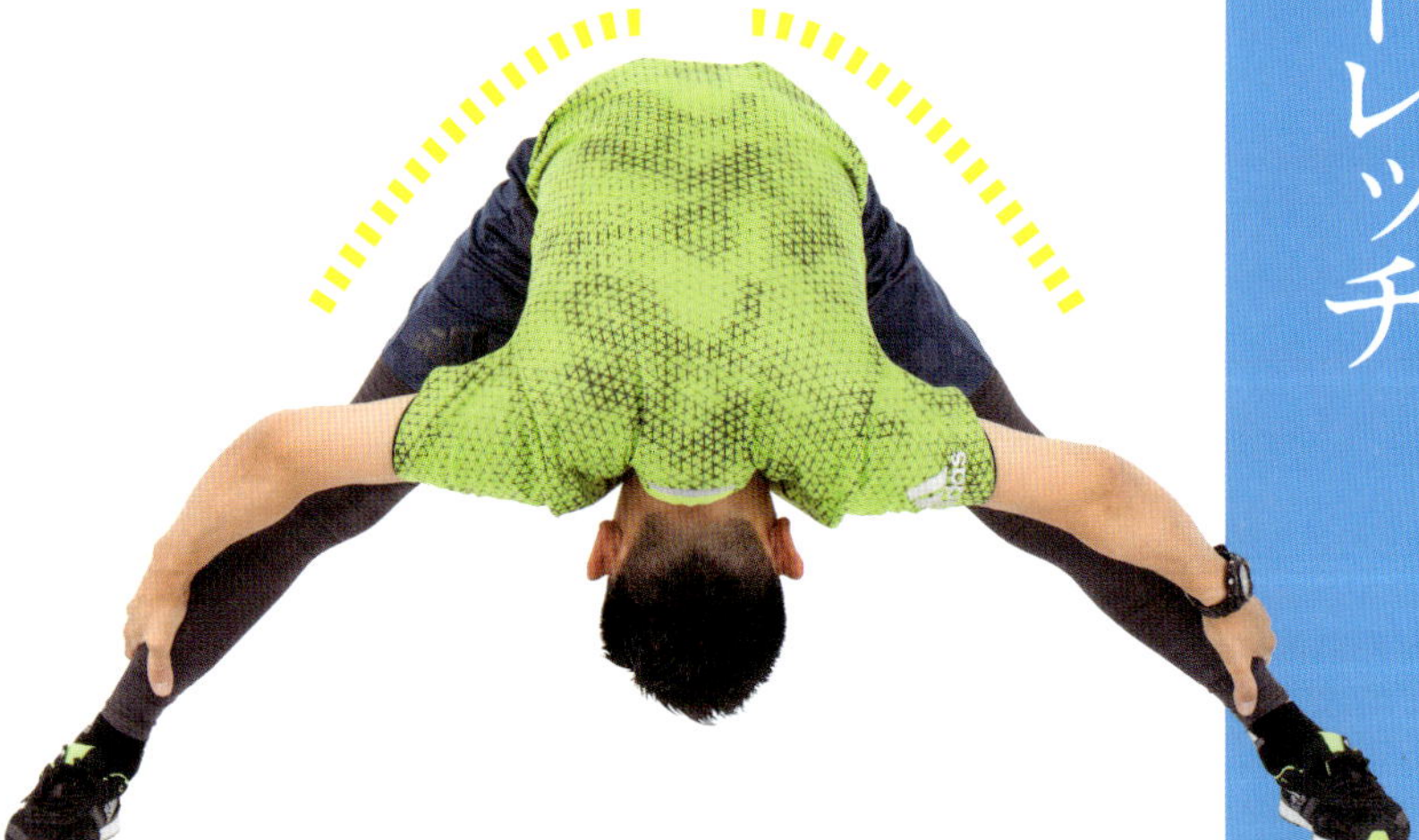

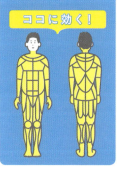

ココに効く！

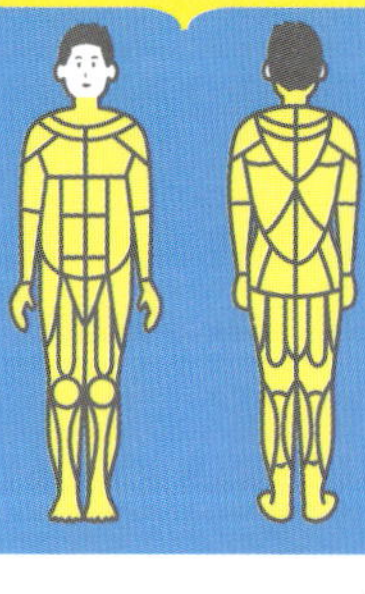

2 上半身を起こして体を水平に保つ

上体を起こし両手を広げて、顔を前に向け上半身を水平に保ちましょう。そしてそのまま5秒間キープしましょう。

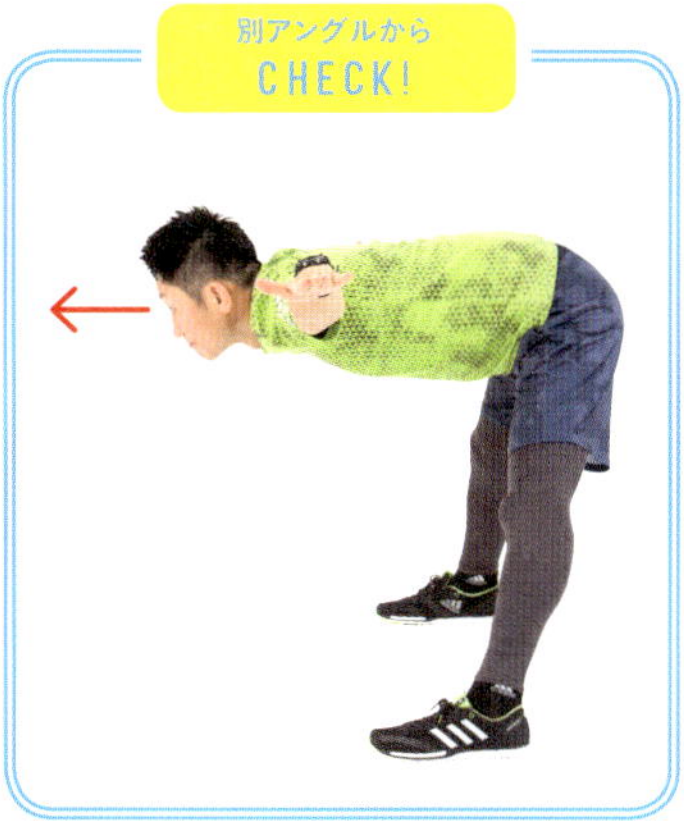

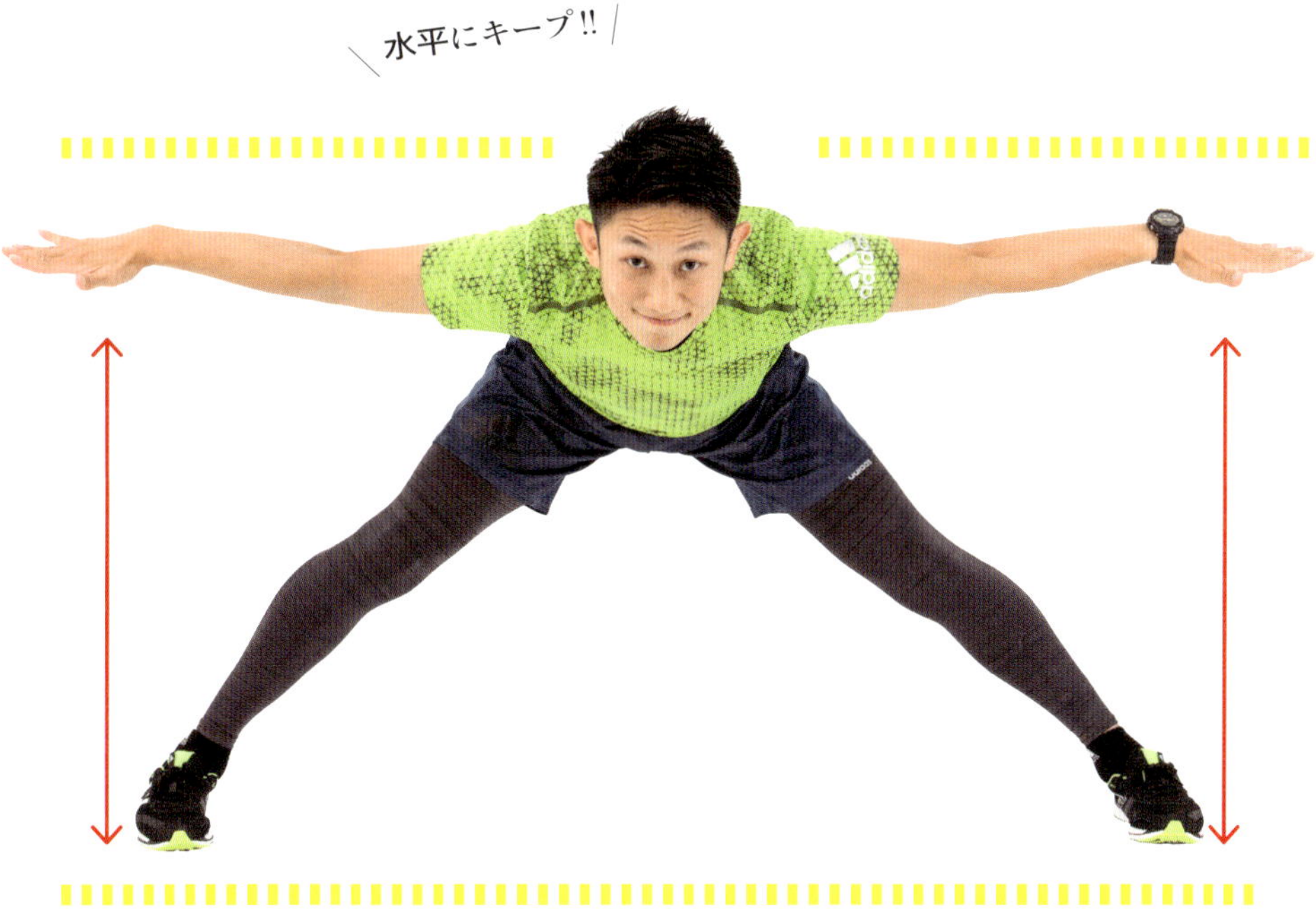

PART 03

自衛隊式ストレッチ3

規律統制ストレッチ

Stretch POINT

3回 × 3セット

- ☑ 1回3秒キープ、左右交互に3回繰り返す
- ☑ 全身を伸ばしながら、勢いよく行う

1 肩に指先を乗せる

姿勢を正し、脱力してから、片足を横に半歩出しながら指先を両肩につけます。

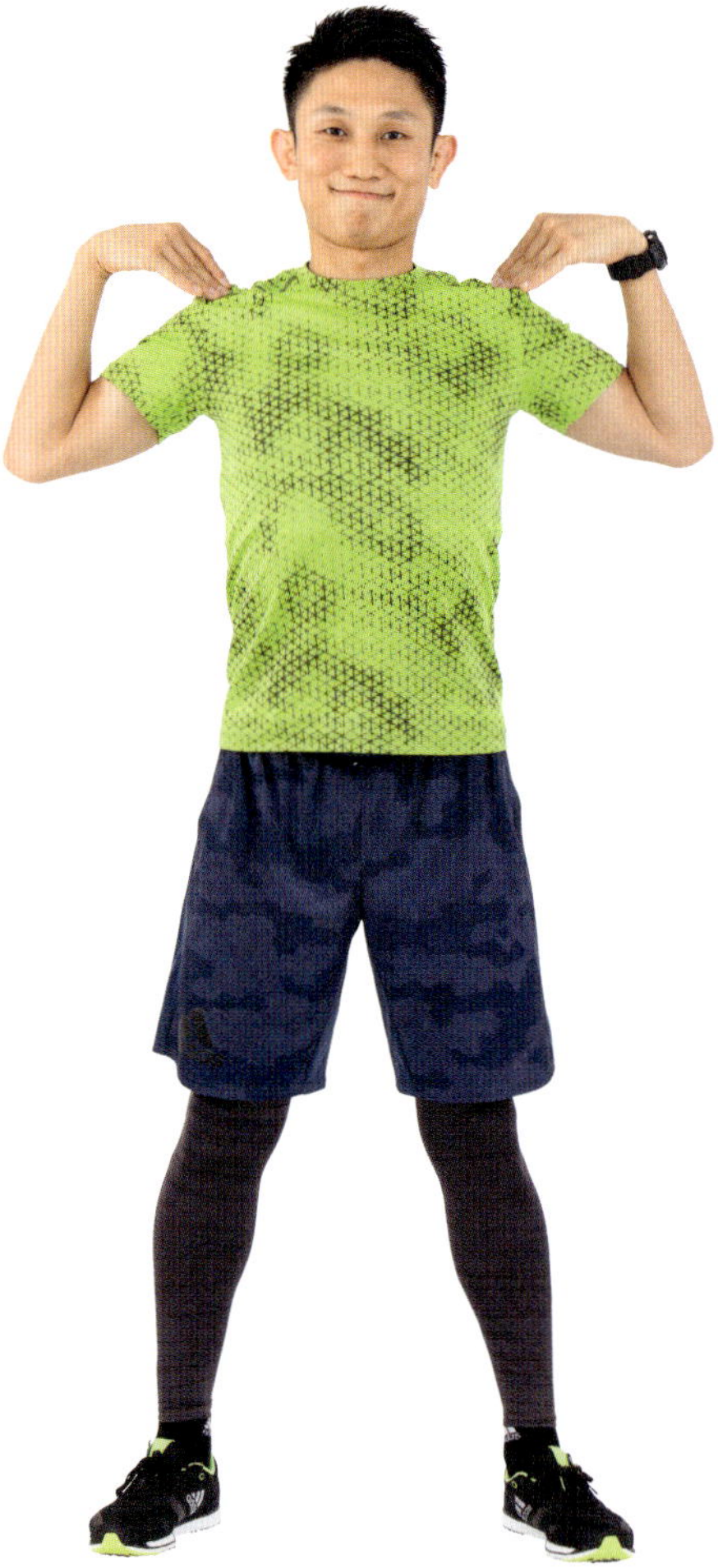

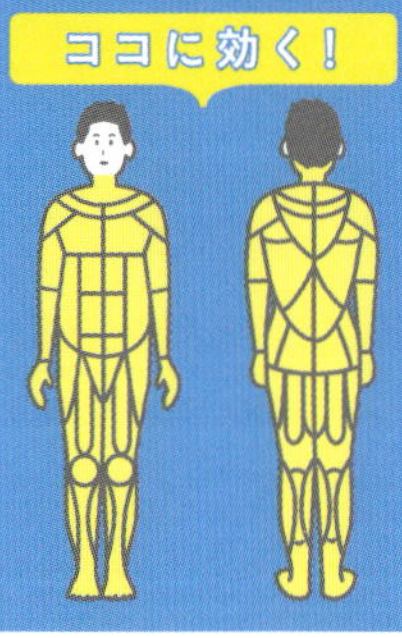

2 両腕を真上と横に伸ばし構える

勢いよく片脚をさらに半歩真横に踏み出し、両腕を真上と横に伸ばして、３秒ほどキープします。もとに戻して、逆側も同じように行います。

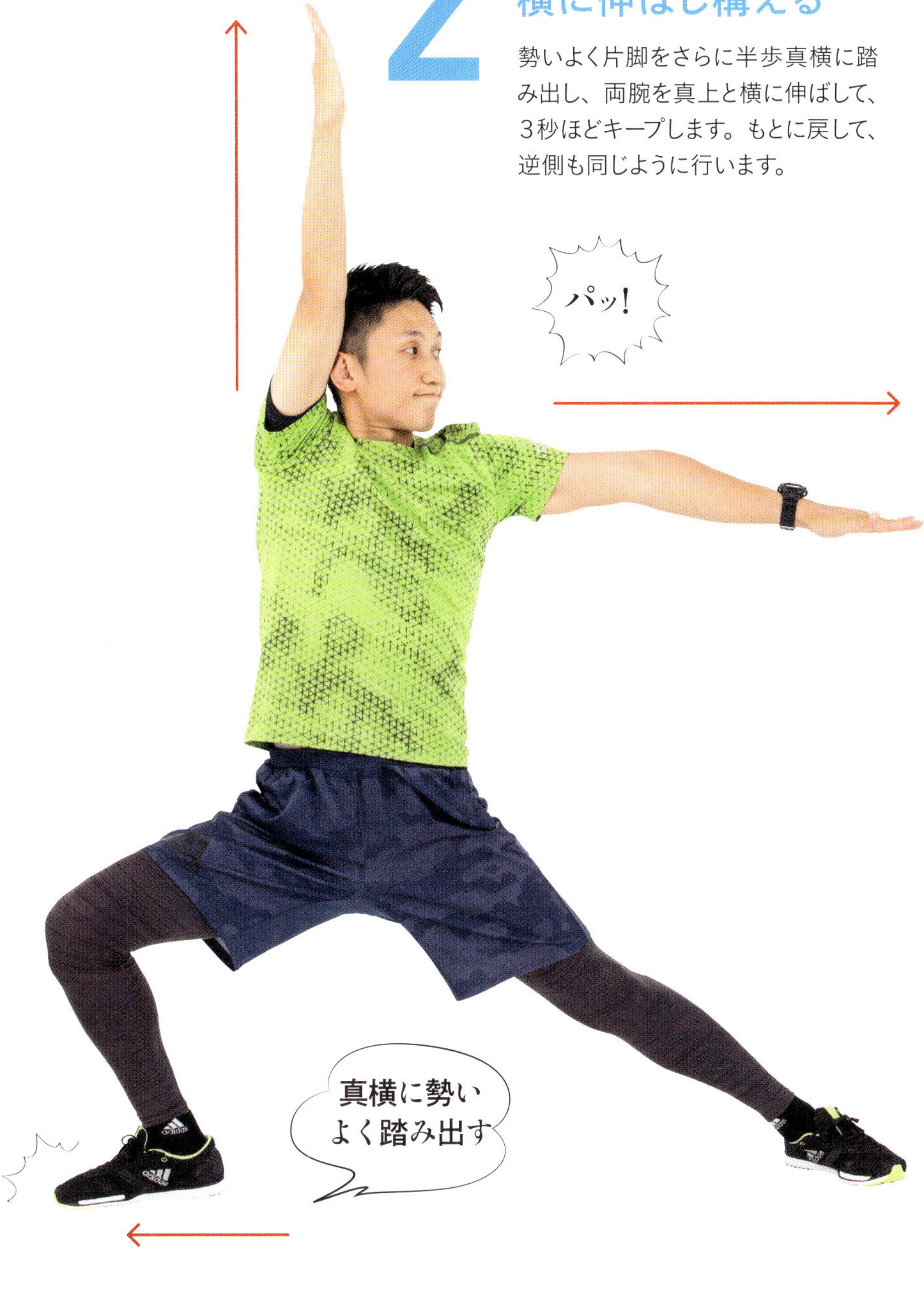

PART 04

自衛隊式ストレッチ4

大旋回ストレッチ

Stretch POINT

3回×3セット

☑大きく動かし、勢いよく行うことが大事

☑❷と❸を２回連続で繰り返す

1 上半身を反らしながら腕を後ろから大きく回す

姿勢を正し、脱力します。そこから両手・両脚を開き、息を吸いながら上半身を大きく反らし、腕を後ろから前に大きく回します。

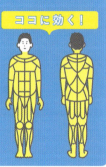

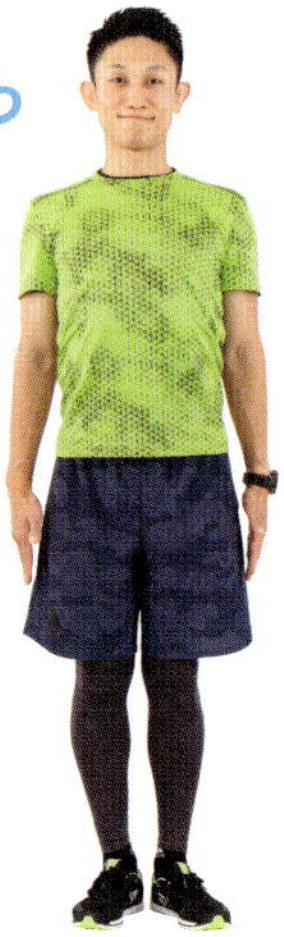

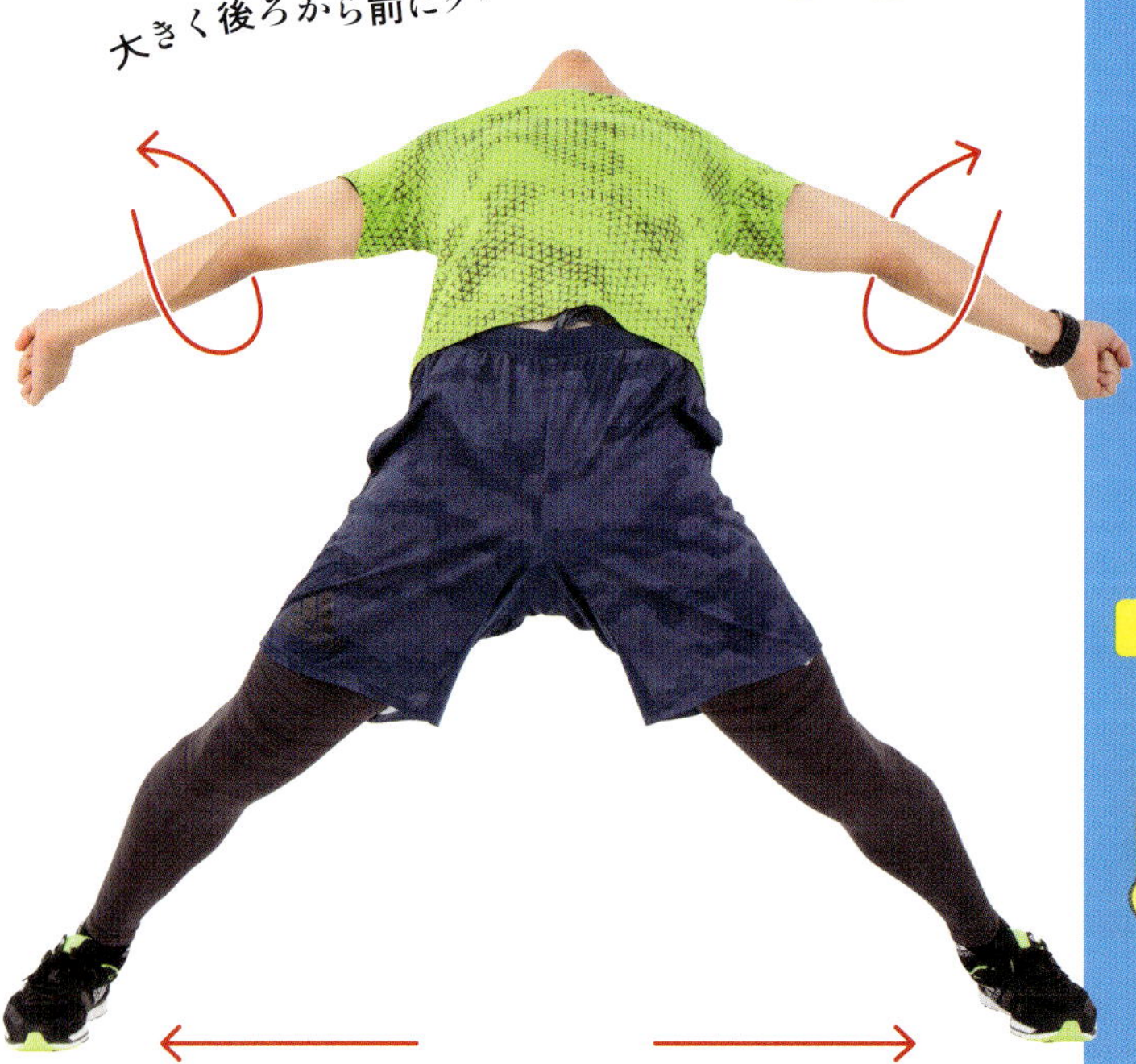

ココに効く！

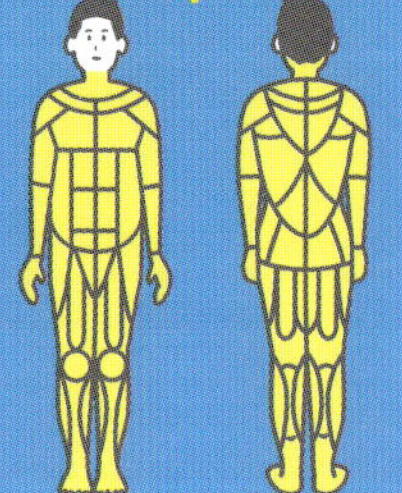

2

後ろから前に上半身と腕を下に大きく振る

上から下に上半身と腕を大きく振り下ろしましょう。息を吐きながら限界まで振り切ることが大切です。

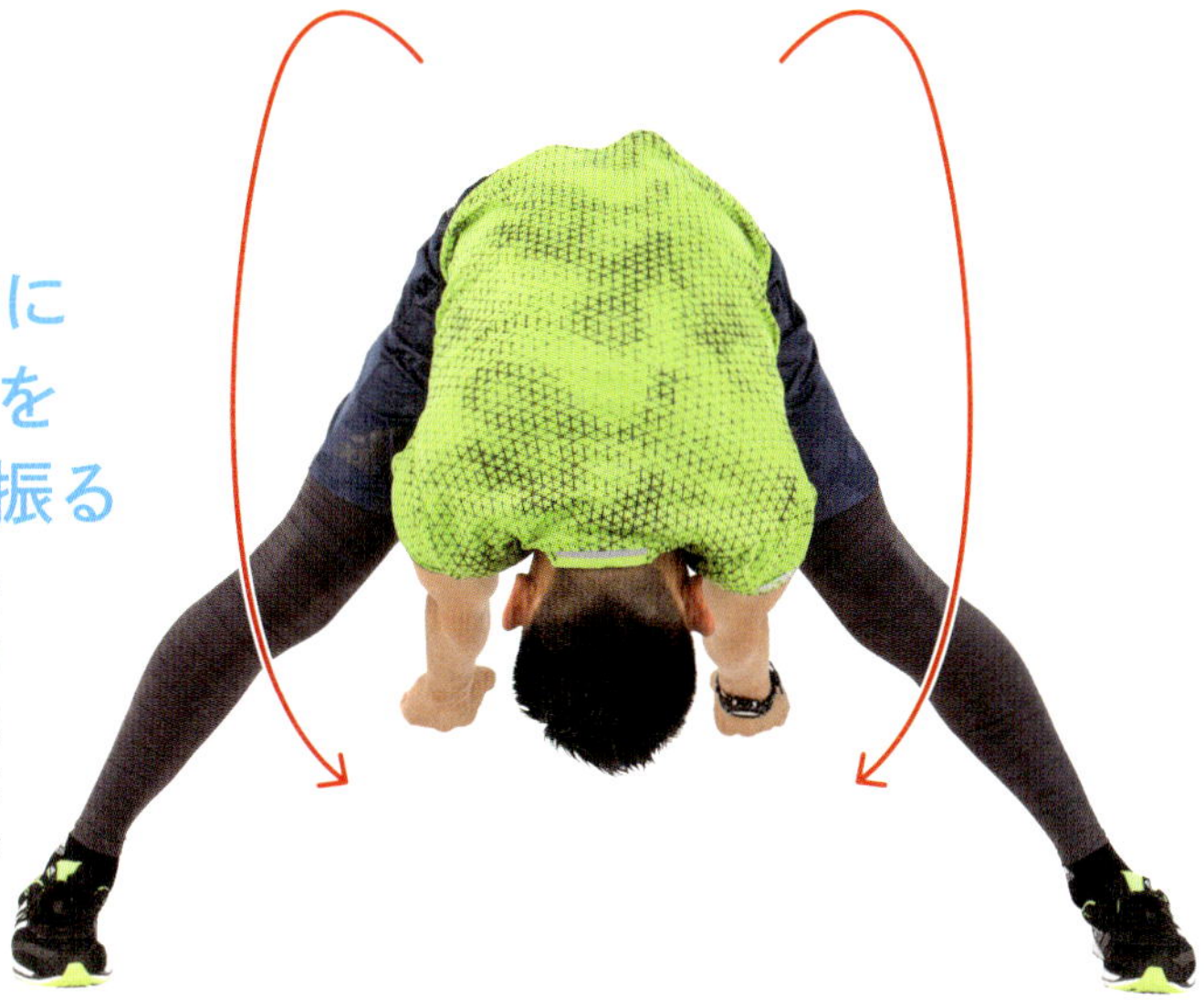

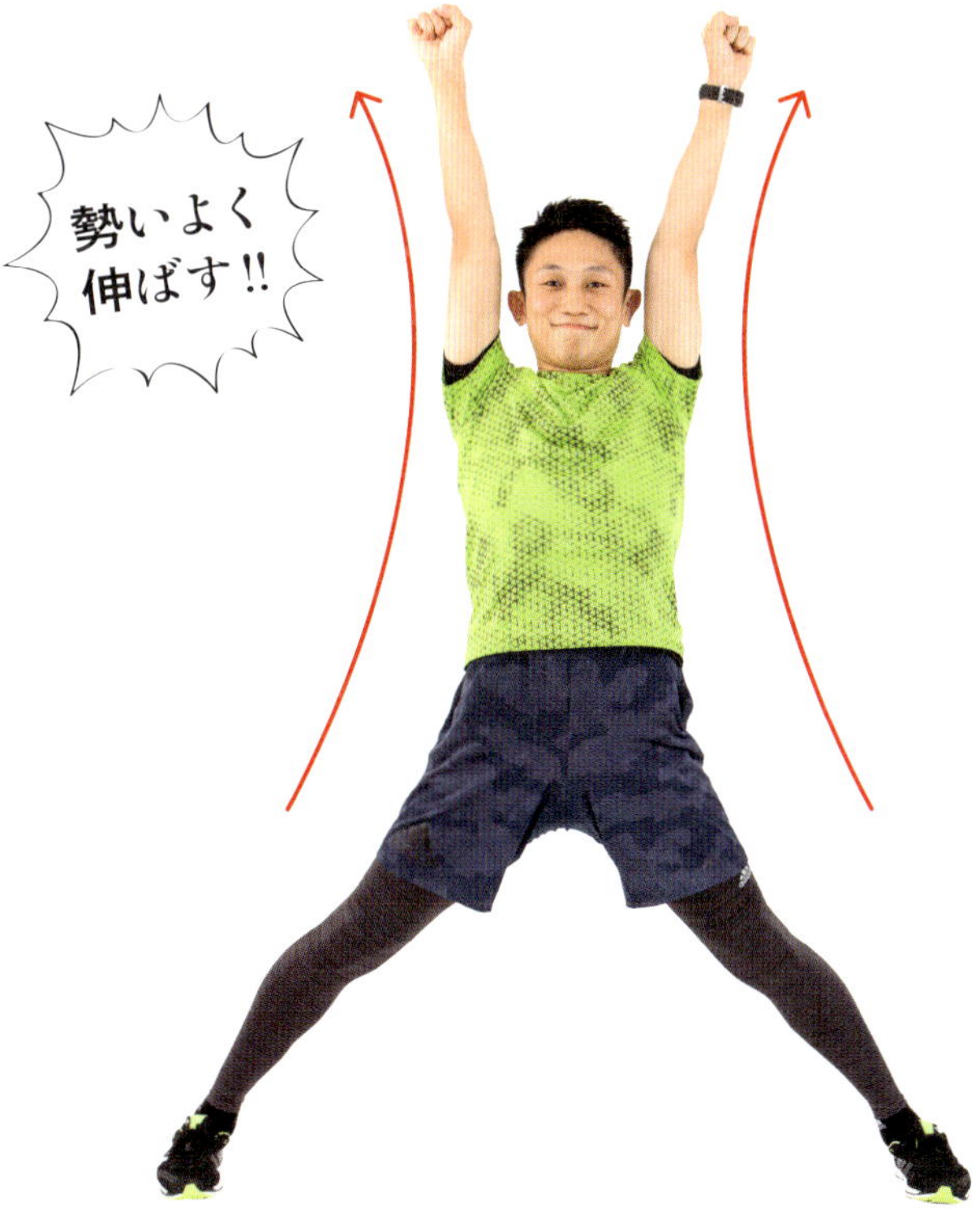

3

上半身を持ち上げ勢いよく伸ばす

腕が下まで行き切ったら、今度はその反動を使って上半身を持ち上げ、全身を伸ばします。2と3を2回連続で勢いよく繰り返しましょう。

PART
05

自衛隊式ストレッチ5

大飛行ストレッチ

Stretch POINT

3回
×
3セット

☑一連の動きを、2回連続で3回行う

☑動きが大きいので、行う場所を選ぶ

1

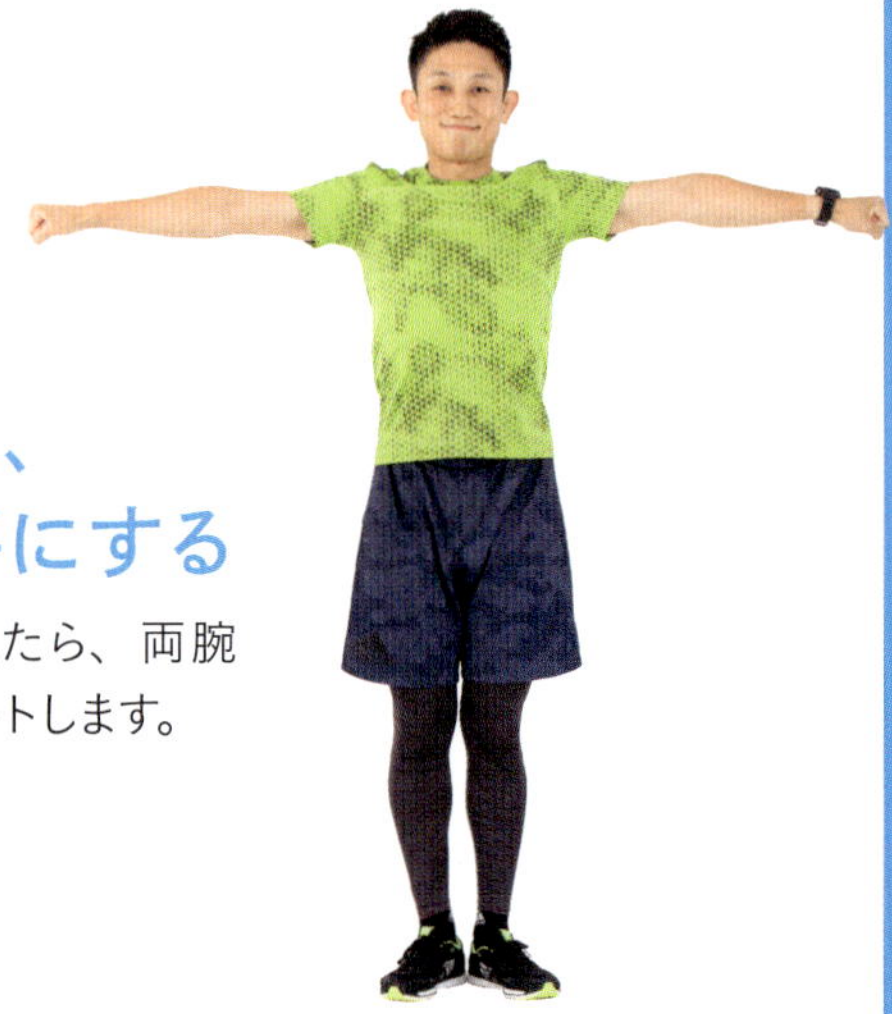

姿勢を整え、両腕を水平にする

呼吸と姿勢を整えたら、両腕を水平にしてスタートします。

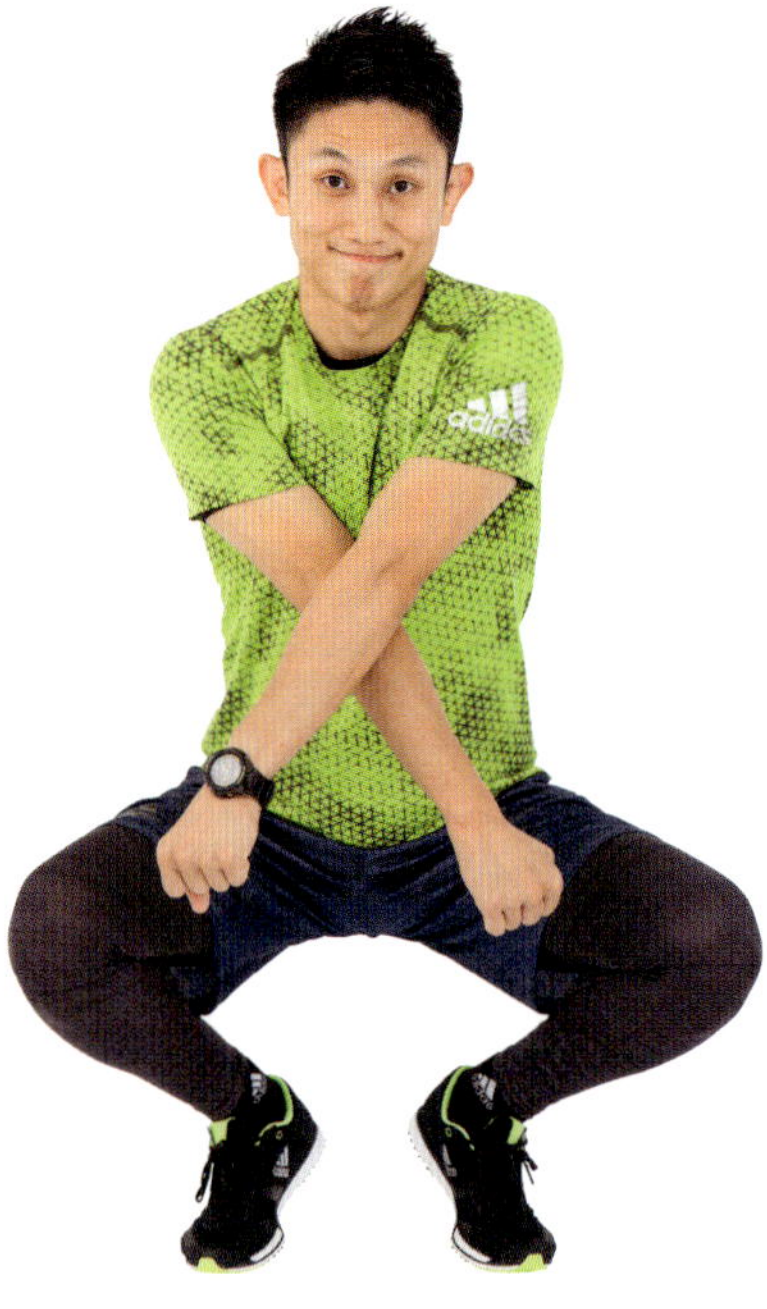

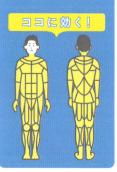

2

しゃがみながら、腕をクロスする

ヒザを落とし、しゃがみながら腕をクロスさせます。

ココに効く!

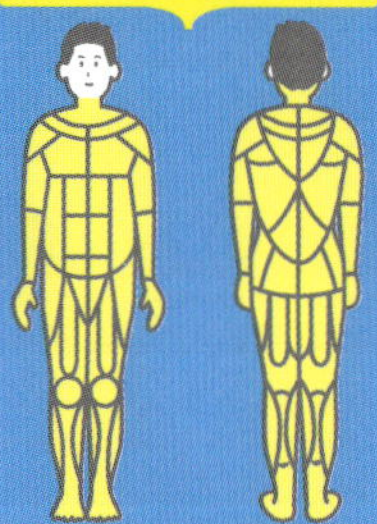

3 大きくジャンプ

勢いよく膝を使ってジャンプします。このとき、両手両足をできる限り広げて全身を伸ばしてください。2のポーズで着地し、2回連続で、繰り返しジャンプしましょう。

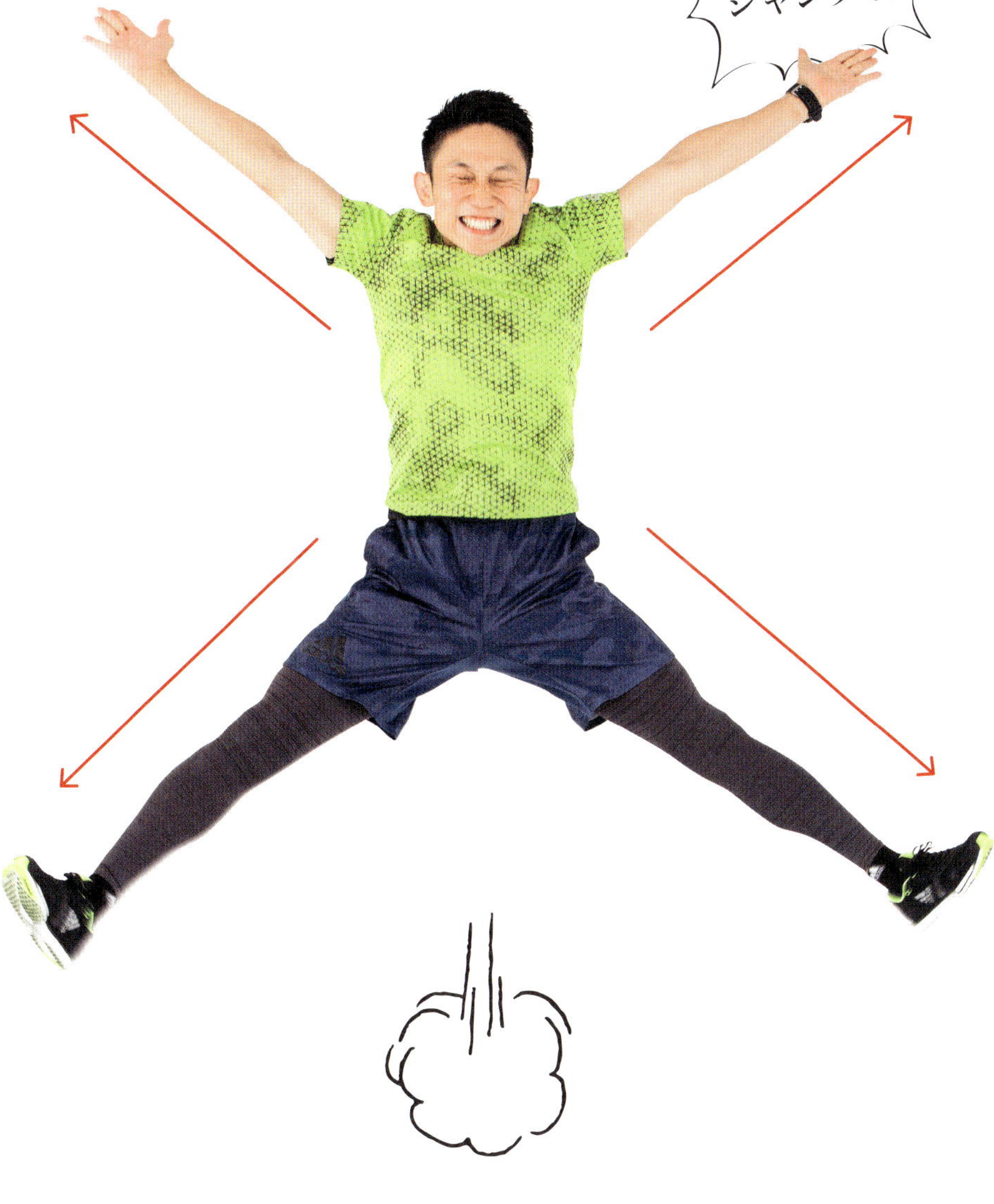

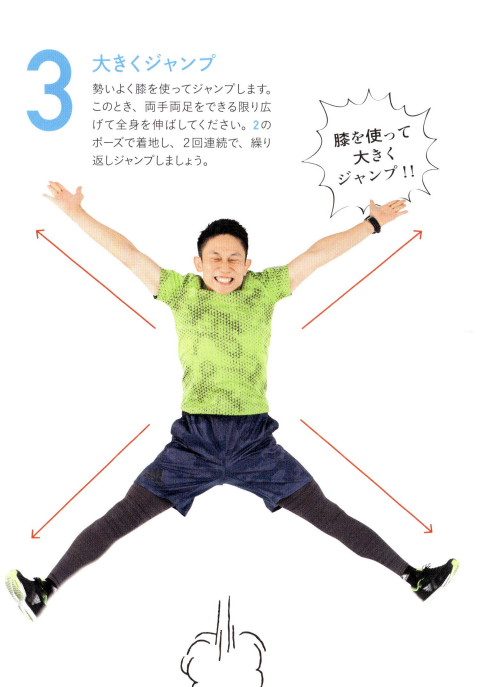

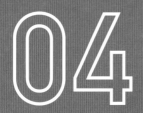

CHAPTER 04

疲れ・体のつらさを改善する10秒ストレッチ

01

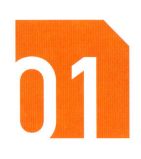

パフォーマンスを低下させる原因は「痛み」と「疲労」

人間関係や急な仕事、頭を使う仕事など、体も頭も一日中生活をしているとパフォーマンスを下げる要因は様々です。

しかし、中でもパフォーマンスを下げるもっとも大きな要因は、

「痛み」と「疲労」

だと考えられます。

痛みといっても、ケガというわけではありません。背中のハリ、首や肩のコリ、腰痛など、ビジネスパーソンはもちろん、働いていない人でも、どこかしらに痛みやつらさを抱えている人は多いはずです。

この痛みやつらさが、集中力を乱す原因になり、仕事の生産性を下げてしまっているのです。

実際、どこかに痛みやつらさを抱えていると、その部位を無意識にかばってしまい、ほかの部分に負担をかけてしまうことが多くなります。

たとえば、首コリがあってつらいと感じている人は、無意識に首や背中を曲げることで首の痛みから逃れようとします。

それが続くと体はゆがみ、猫背になり、今度は背中が張ってきて、徐々に背中にコリや痛みを覚えてくるはずです。

もちろん、首コリが解消されたわけではないので、首と背中につらさを感じる状況になってしまい、ますますパフォーマンスは低下します。

こういった方は、デスクワークの人も多いので、姿勢が固定化され、より筋肉は硬くなる一方なのです。

筋肉が固まってくると疲労も溜まりやすく、どれだけ寝ても睡眠の質が低くなり、疲労も回復されないままになってしまいます。

また、その状態で仕事を続けていくと、体はさらに固まってしまい、疲労もどんどん蓄積されていくという負のスパイラルに陥ります。そのスパイラルから抜け出さずにパフォーマンスを上げるなんて無理な状態になってしまうのです。

痛みとつらさの9割は筋肉の緊張から生まれる

ストレッチをすることでこのような状態を解消できます。

なぜなら、**痛みや疲労の原因のほとんどは筋肉の緊張から生まれる**からです。

緊張は多くの問題を生み出します。

それは、筋肉の緊張による身体面だけでなく、精神面における心（メンタル）の緊張にも言えることです。

仕事でもプライベートでも、緊張をしていては力を発揮できませんよね。たとえば、緊張した状態で行うデスクワークやプレゼンテーションが生産性の高いものになるはずがないのは、想像がつくはずです。

逆に、心も体もリラックスした状態は、パフォーマンスを高める最高の状態です。

そしてストレッチこそが、その最高の状態をつくる「ゆるむ」と「リラックス」を同時に叶えてくれるのです。

仕事の合間や気持ちが落ち着かないときに、10秒のストレッチをするだけで、心と体の緊張がほぐれてリラックスできます。

その理由は、硬くなった筋肉を伸ばし、それがゆるむことで緊張がほぐれ、副

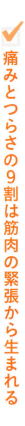

交感神経も優位になり、自然と落ち着いてリラックスしてくるからです。

実際私のところに通う経営者は、ストレッチをすることで、常にリラックスできるようになり、緊張のない自然な状態が保てています。

PART 01

オフィスで座ったままできる

頭痛&首コリ解消ストレッチ

Stretch POINT

3回 × 3セット

- ☑ 1ポーズ10秒ずつ伸ばす
- ☑ 脱力し、ゆったりした呼吸をしながら行う

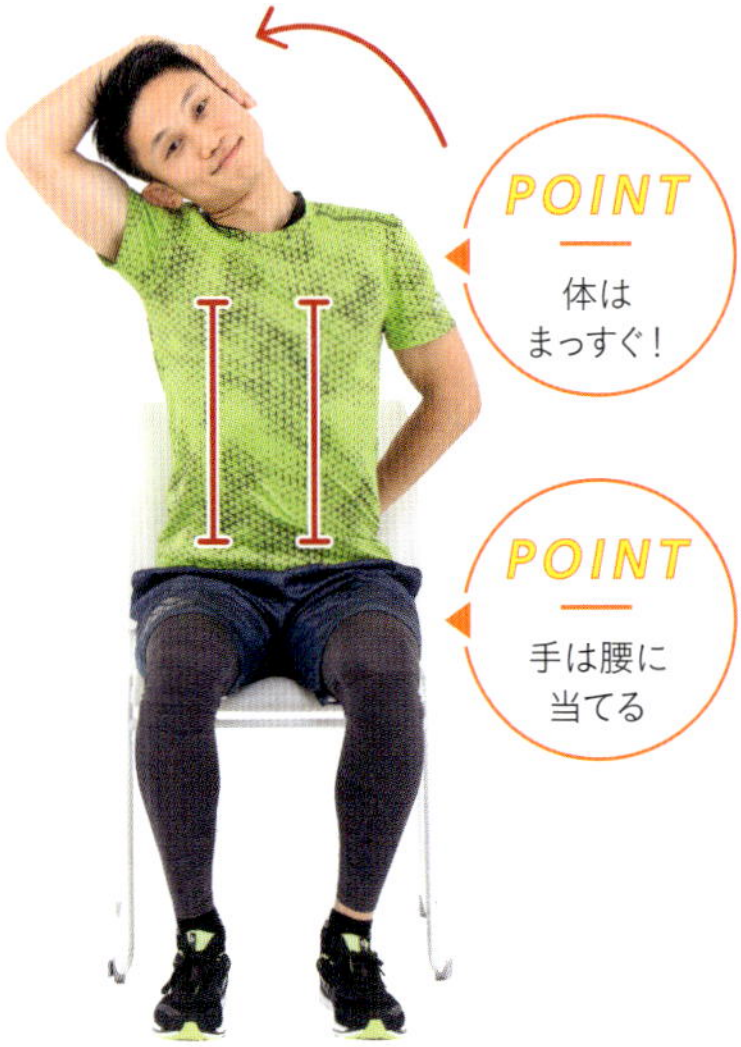

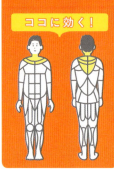

1

首を横に倒す

イスに座った状態で、手を使って頭を横方向に倒します。このとき手を腰に当てて固定することで、より首の筋肉が伸びていきます。終わったら、逆側も同じように行います。

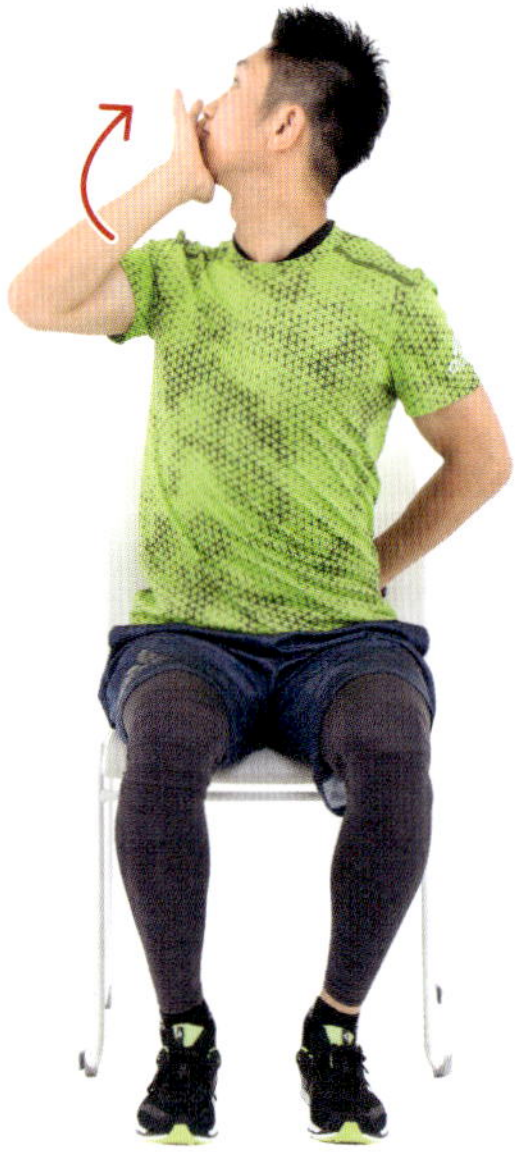

2

手で顔を後ろに押しながら首を伸ばす

手を使って顔を後ろに押します。また、このときも反対の手を腰に当てます。手を使うことで限界まで伸ばしていきます。逆側も同じように行います。

ココに効く!

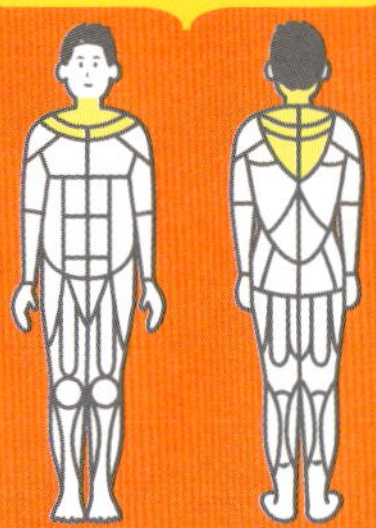

3 胸の上に手を当てて、首を斜め後ろにひっぱる

首を斜め後ろにひっぱります。このとき胸の上の鎖骨に手を当てて、胸が前に出るのを押さえましょう。テコの原理で、より首が伸びていきます。逆側も同じように行います。

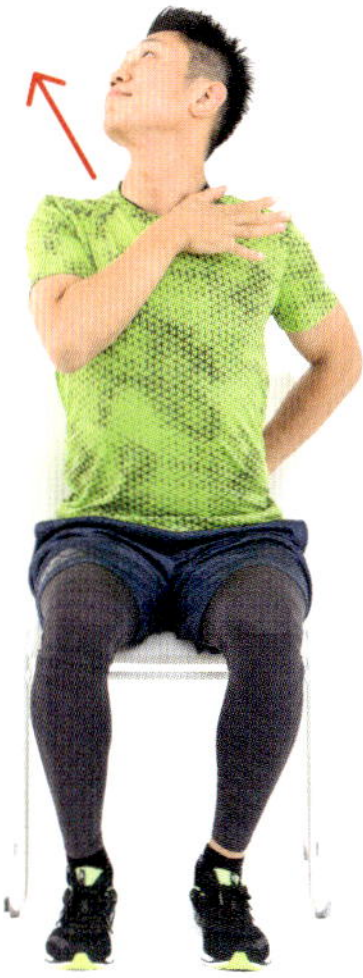

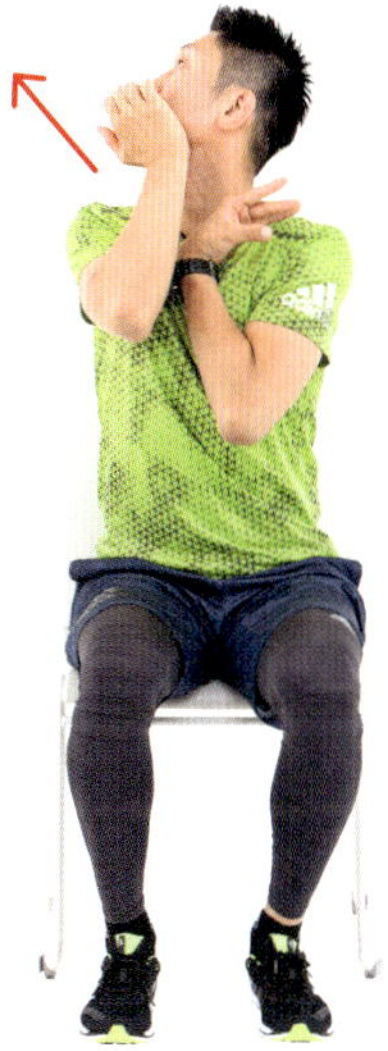

4 片手で顔を、もう片方の手で胸を押す

首をさらに斜め後ろに伸ばします。片手で顔を押しながら、もう一方の手で鎖骨を押すようにして、伸ばしていきましょう。逆側も同じように行います。

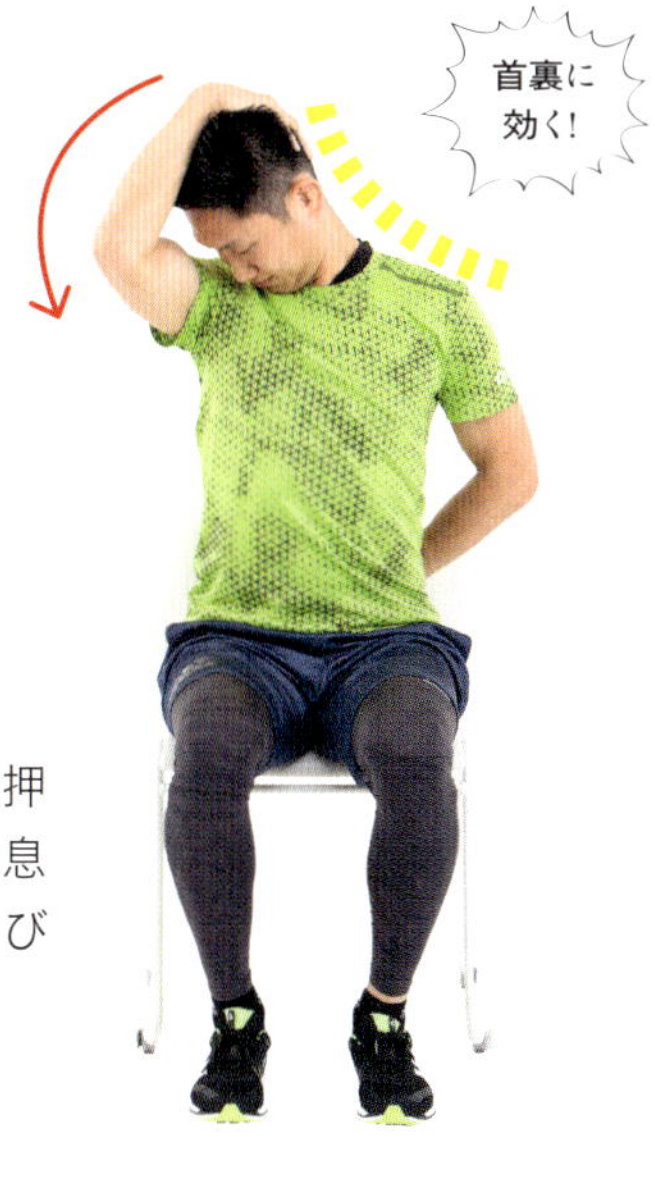

5 手で頭を下に押し、首裏を伸ばす

背筋を伸ばし、首を手で押し下げましょう。ゆっくり息を吐きながら、首裏が伸びているのを感じてください。

PART 02

腰痛解消ストレッチ

オフィスで座ったままできる

Stretch POINT

3回 × 3セット

- ☑ 1ポーズ10秒ずつ伸ばす
- ☑ 脱力し、ゆったりした呼吸をしながら行う

1

座ったままヒザを抱えて引き寄せる

イスに座った状態で片脚を引き寄せるようにして抱え、お尻ともも裏を伸ばします。

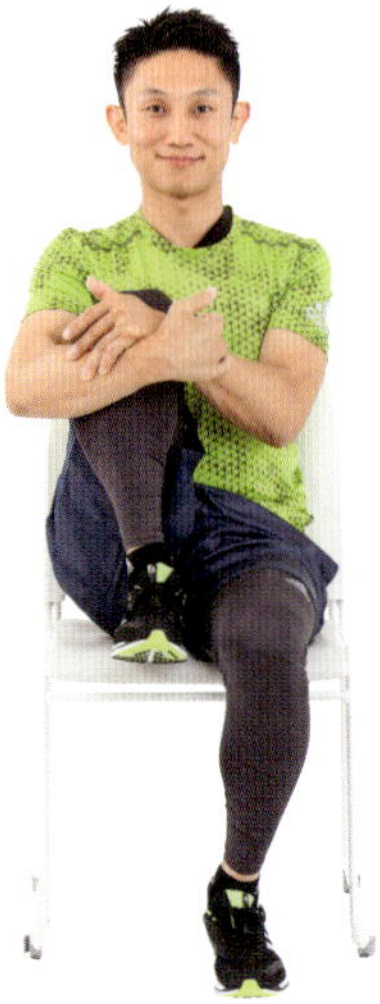

2

脚を交差して、ヒザを抱えて逆方向へ伸ばす

脚を交差させ、ヒザを抱えた状態で息を吐きながら、逆方向へ引っ張ります。お尻とももが伸びているのを感じます。

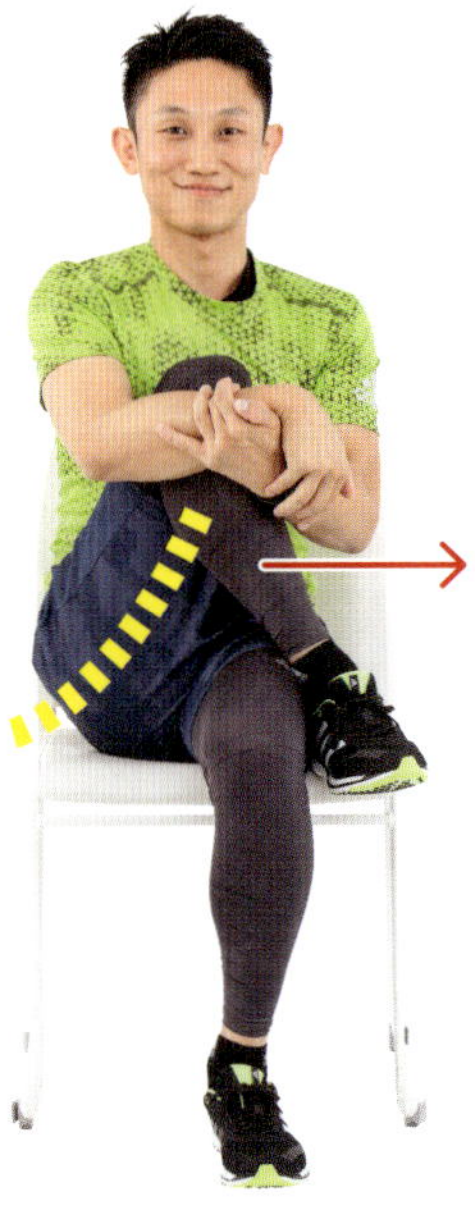

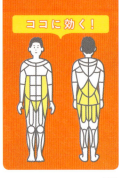

ココに効く！

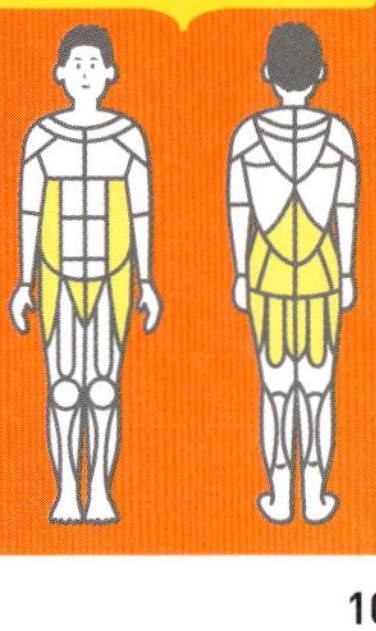

3 片脚を横に倒し、ヒザを手で押す

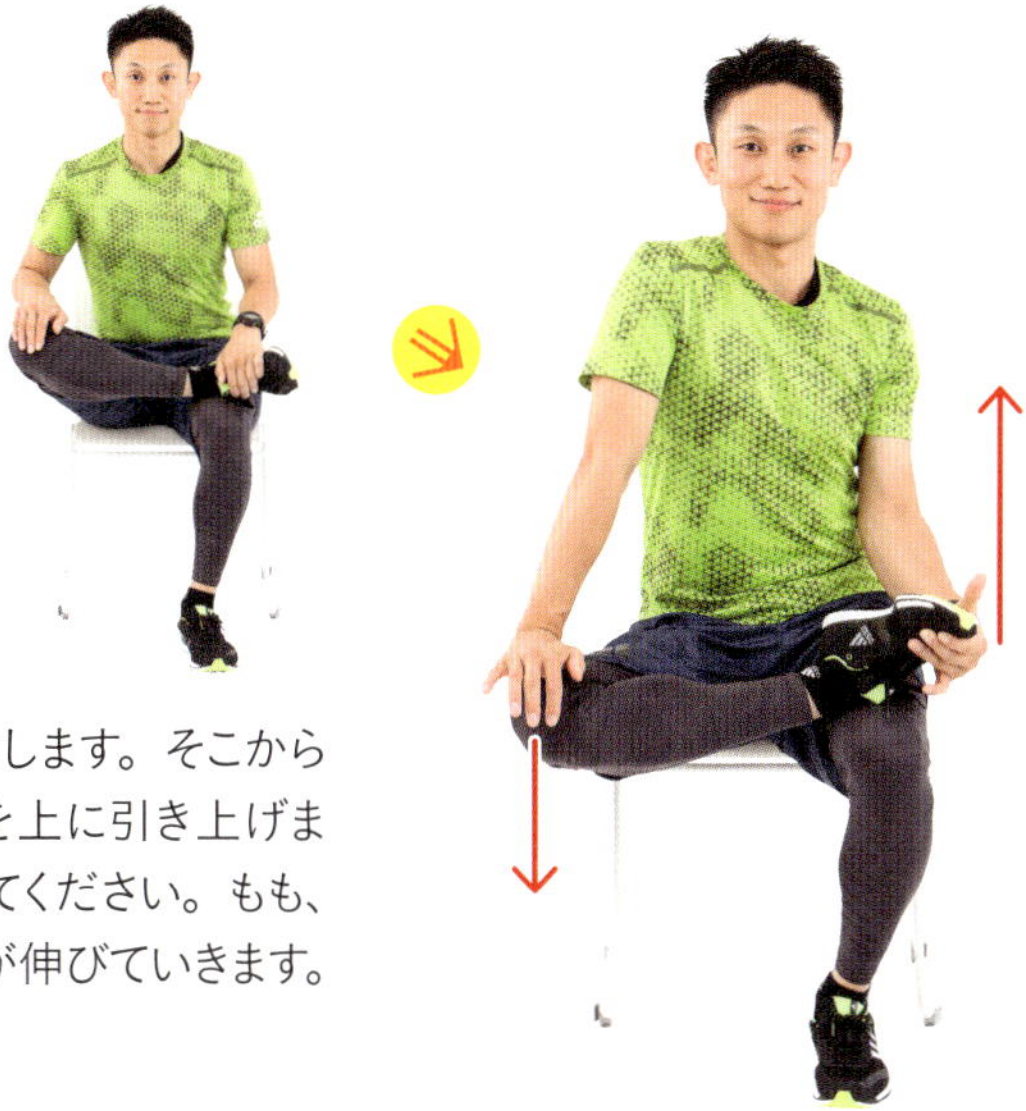

片脚をヒザ上に乗せた状態にします。そこからヒザを下方向に押し、足側を上に引き上げます。このときも呼吸を意識してください。もも、股関節の外側、お尻のあたりが伸びていきます。

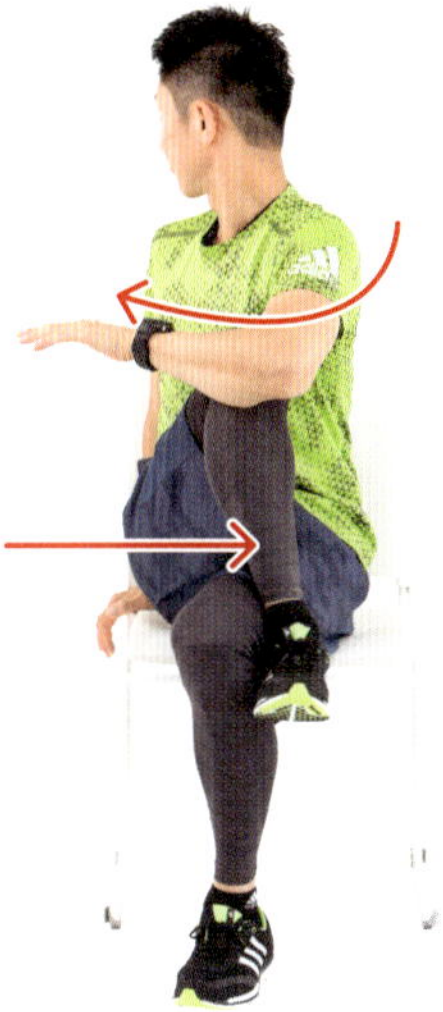

4 体を後ろにひねり、腕でヒザを手前に引き寄せる

片脚を交差した状態で、体を後方にひねります。腕を使って交差したヒザを手前に押していきます。こうすることでお尻ともも裏、腰が伸びていきます。

5 体を後ろにひねり、腕でヒザを押す

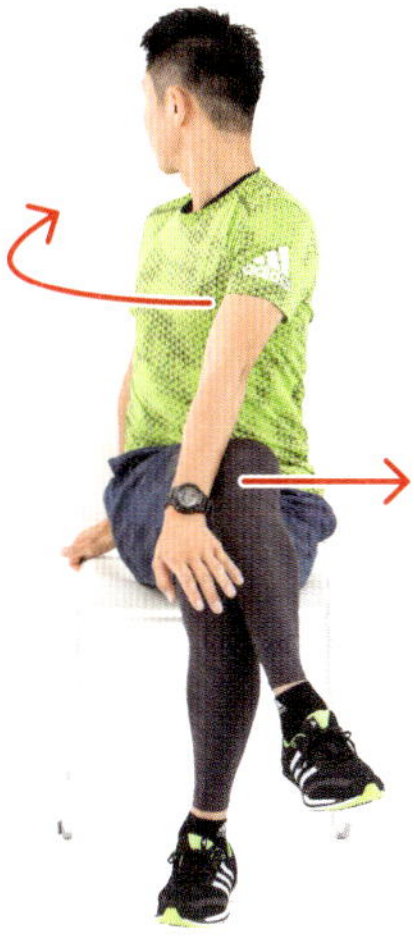

片脚を交差した状態で、体を後方にひねります。腕を使って交差した脚を押していくことで、腰まわり、お腹まわりが伸びていきます。終わったら**1**から逆側も行います。

PART 03

オフィスで座ったままできる

肩コリ解消ストレッチ1

Stretch POINT

3回×3セット

- ☑ 1ポーズ10秒ずつ伸ばす
- ☑ イスを持つことで、テコの原理でより効果が高まる

1 肩のコリを手で押さえ、逆側に首を倒す

座った状態で、片手でイス横を持ちます。もう一方の手で気になる肩のコリを痛気持ちいい程度に押しながら、首と体を真横に倒します。首を伸ばしながらコリを押すことで、より深く伸びてほぐれます。

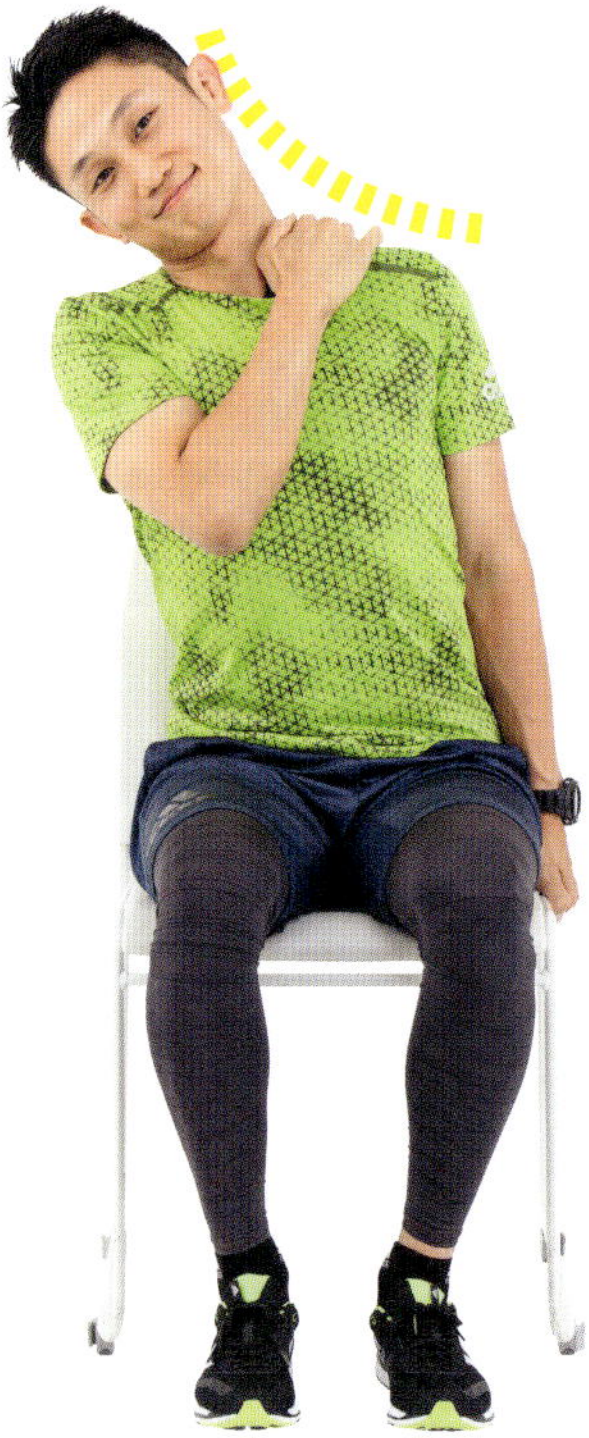

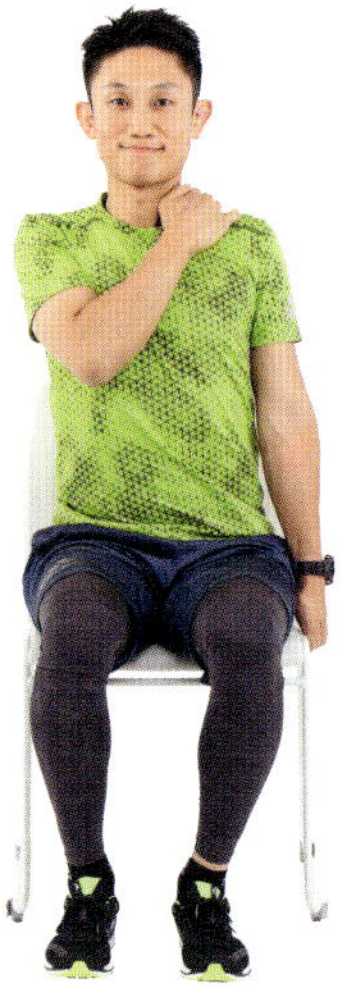

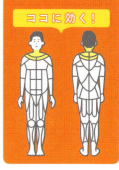

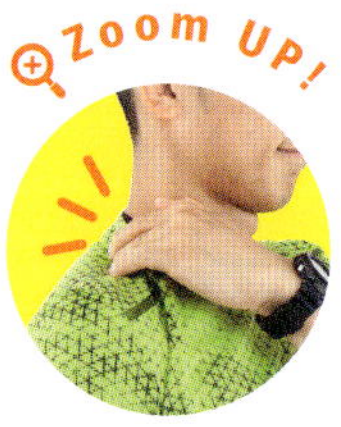

気になる肩のコリを痛気持ちいいくらいの強さで押す

ココに効く！

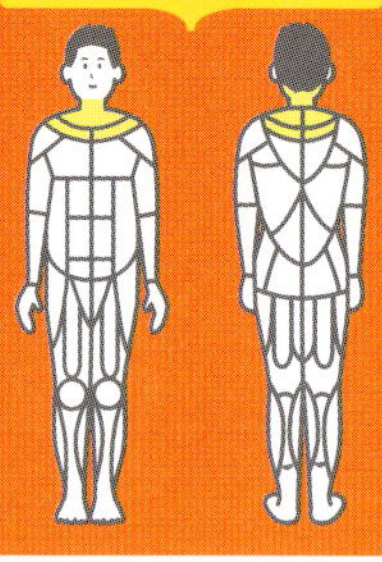

2 さらに手で頭を横に倒す

次に、手を頭（耳横）に置き、首をさらに倒していきましょう。ほぐれた肩のコリを伸ばしていきます。終わったら逆側も行うようにします。

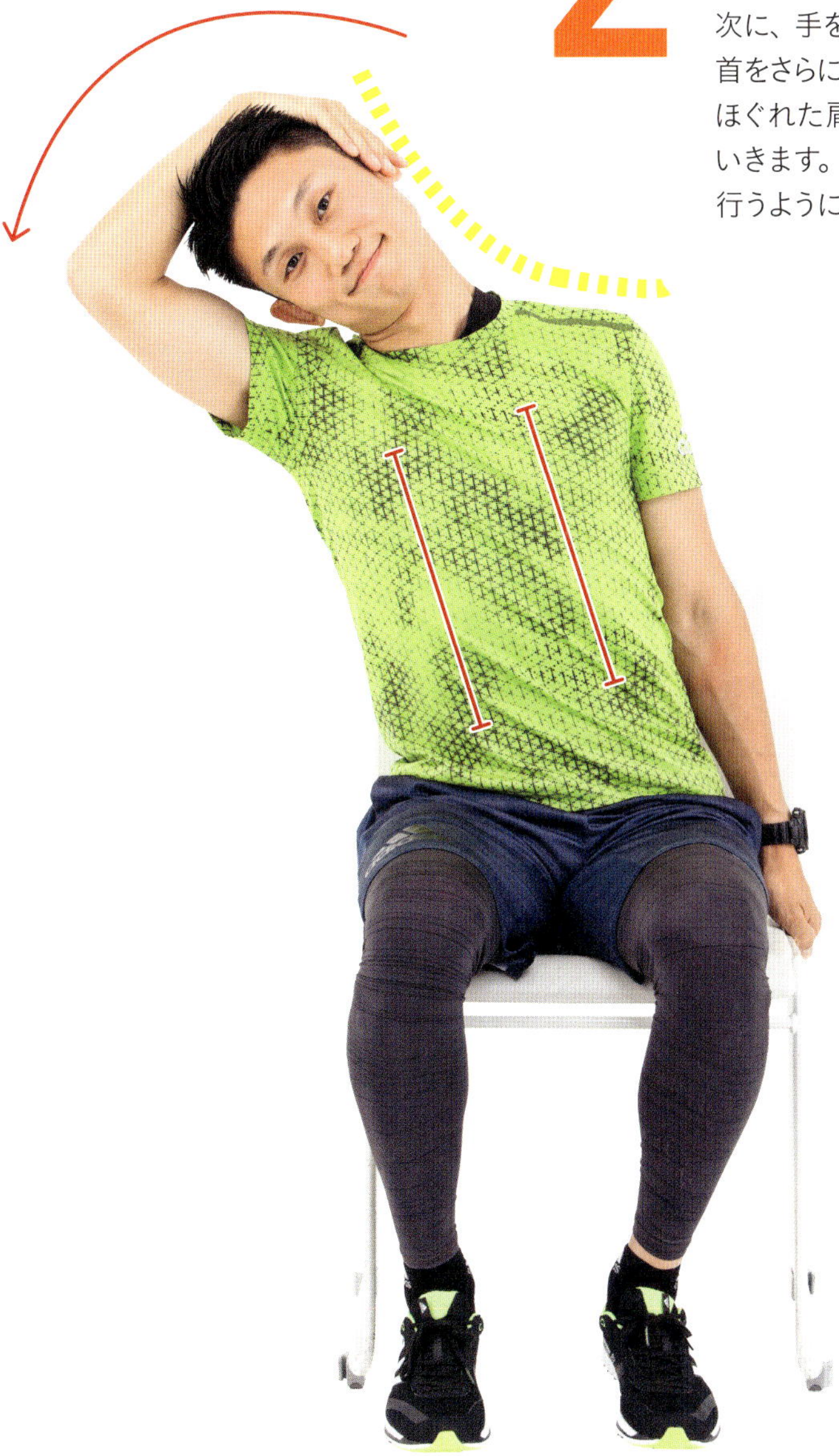

POINT
手はイスの横を持つ

PART 04

肩コリ解消ストレッチ2

オフィスで座ったままできる

Stretch POINT

3回 × 3セット

- ☑ 1ポーズ10秒ずつ伸ばす
- ☑ 脱力し、ゆったりした呼吸をしながら行う

1 頭の後ろで肘を引っ張り、後頭部で肘を押す

頭の後ろで肘を曲げるようにして、逆の手で肘を下に押し下げます。その状態で、上半身を後ろに反らし、後頭部で肘を押していきましょう。ゆっくり息を吐きながら伸ばしていきます。終わったら逆側も行います。

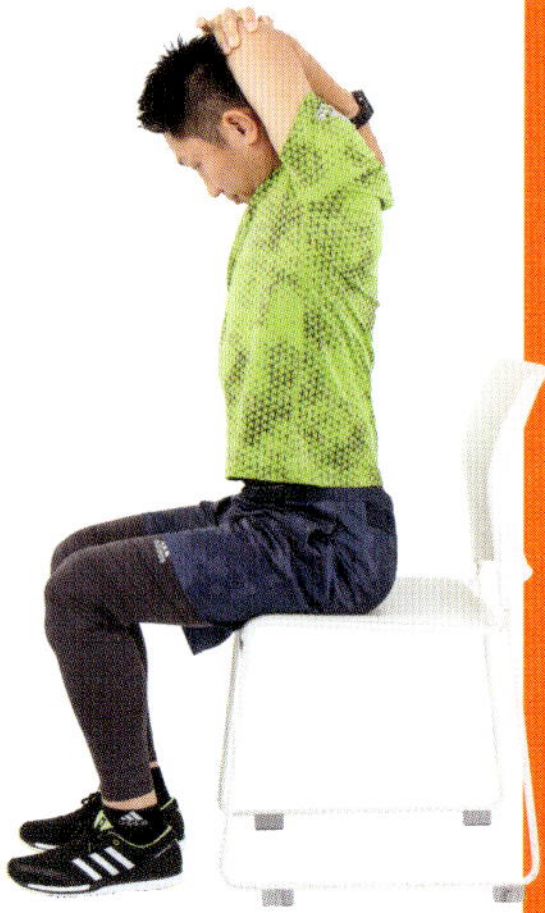

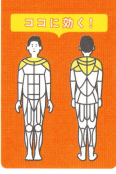

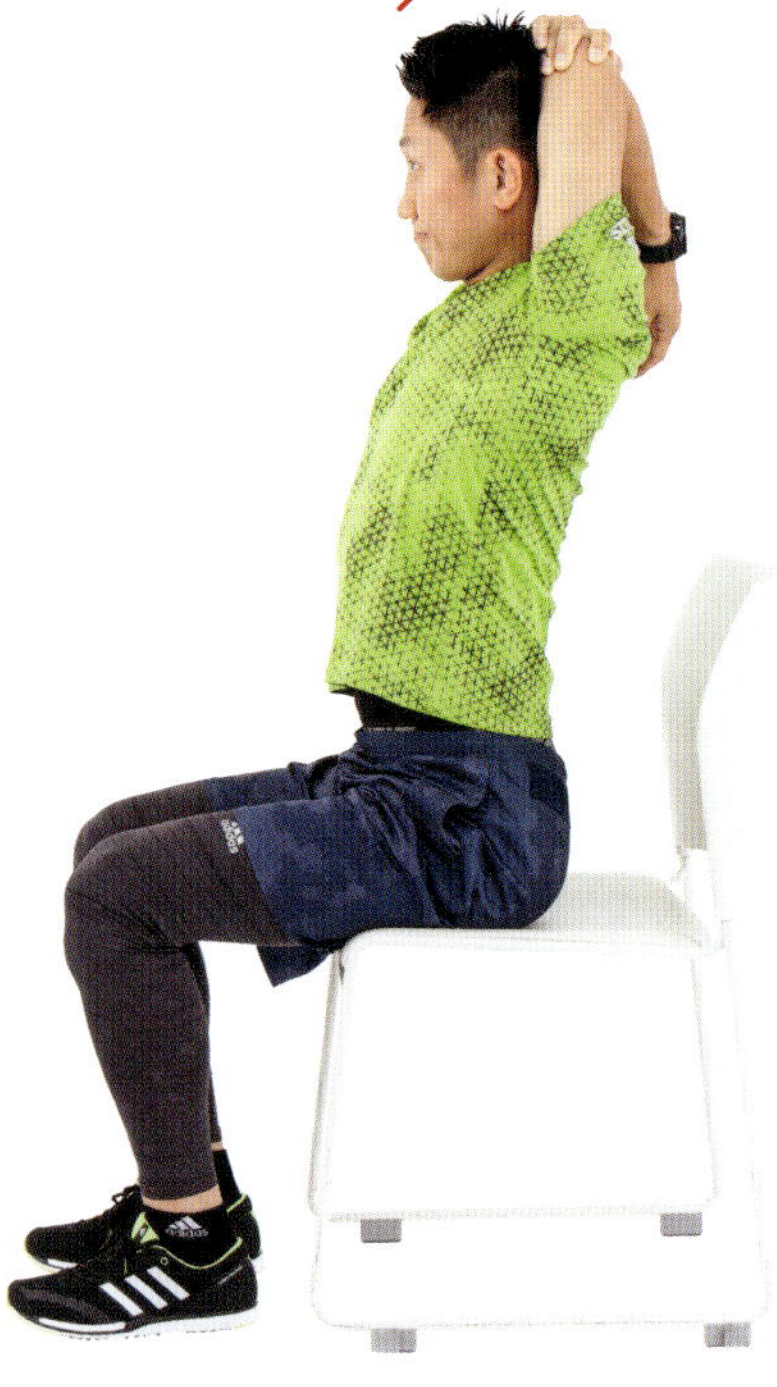

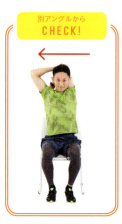

別アングルから CHECK!

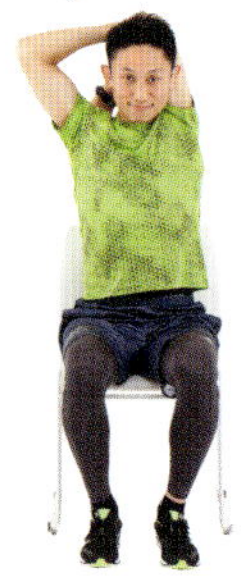

ココに効く!

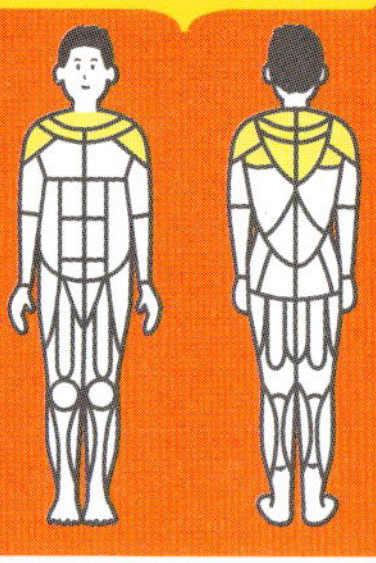

2 片腕を伸ばして逆腕で肘を押さえる

片方の腕を伸ばし、もう片方の腕を下から入れ、肘を押さえるようにして手前に引きましょう。肩から伸ばしている上腕部分が伸びているのを感じてみます。

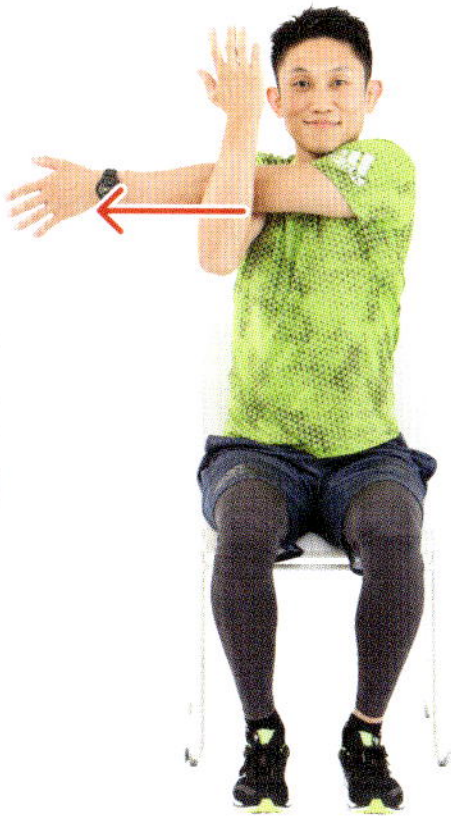

3 肘を曲げそのまま手前に引く

2が終わったら、伸ばしていた腕を肘から曲げ、そこからもう一方の腕で手前に伸ばしていきます。終わったら逆側も同じように2と3を行いましょう

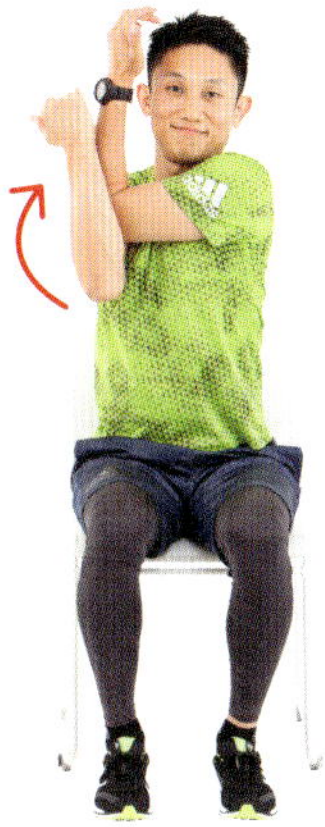

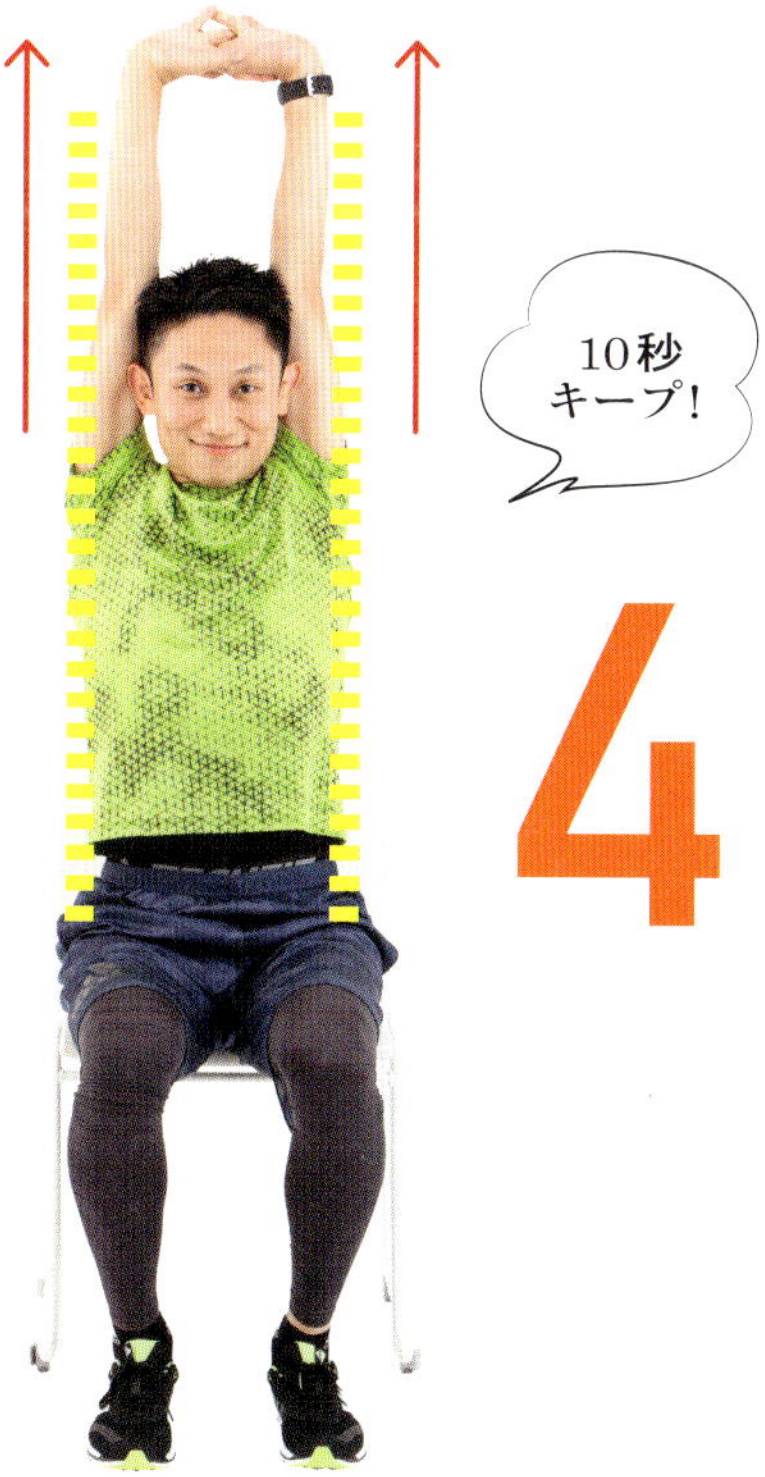

4 手を組んで真上に引っ張り上げる

最後に、両手を組んでひねりながら真上に上げて肩と背中を伸ばしていきましょう。限界まで伸ばして、呼吸を整えながら10秒間キープしたら終了です。

PART 05

オフィスで座ったままできる
疲れにくい足ストレッチ

Stretch POINT

3回 × 3セット

- ☑ 1ポーズ10秒ずつ伸ばす
- ☑ イスに浅く腰掛けるとやりやすくなる

POINT
反対の手でヒザを押す

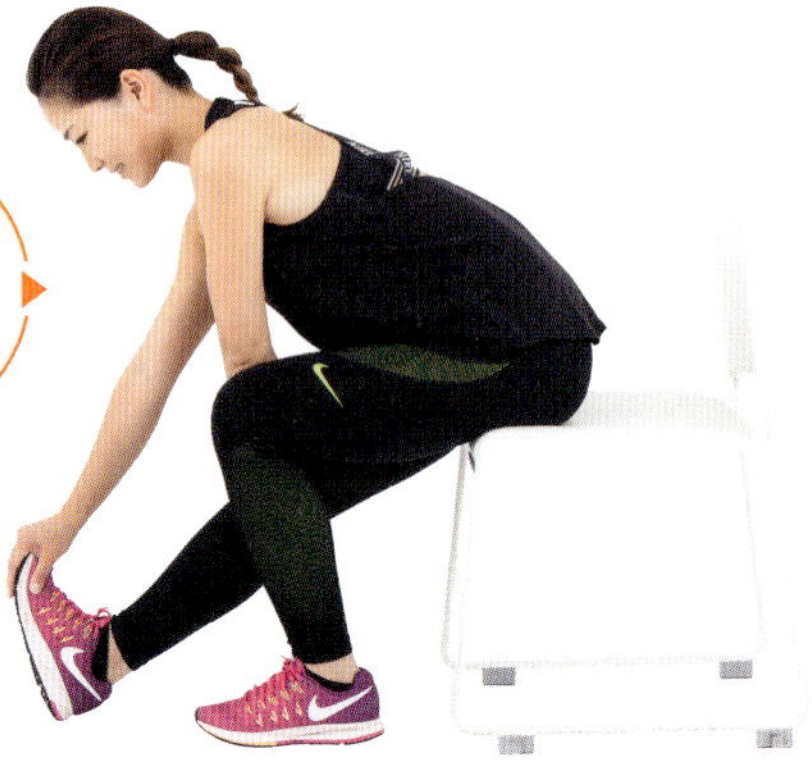

1 座ったまま片脚を伸ばし、つま先を掴む

イスに座った状態で片脚を伸ばし、反対の手でヒザを押し上半身を倒して手でつま先を掴みましょう。もも裏とヒザ裏、ふくらはぎ、かかとが伸びているのを感じながら、息を吐いていきましょう。終わったら逆側も同じように行います。

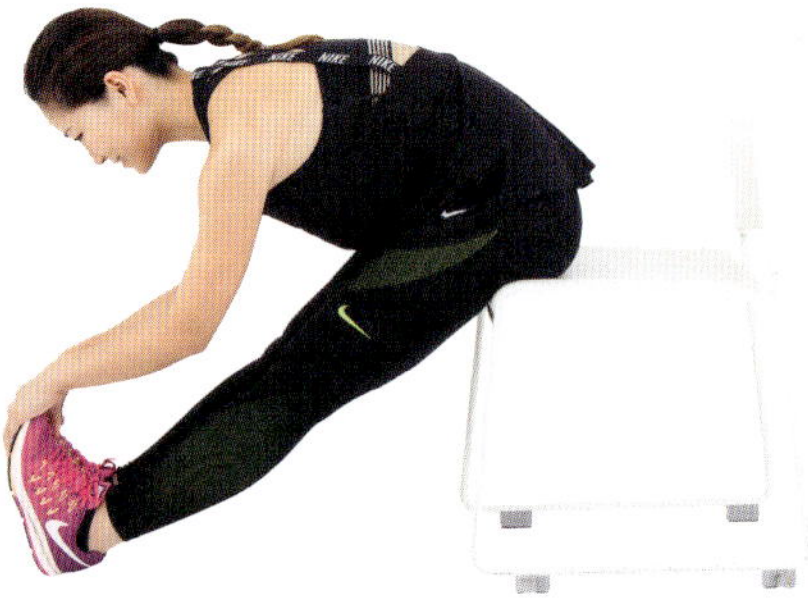

2 両脚を伸ばし両手でつま先を掴む

両脚を伸ばし、さらに上体を倒して、両手で両つま先を掴みましょう。届かない場合は、できる限り伸ばしてみてください。このときヒザは曲がらないよう注意しましょう。

ココに効く！

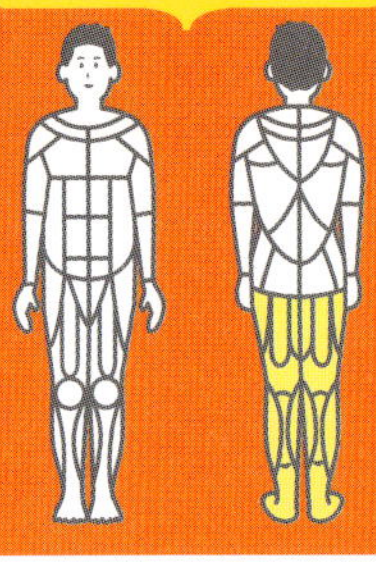

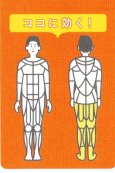

3 足裏を手で持ち、脚を伸ばす

イスに浅く腰掛け、足裏を手で持ちます。その状態から脚を伸ばしてみましょう。手が届かない場合、角度を少し上げることで、手が届くようになるはずです。できるだけヒザが曲がらないようにしてください。終わったら逆側も同じように行います。

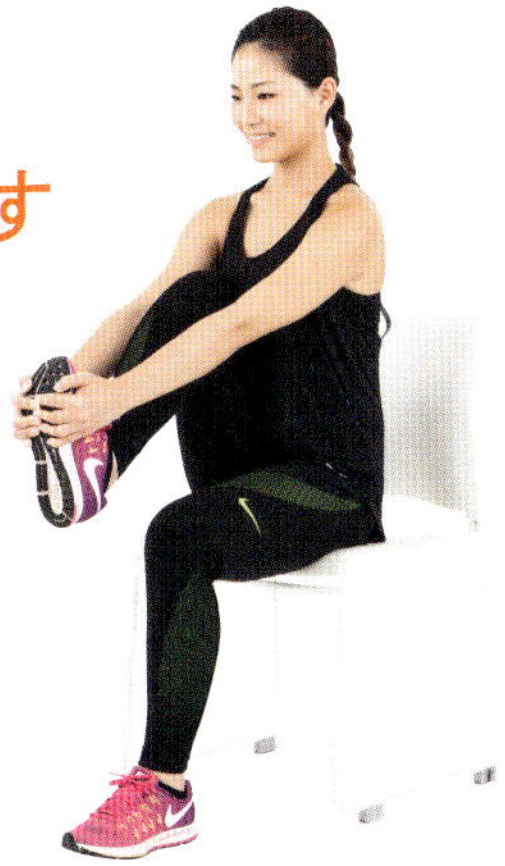

ぐい――ッと
伸ばす

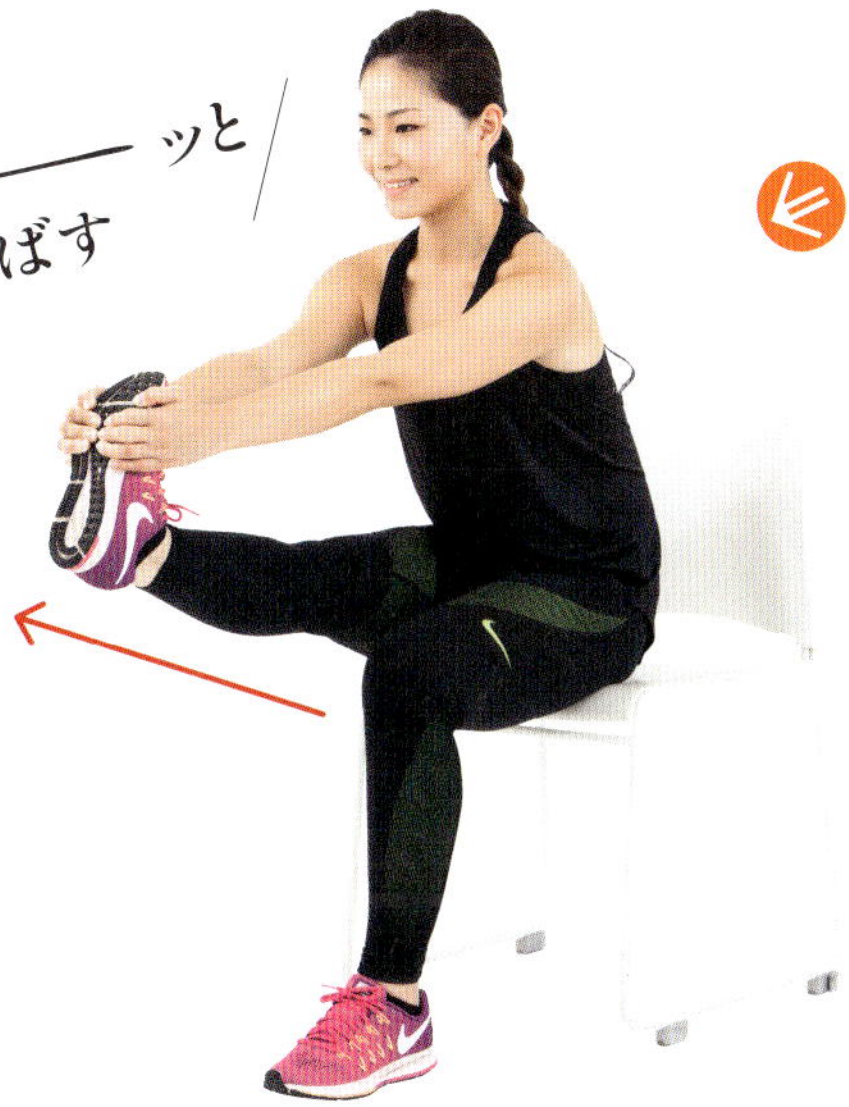

4 座ったまま 片脚を伸ばし、ヒザを下に押さえる

片脚を伸ばし、ヒザを上から下に押しましょう。終わったら逆側も同じように行います。

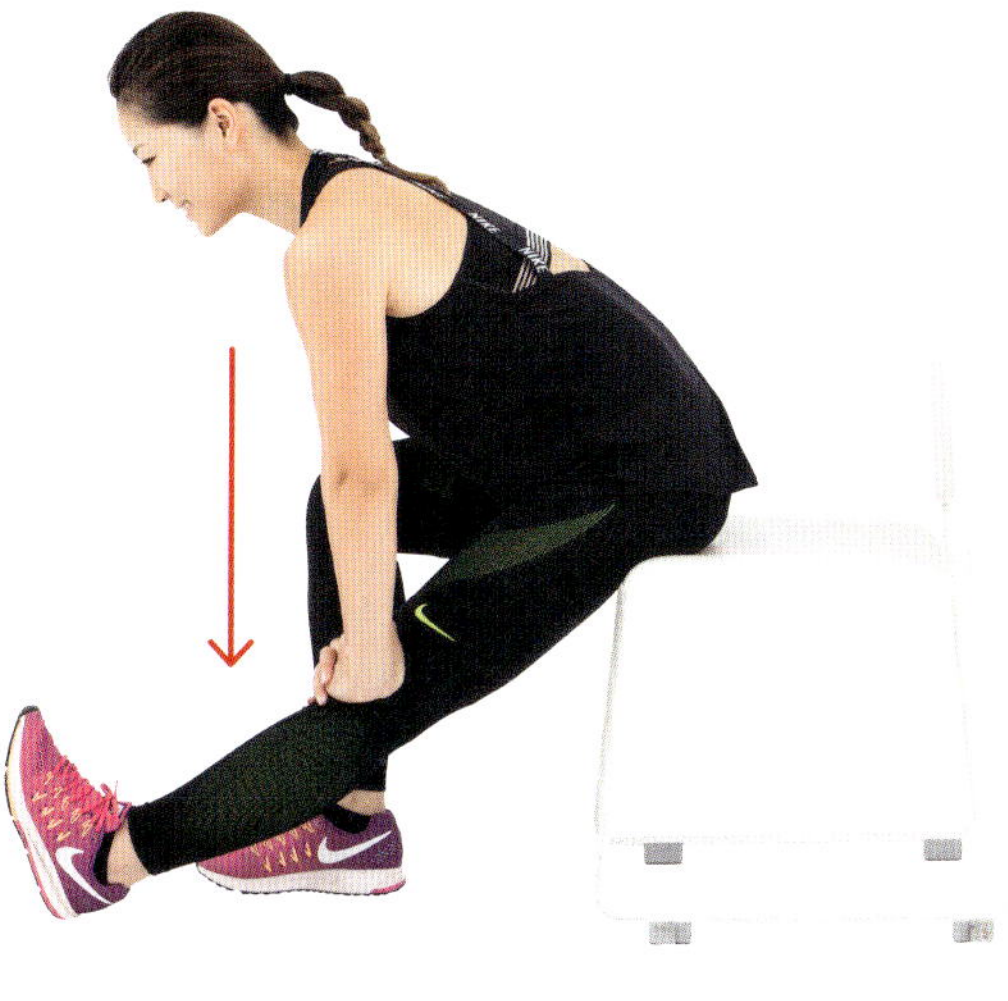

PART 06

疲れにくい体をつくる 肩&背中のストレッチ1

Stretch POINT

3回×3セット

- ☑ 1ポーズ10秒ずつ伸ばす
- ☑ 脱力し、ゆったりした呼吸をしながら行う

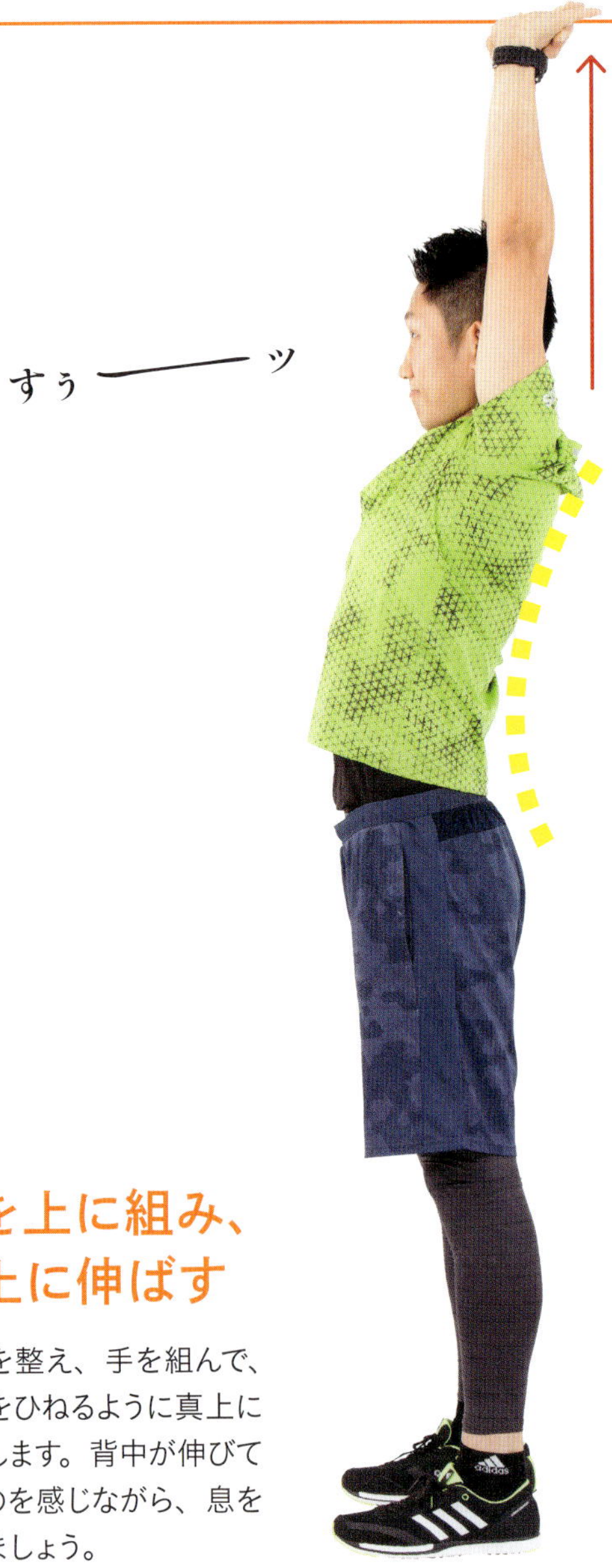

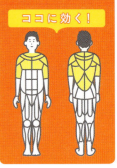

1 手を上に組み、真上に伸ばす

姿勢を整え、手を組んで、手首をひねるように真上に伸ばします。背中が伸びているのを感じながら、息を吸いましょう。

ココに効く！

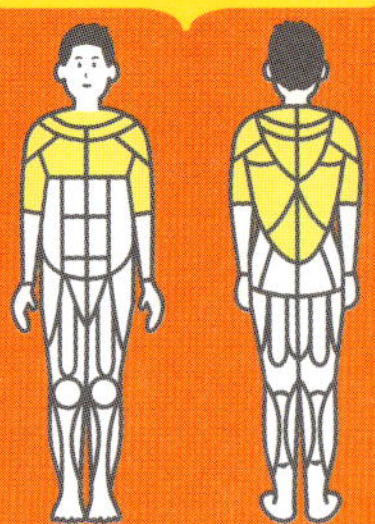

2

両手を前に伸ばし、背中を丸めて伸ばす

手を組んだまま前に突き出します。反対に背中は丸め逆方向に引っ張るようなイメージで行います。限界まで伸ばしたら、ゆっくり息を吐きながらその姿勢をキープしましょう。

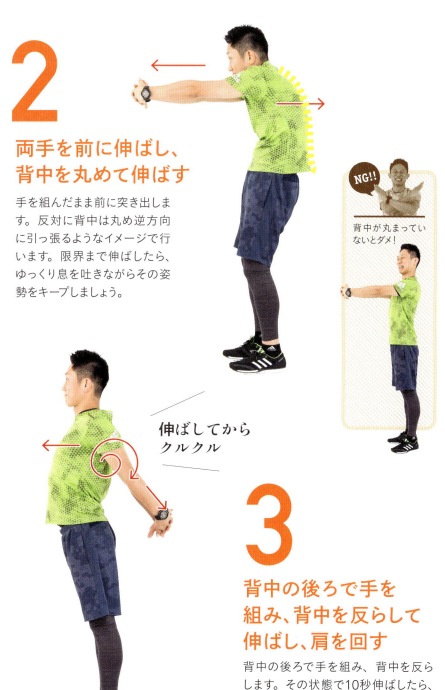

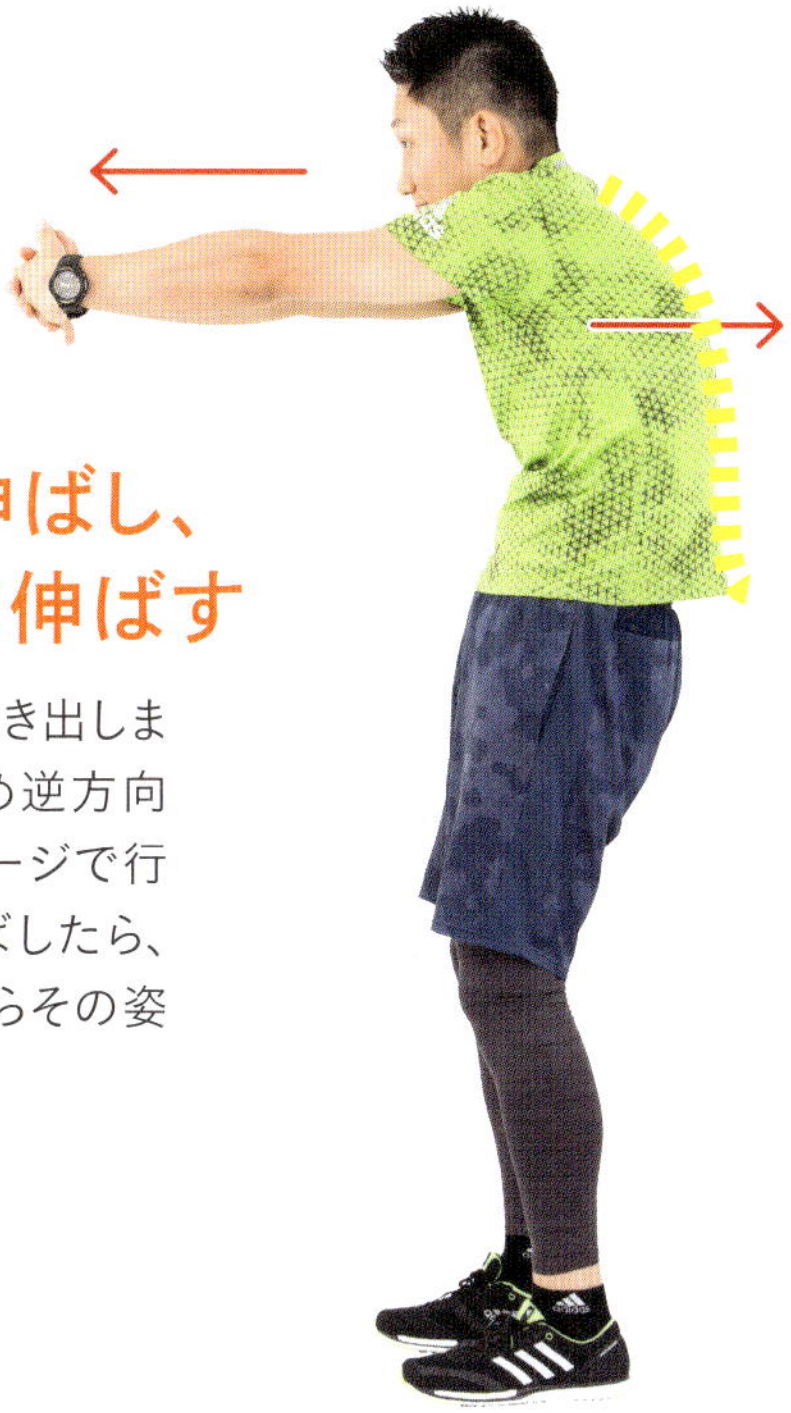

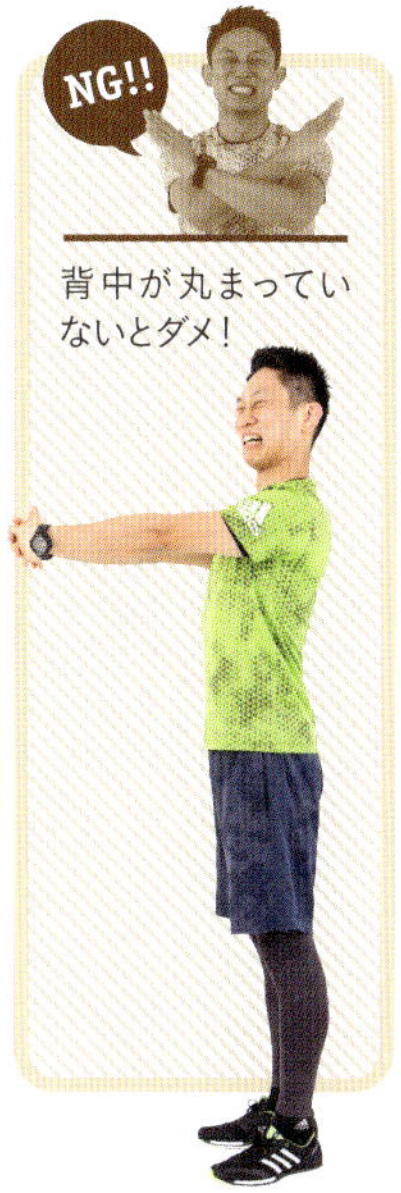

背中が丸まっていないとダメ!

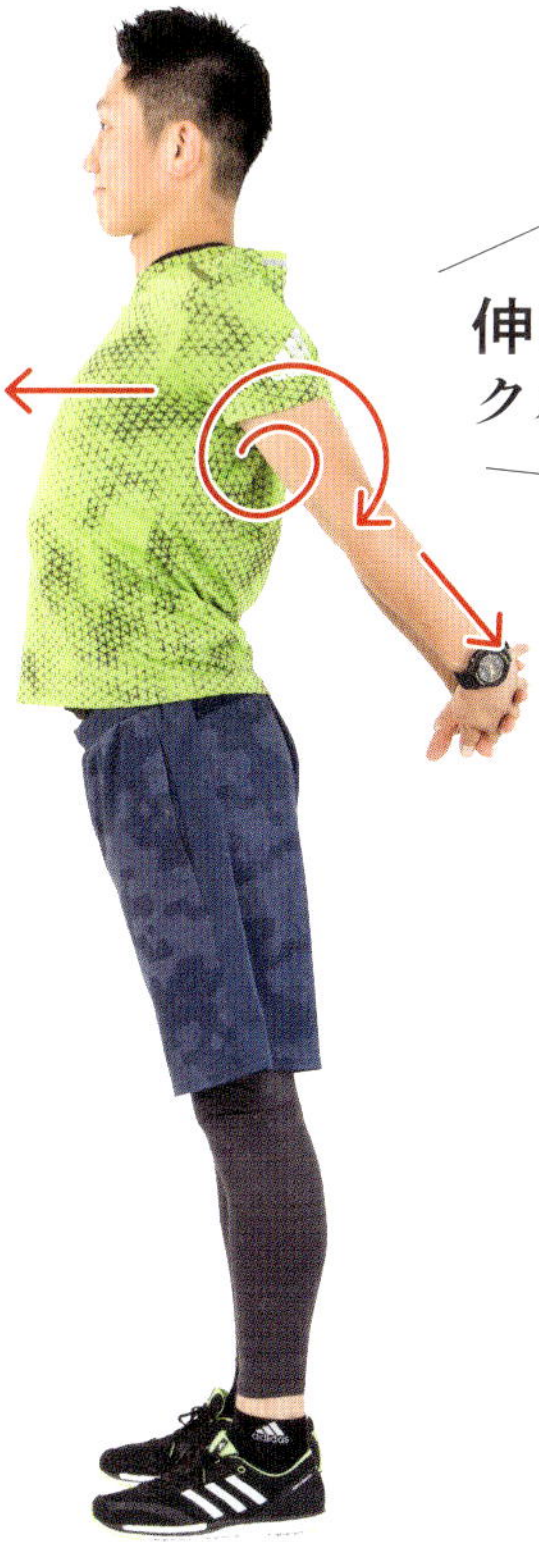

伸ばしてから
クルクル

3

背中の後ろで手を組み、背中を反らして伸ばし、肩を回す

背中の後ろで手を組み、背中を反らします。その状態で10秒伸ばしたら、最後に肩を後ろと前にクルクル回して、肩甲骨まわりもゆるめていきましょう。

PART 07

肩&背中のストレッチ2

疲れにくい体をつくる

Stretch POINT

3回 × 3セット

- ☑前後に10秒ずつ大きく回す
- ☑イスに浅く腰掛けるとやりやすくなる

1 肘をつけた状態でスタート

肩に指先を置き、胸の前で両肘をつけた状態にしましょう。

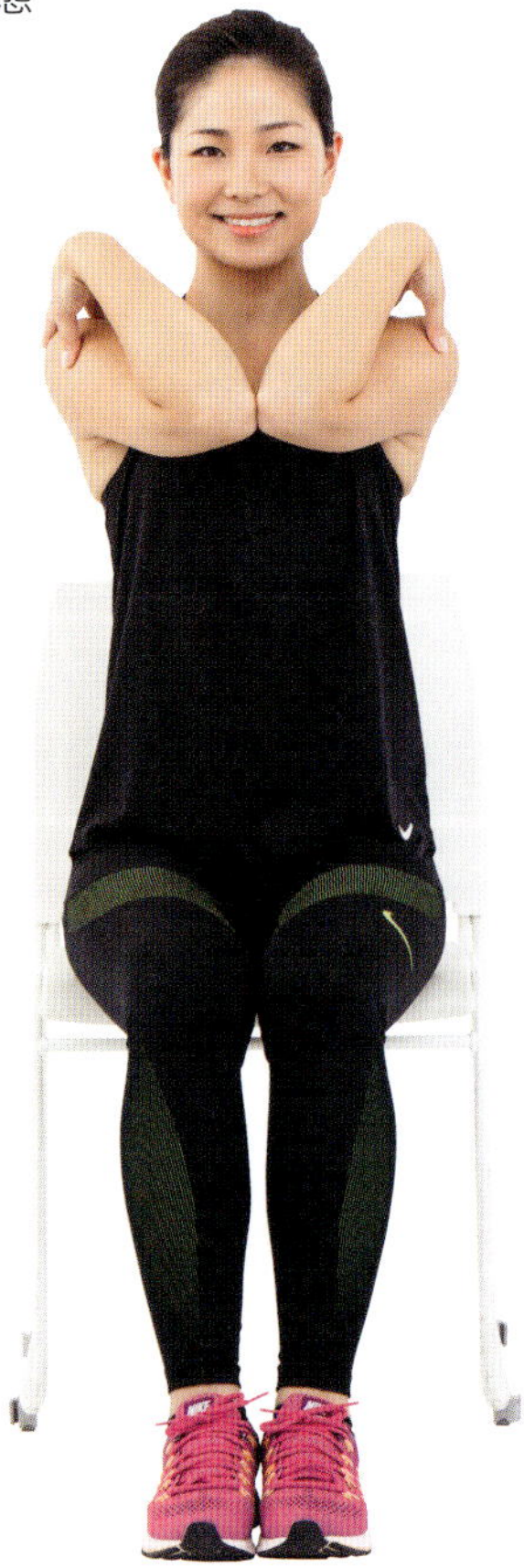

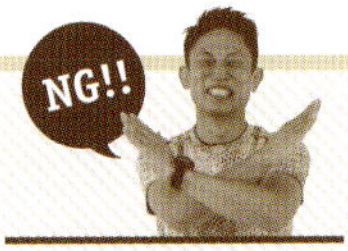

肘がついていないとダメ!

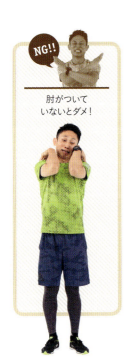

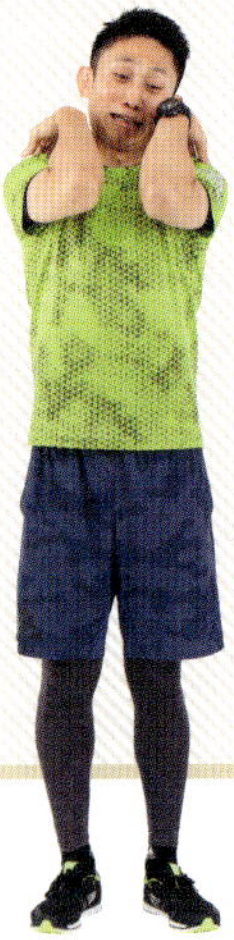

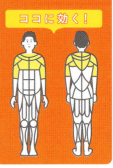

ココに効く!

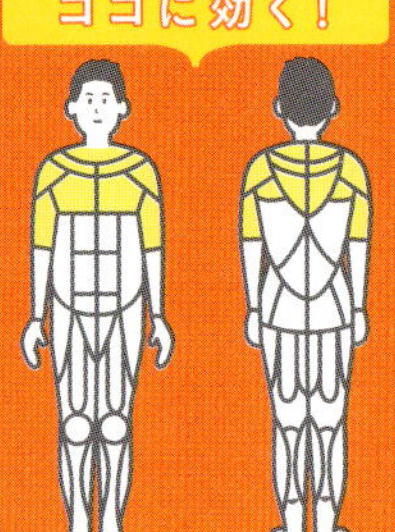

2

肩に手をつけたまま、肘を大きく後ろに回す

肩に指先をつけた状態のまま、肘から先を後ろに大きく回していきます。この動作はゆっくり行いましょう。

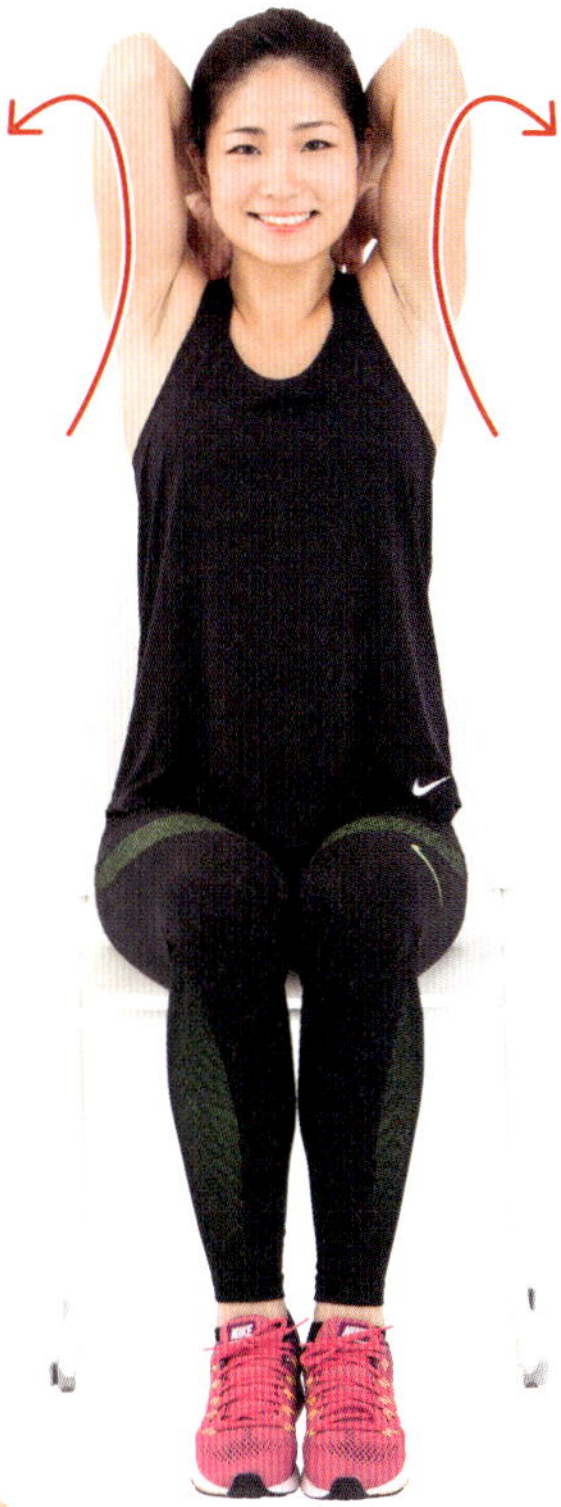

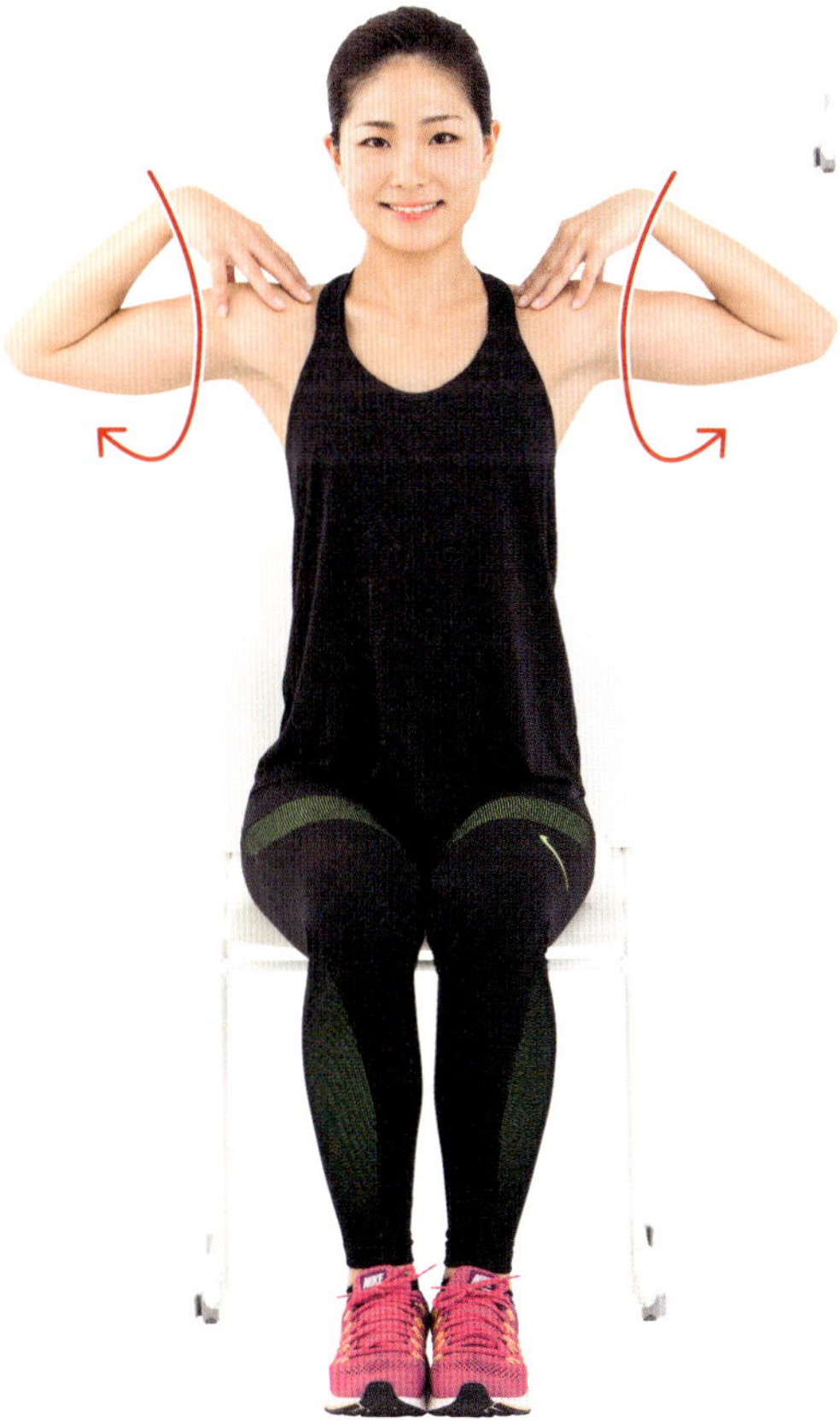

3

前から後ろに回し続け、その後逆回し

前から後ろに肩甲骨がしっかりゆるんでいるのを感じながら、10秒回していきましょう。それが終わったら、逆回転させて10秒行いましょう。

CHAPTER

05

「ながら」でできる10秒ストレッチ

01

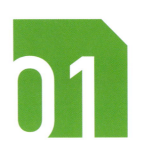

日中のスキマ時間こそが、最強のストレッチタイム

忙しい人ほどスキマ時間にストレッチを行いましょう。

アスリートのストレッチはじっくりしっかり、時間をかけて伸ばしていきますが、経営者やビジネスパーソンの場合、短時間で効くストレッチを細かく繰り返すことのほうが効果は高くなります。

そのため、歩いたり電車で移動したりする間やトイレの合間、階段などを使ってストレッチを加えていきましょう。日中のスキマ時間やちょっとした「ながら」時間が最高のストレッチタイムになります。

この章でご紹介するストレッチは、

- **階段でできるお尻と股関節のストレッチ**
- **電車で座りながらできる首ストレッチ**
- **トイレの個室でできる背中&肩甲骨ストレッチ**

など、ちょっとした空き時間に行えるものをご紹介していきます。

電車待ちをしている間や移動中など、10秒でできるものばかりなので、ぜひ実践してみてください。

階段や歩行中も、実は意識するだけで、体をゆるめ伸ばすことができます。

ストレッチには、静止したフォームで行う静的ストレッチと、体を動かしながら行う動的ストレッチがあります。歩いている間や階段を上っている間に筋肉を意識して、伸びたり縮んだりするのをしっかり感じながら、体を動かしてみてください。すると、それは単なる歩行からストレッチへ変わります。

たとえば、歩いているとき何も考えないでいると、ただ疲れを溜めているだけですが、太ももの裏が伸びている感覚やふくらはぎが伸びている感覚、お尻や股関節を使う感覚を意識すると、ただの歩行が動的ストレッチになるのです。たったそれだけで「疲労を溜める歩き方」から「筋肉をやわらかくする歩き方」に変化します。

本書で紹介するストレッチに加えて、何かをしているときや何かをしながら、ぜひ筋肉の伸びに意識を向けてみてください。

PART
01

階段でできる お尻と股関節のストレッチ

ココに効く！

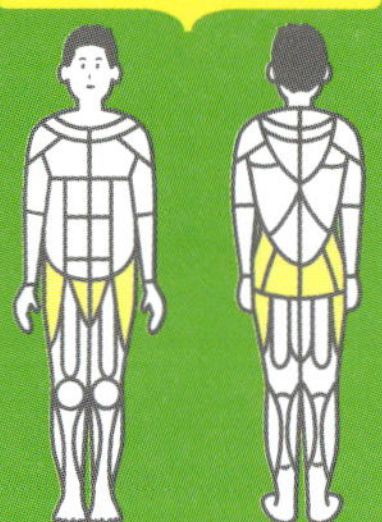

Stretch POINT

3回×3セット

☑ 1ポーズ10秒ずつ伸ばす

☑ 脱力し、ゆったりした呼吸をしながら行う

1 片脚を上の段差に乗せ、外側に広げる

脚を上の段差に乗せ、手を使って外側に広げていきましょう。痛気持ちいいと感じるところまでお尻を伸ばして、10秒キープしましょう。終わったら逆側も行います。

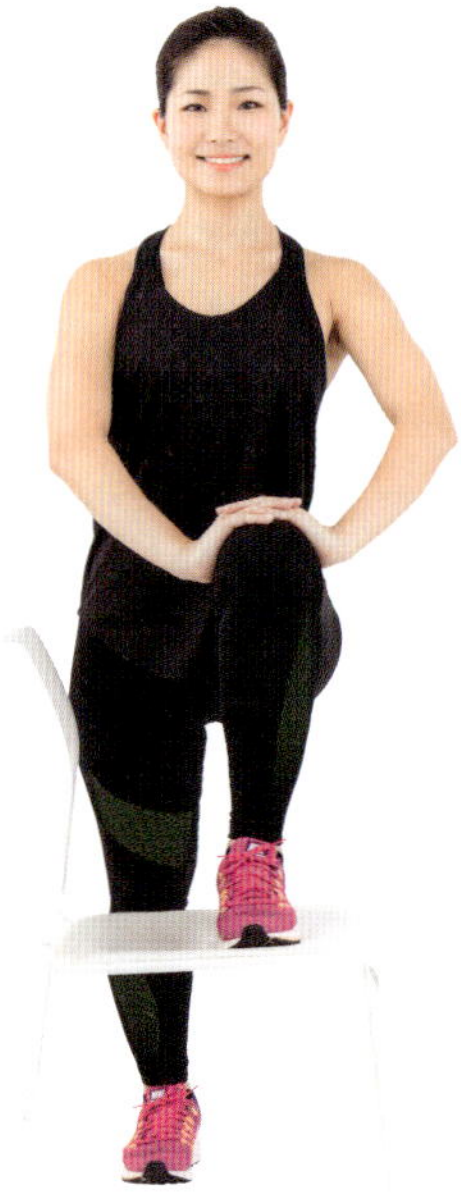

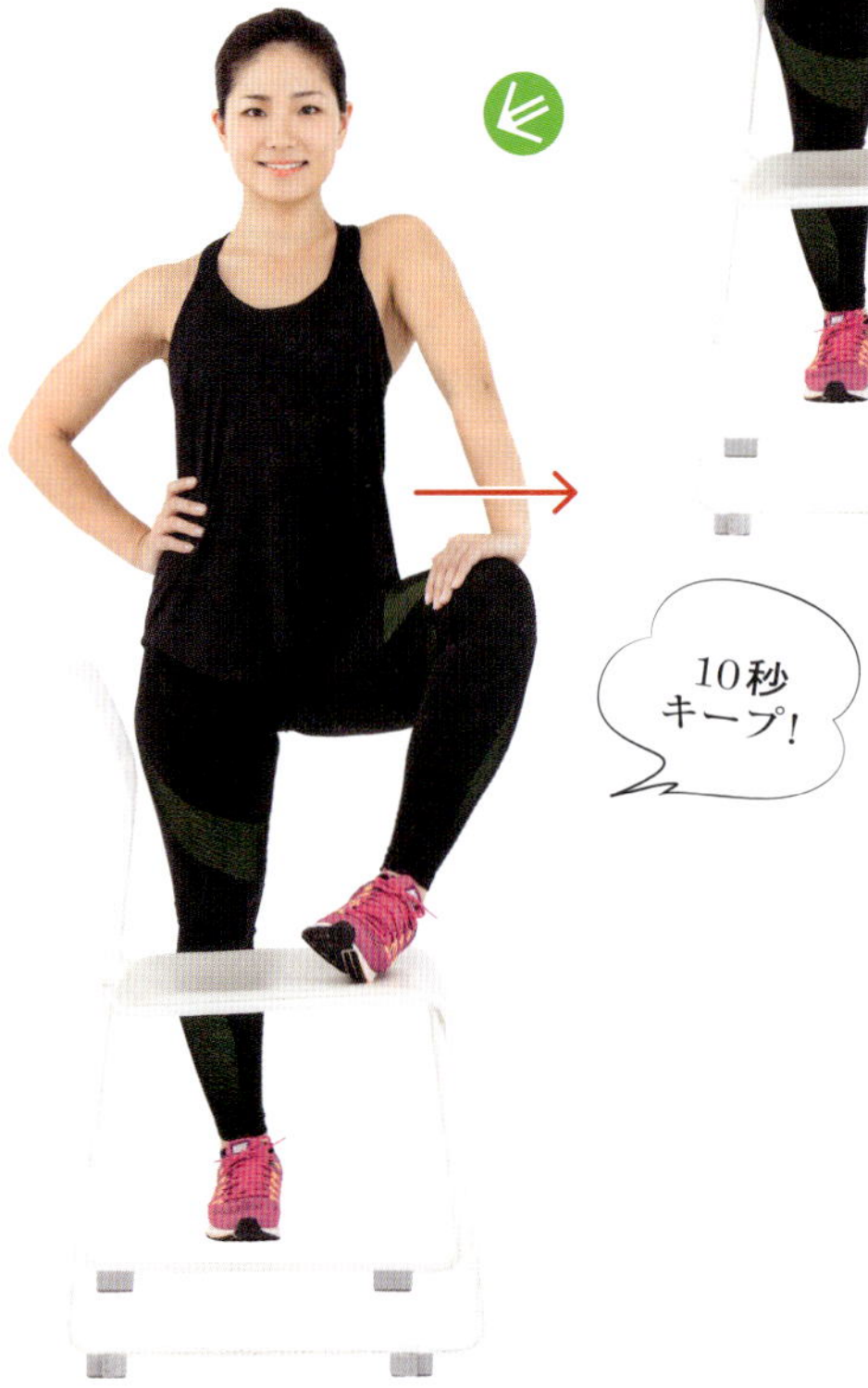

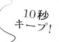

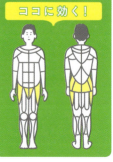

2 上半身の体重を乗せながら、さらに股関節を広げ伸ばす

今度は手だけではなく、上半身の体重をかけることで、さらにお尻と股関節まわりを伸ばしていきます。前傾姿勢になることで、簡単に力が加わり伸びていきます。終わったら逆側も行います。

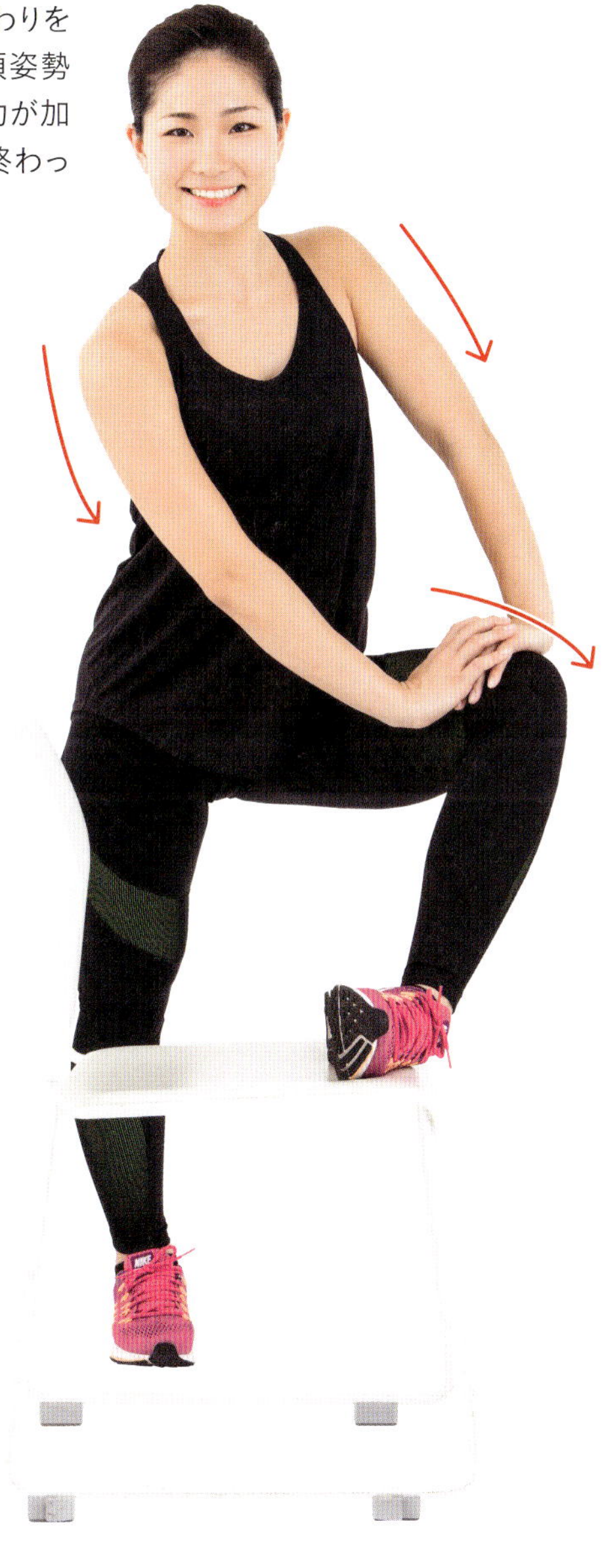

別アングルから
CHECK!

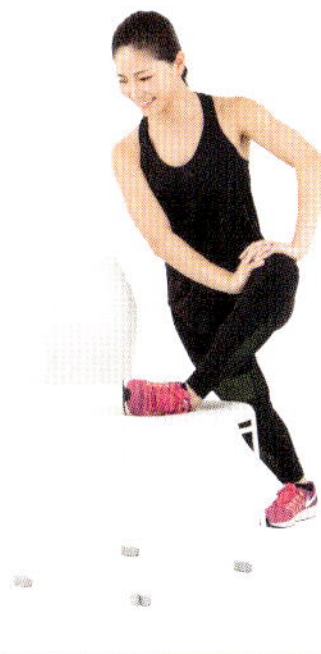

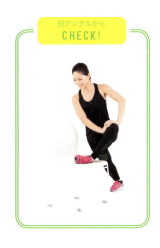

PART 02

満員電車や電車待ちの合間にできる ふくらはぎ&もも裏ストレッチ

ココに効く!

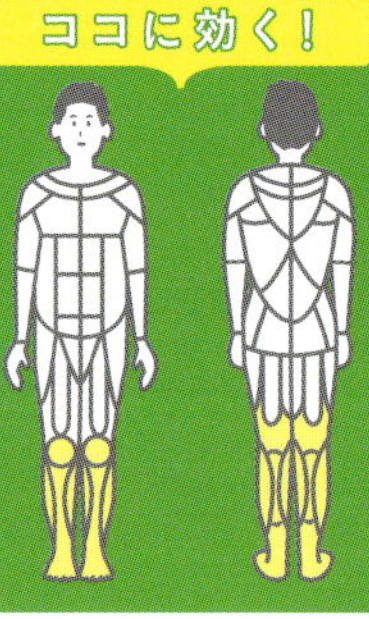

Stretch POINT

3回 × 3セット

- ☑ ❶は10秒の間に何度も繰り返す
- ☑ ❷❸は1ポーズ10秒ずつ伸ばす

1 つま先立ちの上げ下げを繰り返す

まずはつま先立ちをしてかかとをできるだけ浮かせます。1〜2秒で下ろし、またすぐにつま先立ちをする、というのを10秒間繰り返し行ってください。

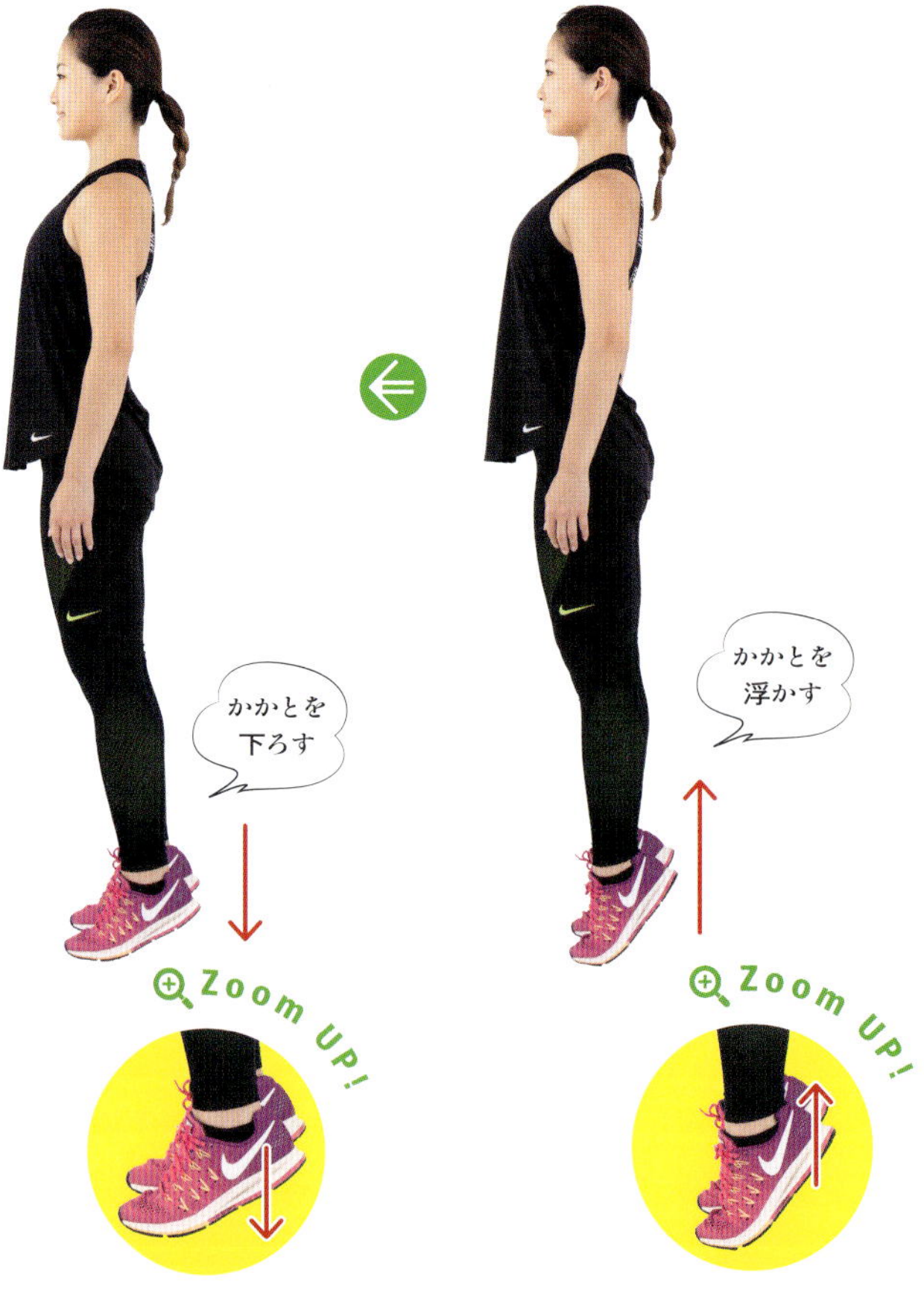
かかとを下ろす
かかとを浮かす
Zoom UP!
Zoom UP!

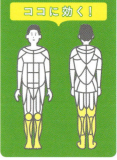

2

片脚を伸ばしてかかとを地面につけ、つま先を返してもも裏を伸ばす

次に、立った状態から片方の脚を少し前に伸ばします。その状態でつま先を浮かせて、かかとだけ地面についた状態にして、下に体重をかけます。ふくらはぎ、ヒザ裏ともも裏が伸びている感覚がわかったら、10秒ほどキープします。逆脚も行います。

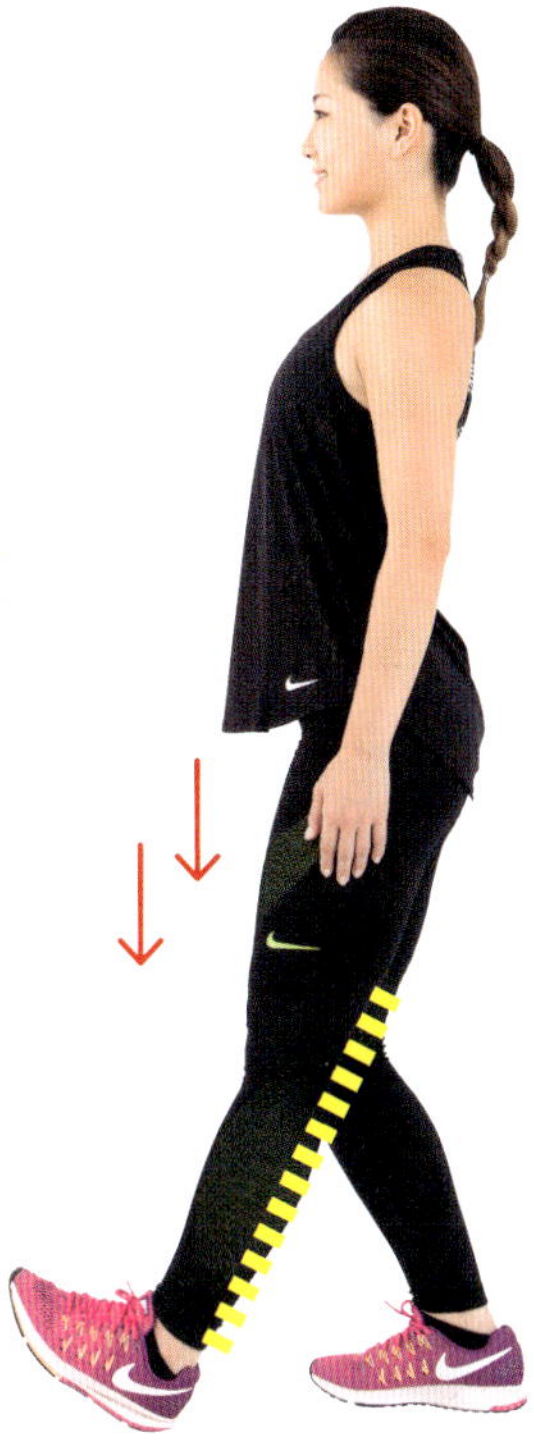

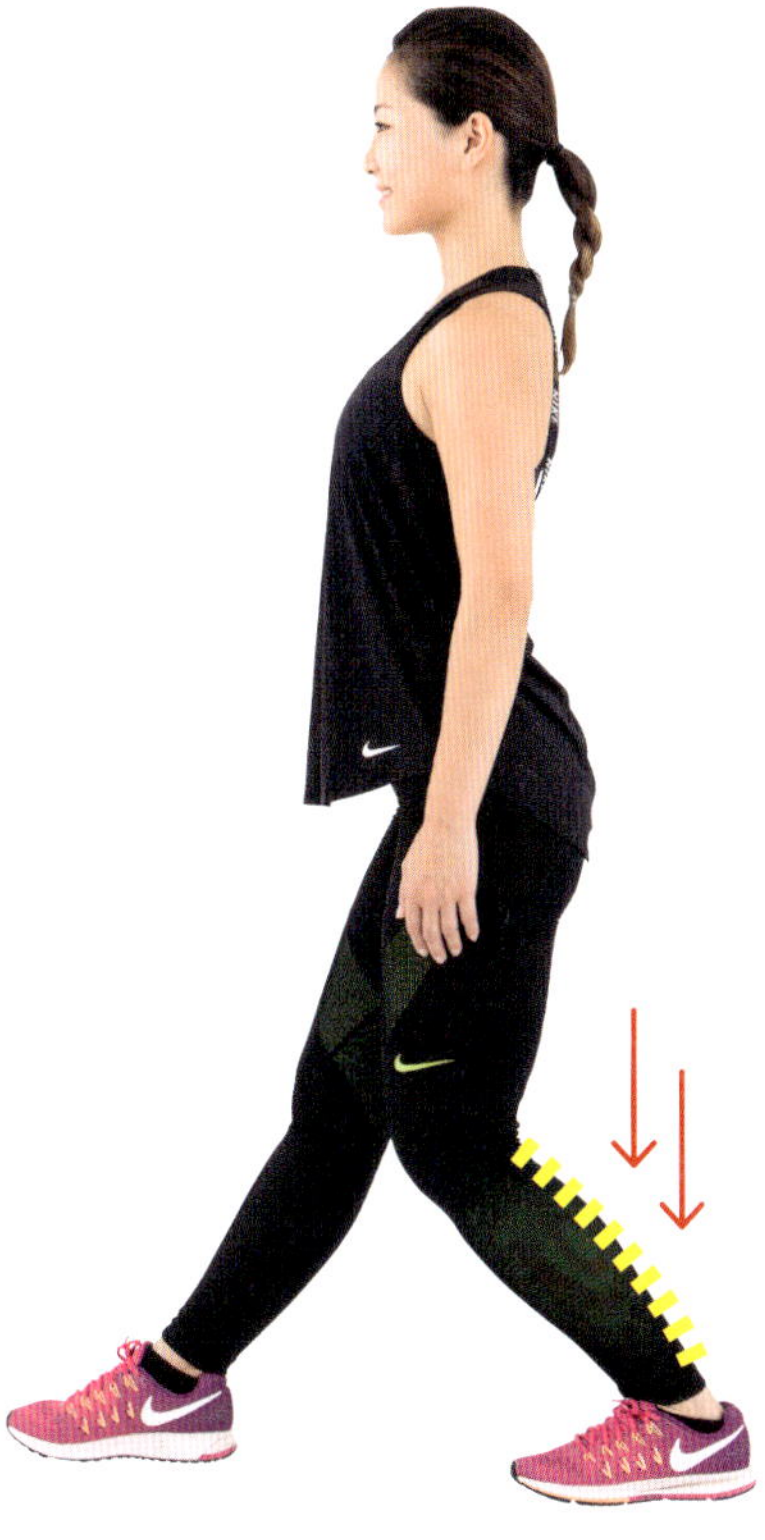

3

片脚を伸ばし足裏全体を地面につけたまま、ふくらはぎを伸ばす

そして、今度は足裏全体をつけたまま、ふくらはぎとかかとに体重をかけて、伸ばしていきましょう。終わったら、逆脚も行いましょう。

PART 03

電車で座りながらできる 首ストレッチ

Stretch POINT

3回 × 3セット

- ☑ 1ポーズ10秒ずつ伸ばす
- ☑ 脱力し、ゆったりした呼吸をしながら行う

1 頭の上で手を組み、下に押し下げる

後頭部で両手を組みます。そして、首裏がしっかり伸びるように手で押し下げ、腹式呼吸を行いましょう。お腹がヘコんでいる感覚を感じながら、首裏がしっかり伸びているか感じてみましょう。

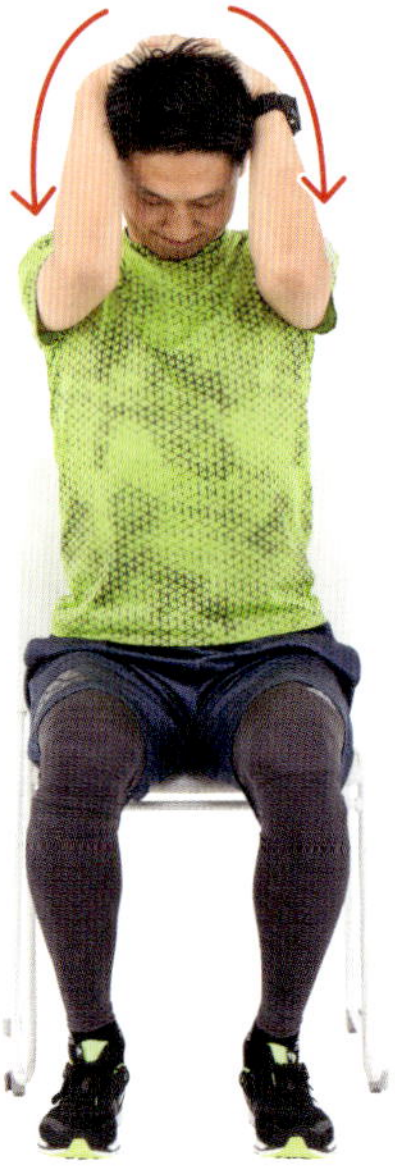

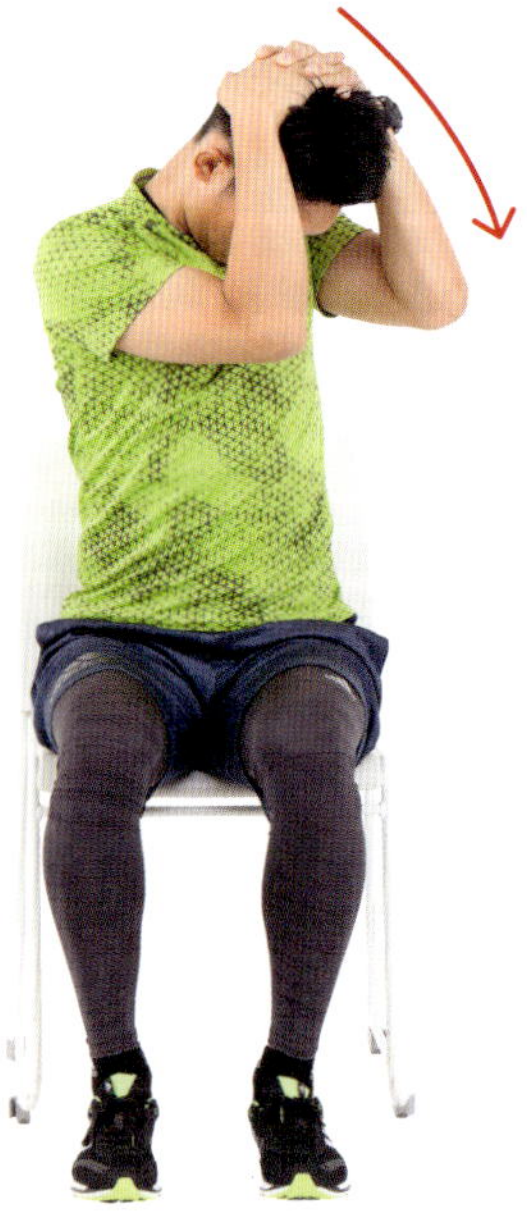

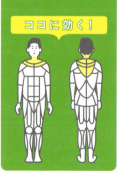

2 そのまま斜め下に押し下げる

次に、そのまま斜め下に首を下ろしていきます。このときも手でしっかり押し下げながら、腹式呼吸を行います。片側が終わったら、逆側も行いましょう。

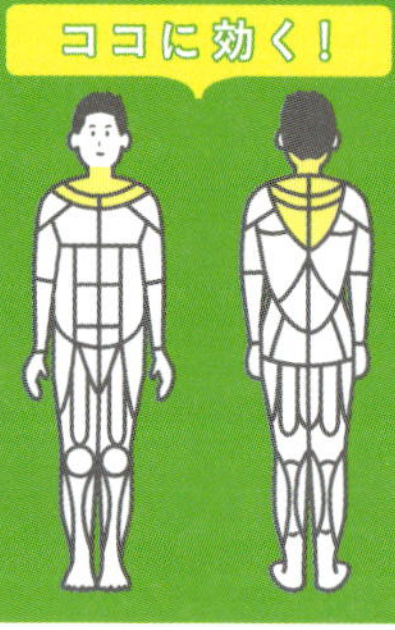

3

手を交差し鎖骨を押さえ、斜め上に首を伸ばす

今度は、両手を鎖骨の上あたりに置き、その状態で斜め後ろを見るように、首を伸ばしていきましょう。体が浮き上がりそうになるので、手で下に伸ばすように押さえると、より首の筋肉が伸びます。このときもしっかりと息を吐いてください。同じように逆側も行います。

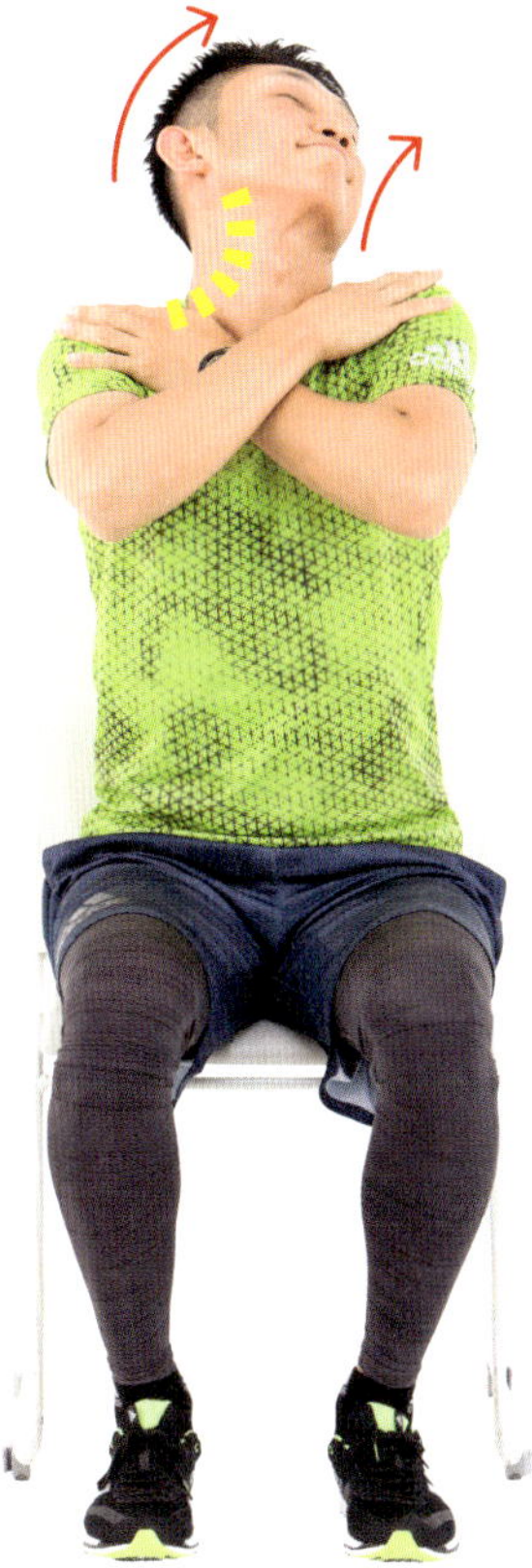

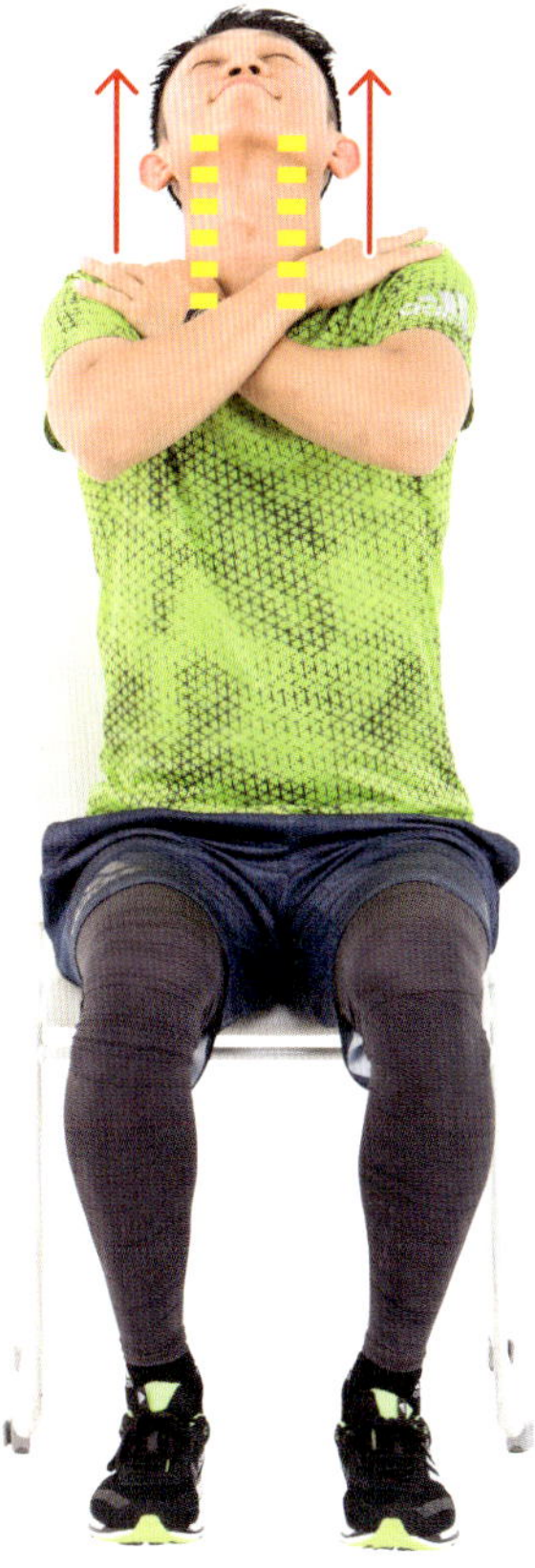

4

首を真上に伸ばす

最後に、同じく両手を鎖骨の上に置きながら、真上を向いていきましょう。首の前側がしっかり伸び、痛気持ちいい感覚があれば、伸びている証拠です。

PART 04電車の吊り革でできる

吊り革上腕ストレッチ

Stretch POINT

3回×3セット

- ☑ 吊り革や高いところにつかまりながら行う
- ☑ 1ポーズ10秒ずつ伸ばす

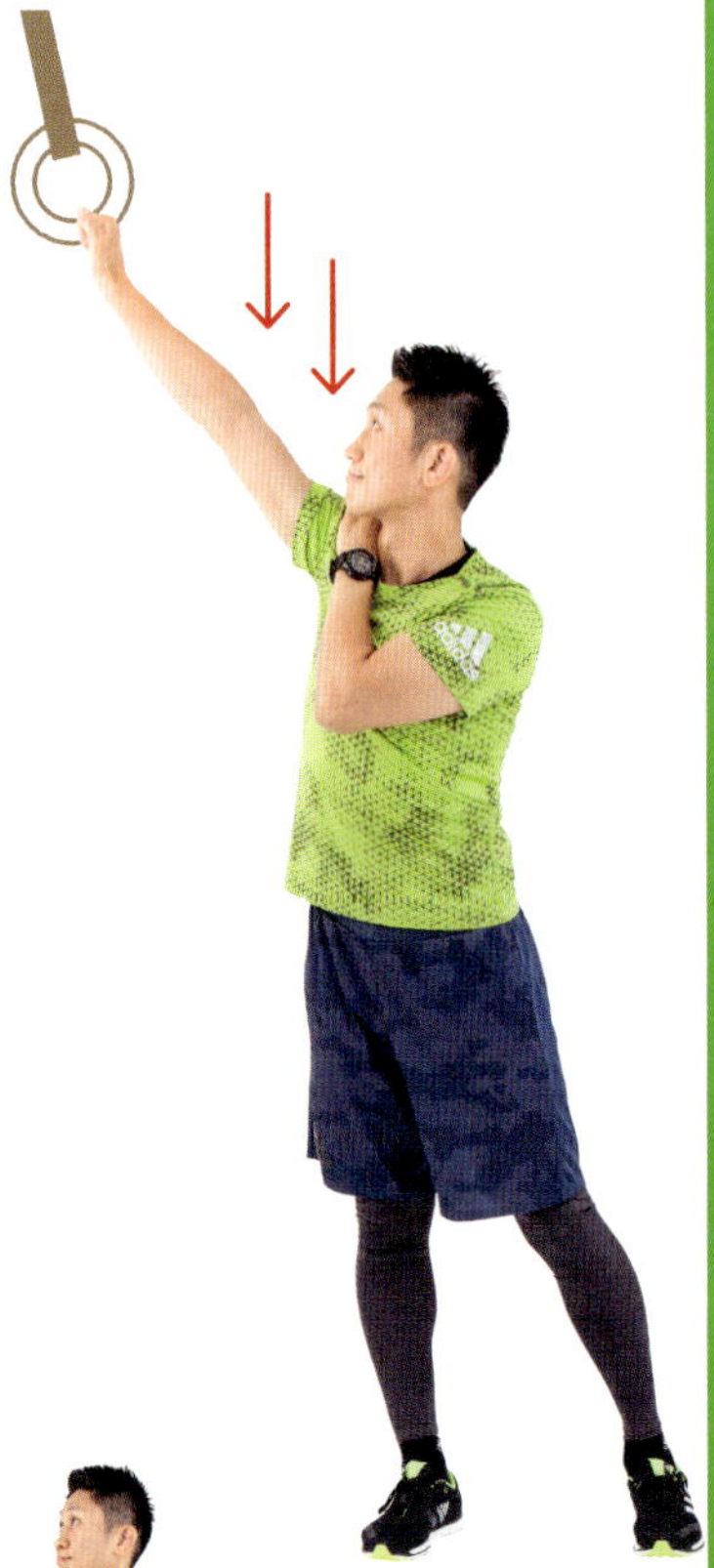

1

吊り革を順手で掴み、肩から腕を下方向に引っ張る

片手で吊り革を順手で掴み、もう片方の手で肩を掴みます。その状態で、肘を伸ばしながら、下方向に力を加えて、上腕を伸ばしていきましょう。終わったら、逆側も行います。

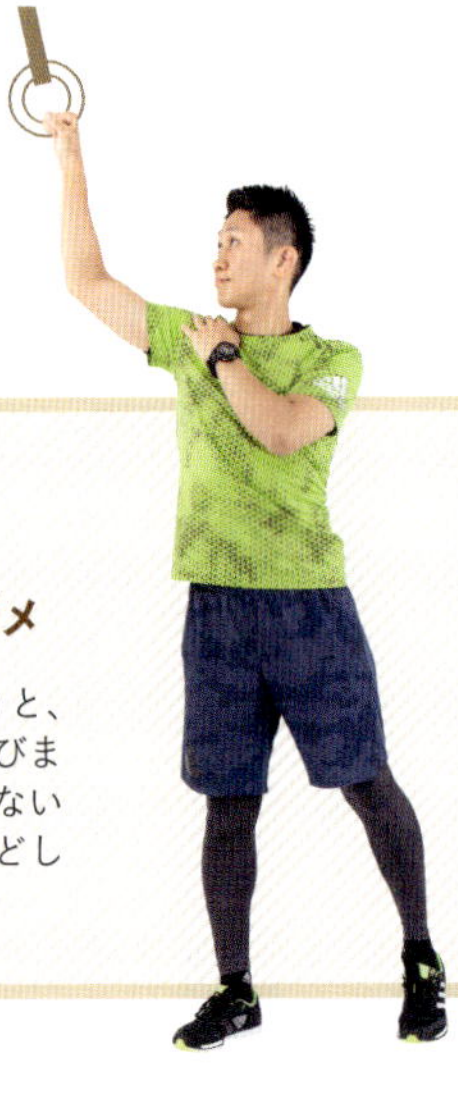

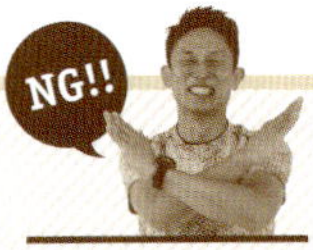

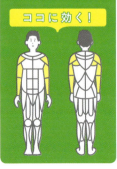

肘が曲がったらダメ

肘が曲がってしまうと、肩も上腕も筋肉が伸びません。吊り革に届かない場合も、壁を使うなどしてみましょう。

ココに効く！

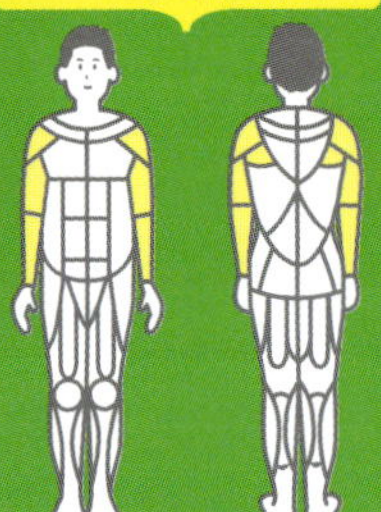

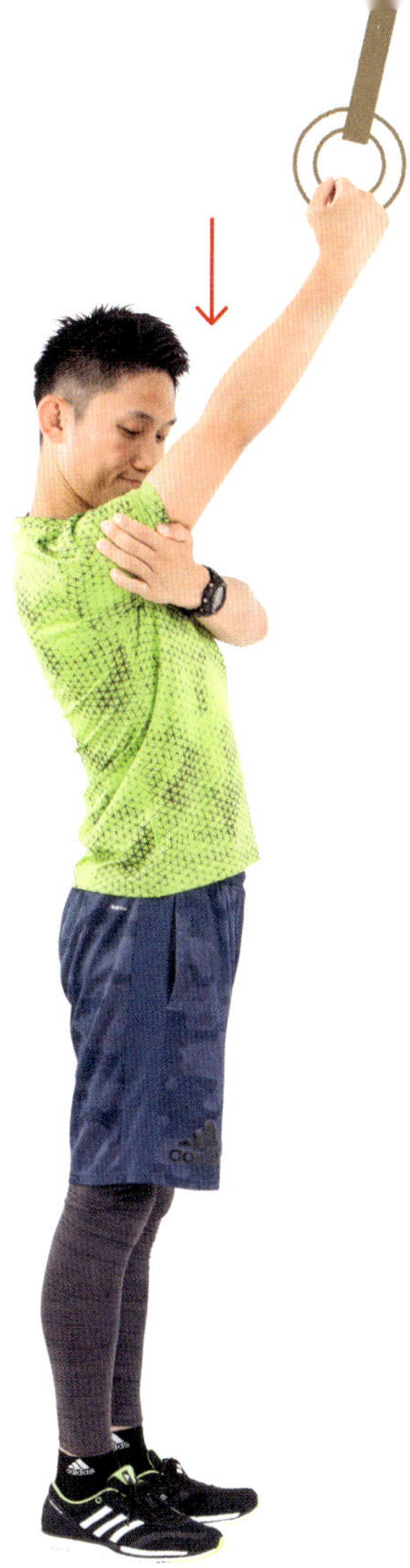

2

吊り革を逆手で掴み、下方向に力を加える

次に、吊り革の持ち方を順手から逆手に変えて、下方向に引っ張りましょう。脇のあたりから二の腕を伸ばします。このときも肘が曲がらないようにしてください。終わったら、逆側も行います。

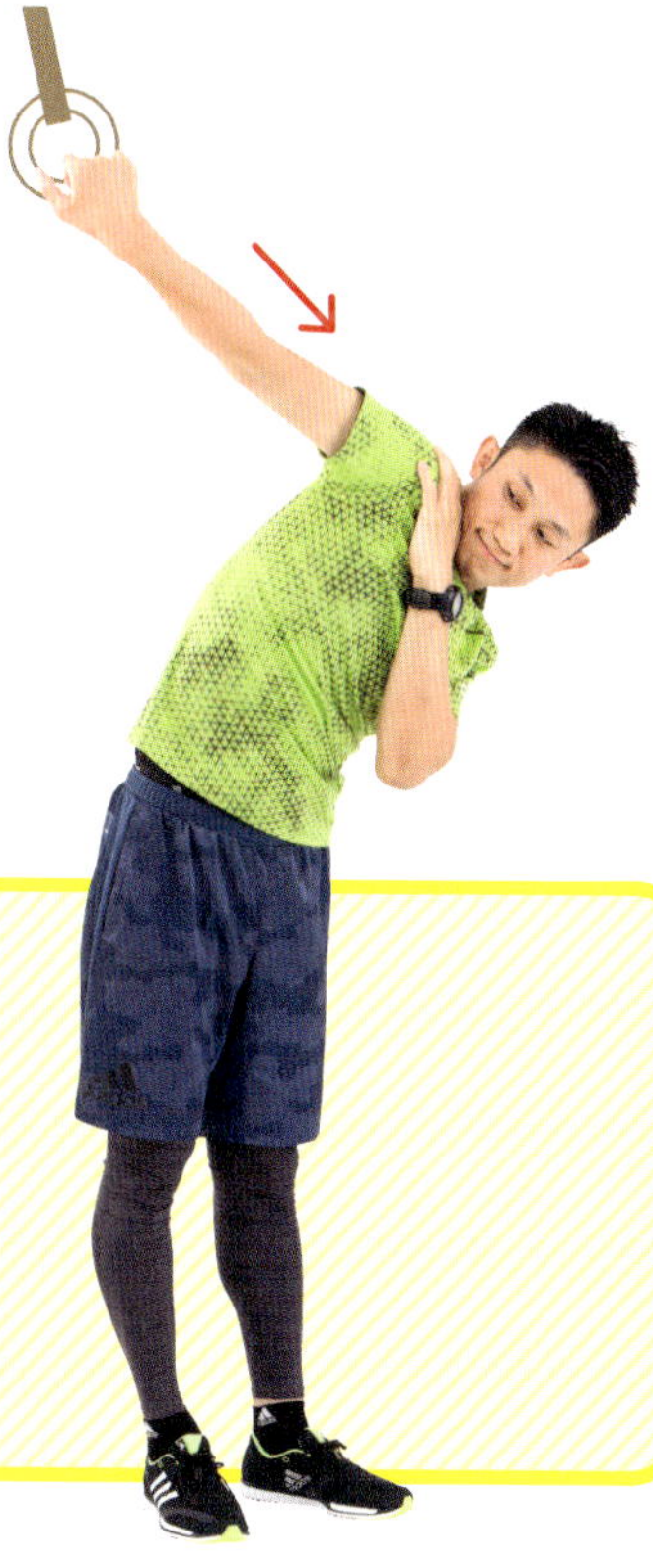

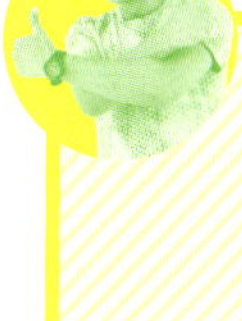

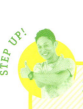

STEP UP!

肩をひねるようにして吊り革を持ち、肩の前側を伸ばす

肩の前側が伸びるように、肩をひねって吊り革を持ちます。その状態でしっかり下に力を加えて伸ばしていきましょう。終わったら、逆側も行います。

PART 05

背中&肩甲骨ストレッチ1

トイレの個室でできる

ココに効く!

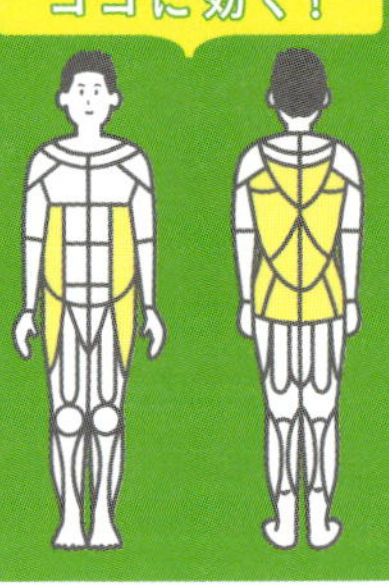

Stretch POINT

3回×3セット

☑ トイレの便座で行う場合、骨盤を立てて座る

☑ 1ポーズ10秒ずつ伸ばす

1 片脚を水平にし、もう一方の脚に乗せ、上半身を倒す

まずは座った状態で片方の脚を、もう一方の脚の上に水平に乗せます。上に乗っている脚の付け根方向に向かって、手を伸ばします。もう一方の手は頭の上に置いて背中を伸ばしましょう。

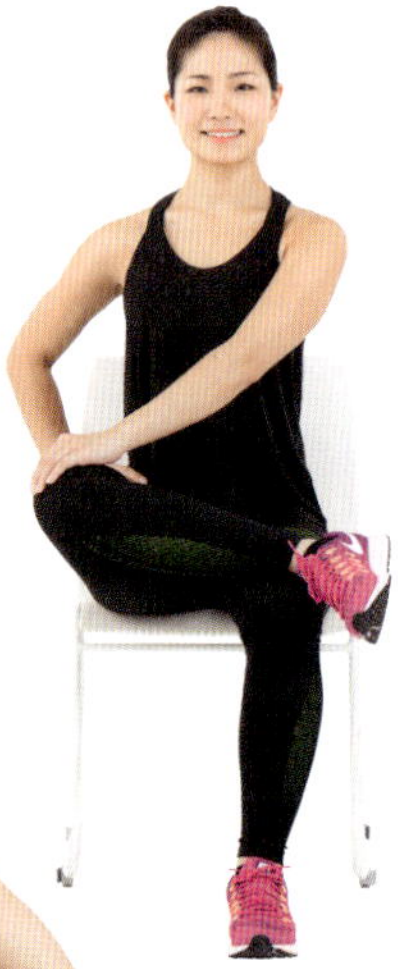

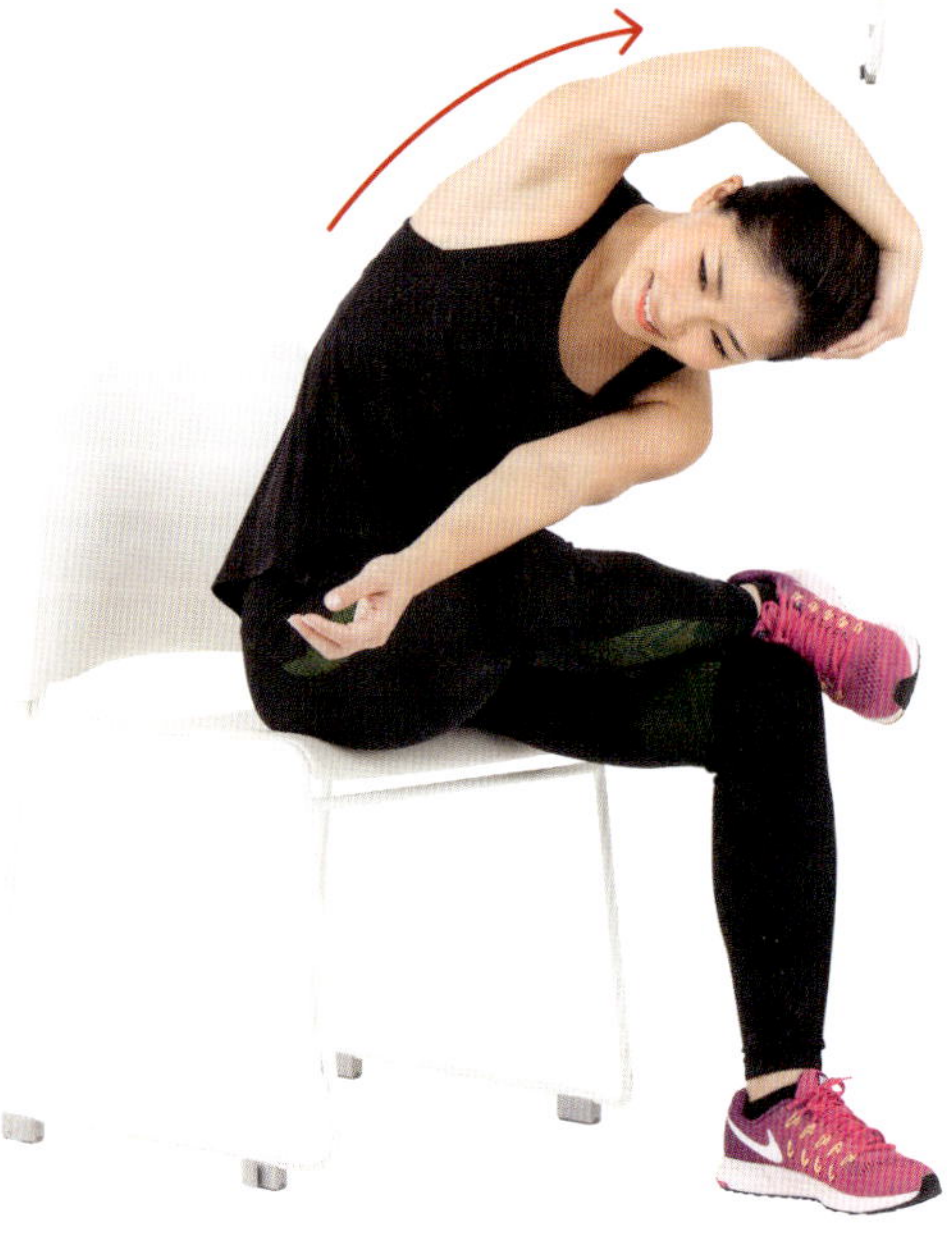

2 背中が伸びるように、さらに斜め下に上半身の体重を加える

1の状態からさらに、体を倒します。斜め下に向かって上半身を傾けることで体重をかけることができます。終わったら、1から逆側も行っていきましょう。

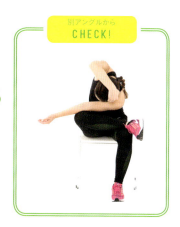

別アングルから
CHECK!

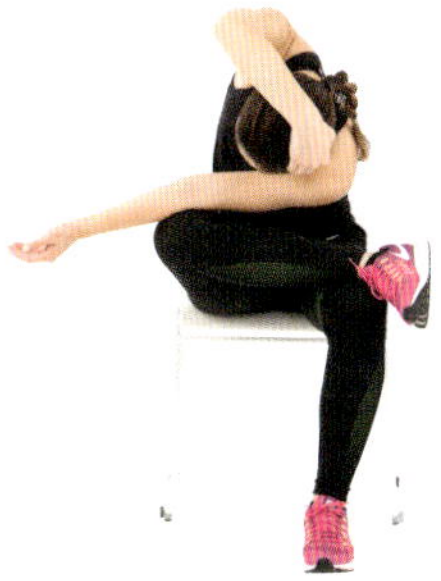

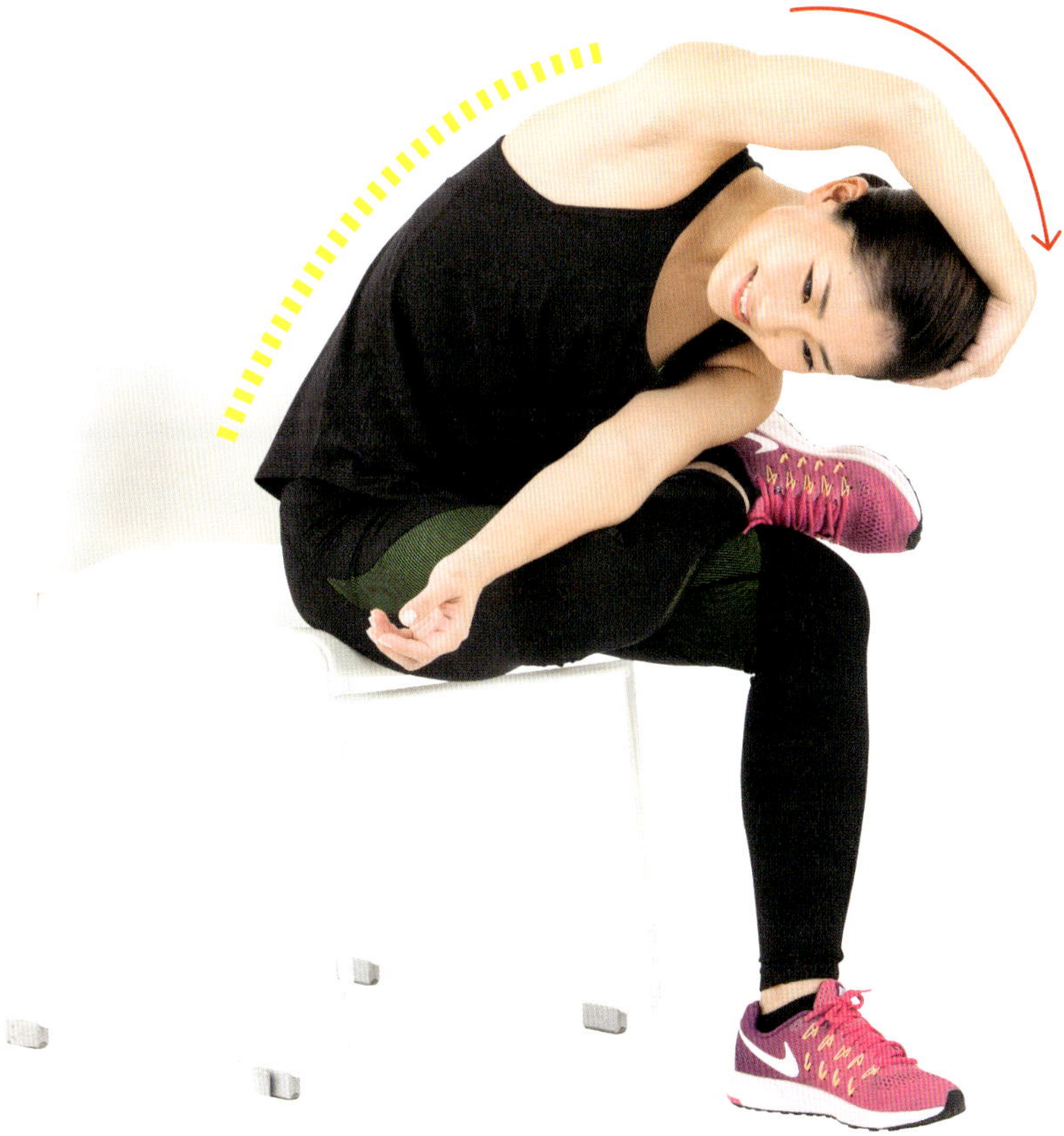

PART 06トイレの個室でできる

背中&肩甲骨ストレッチ2

Stretch POINT

3回 × 3セット

- ☑ トイレの便座で行う場合、骨盤を立てて座る
- ☑ 1ポーズ10秒ずつ伸ばす

1 手の甲を腰に当て、逆の手で肘を前に引っ張る

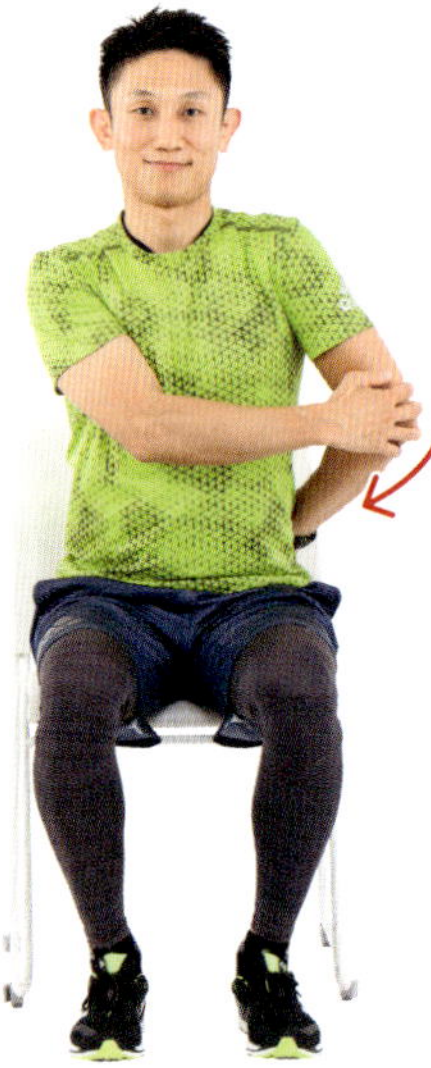

座った状態で、一方の手の甲を腰に当てます。そこからもう一方の手でその肘を引っ張ります。息を吐きながら伸ばしていきましょう。終わったら逆側も行います。

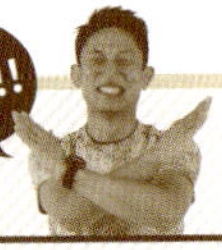

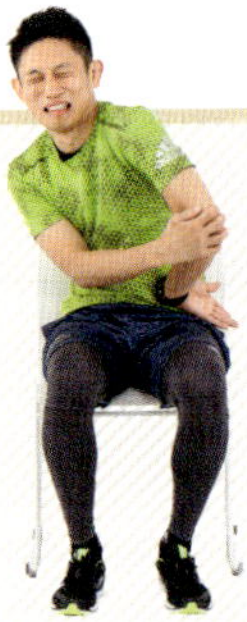

肩が前に出てはダメ！

手が前に出たり、肩が前に出たりすると効果がありません。

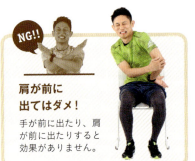

2 脚の下で腕を交差しながら、背中を丸めて上体を起こす

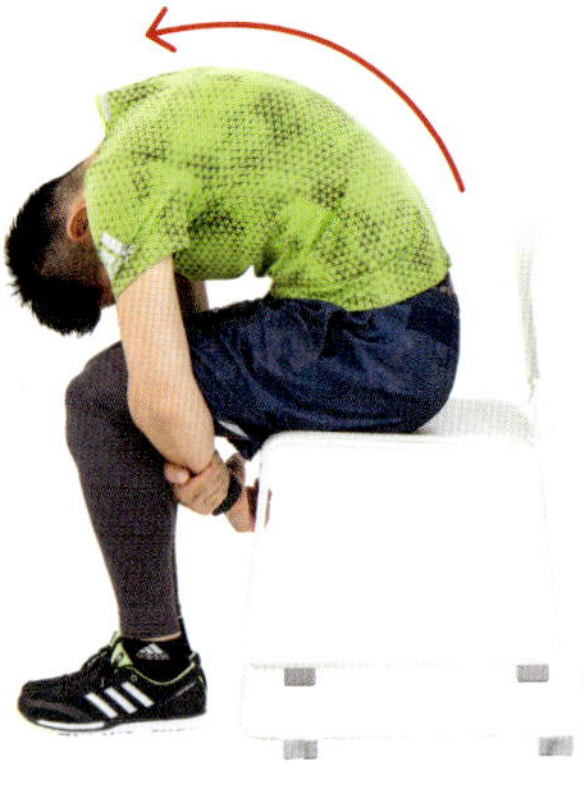

座った状態からヒザ裏に腕を通し、交差させながら、背中を丸めます。そこから上体を上に起こし、背中を伸ばします。腕をできるだけ交差させることで伸びる強度が高まります。

ココに効く！

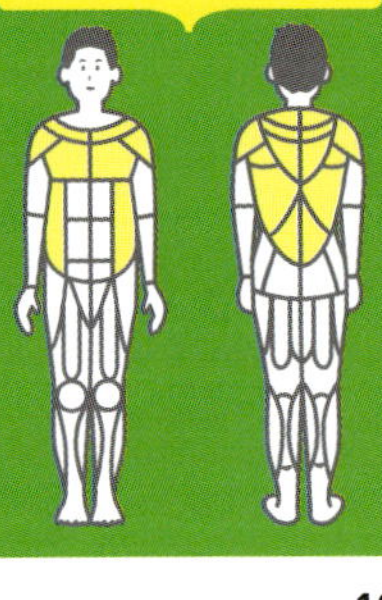

3 イスを掴み、肩・背中から上半身をゆらゆら揺らす

座った状態で肩甲骨を引き寄せ、イスの端を掴みます。そして、背中、肩をゆらゆらと揺らしていきましょう。ゆっくり息を吐きながら10秒ほど揺らしてみましょう。

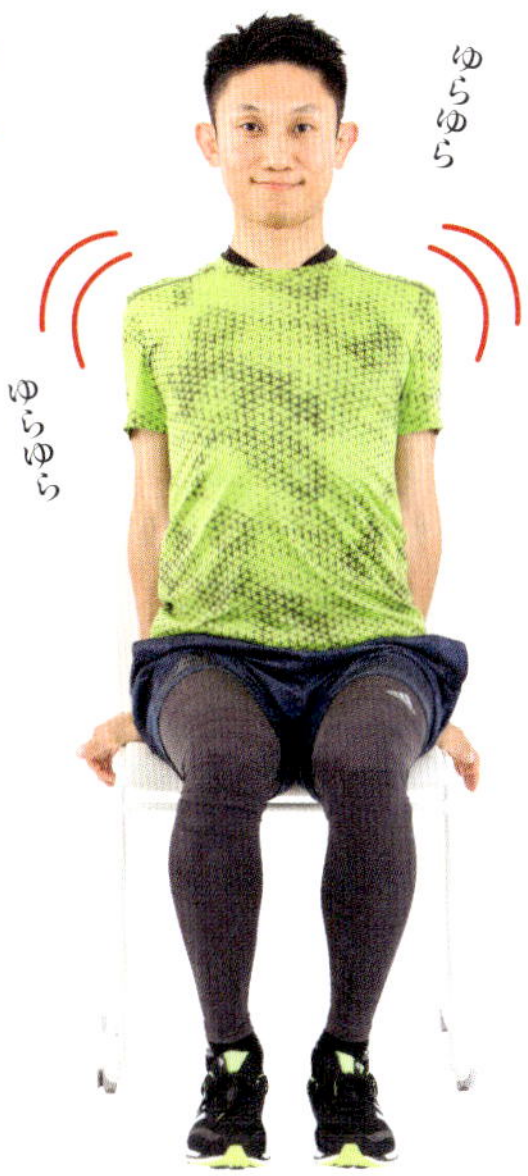

4 手を組み真上に伸ばし、左右に引っ張る

最後に、頭の上で手を組み、真上に伸ばします。そこから右と左に倒して10秒ずつ伸ばしていきます。最後にもう一度、真上に伸びをして終了です。

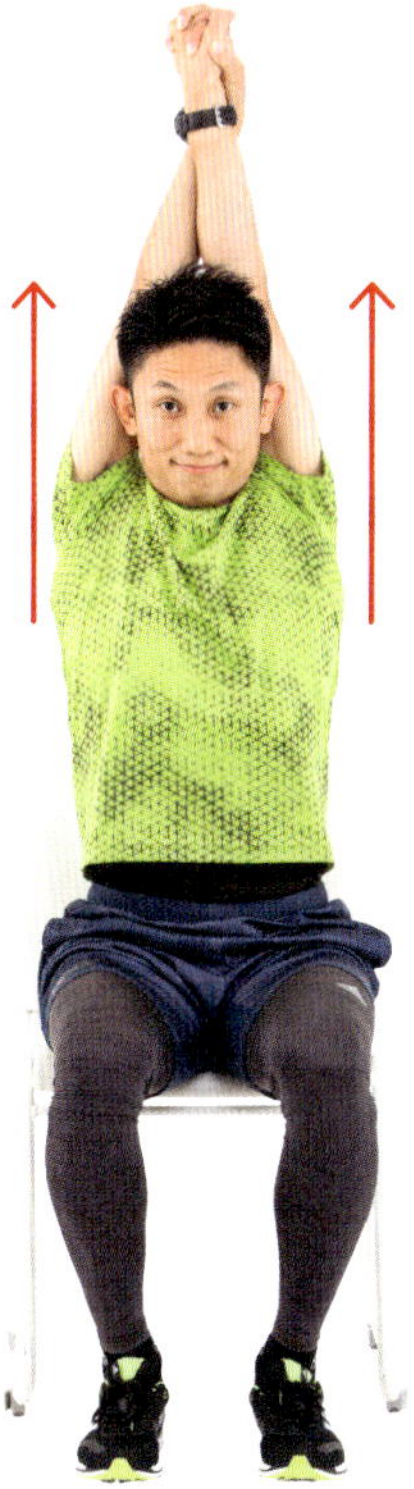

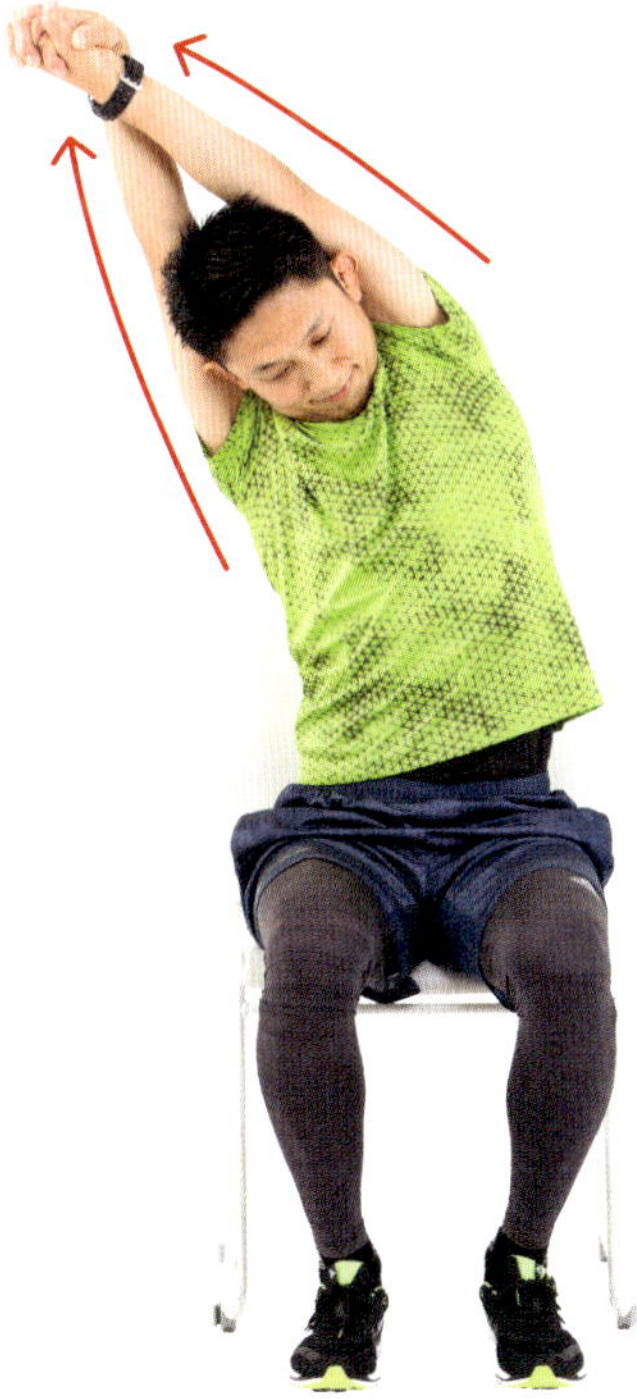

PART 07

疲れをリセットする 気持ちいいストレッチ

Stretch POINT

3回
×
3セット

☑ 気持ちよく伸ばしていく

☑ 1ポーズ10秒ずつ伸ばす

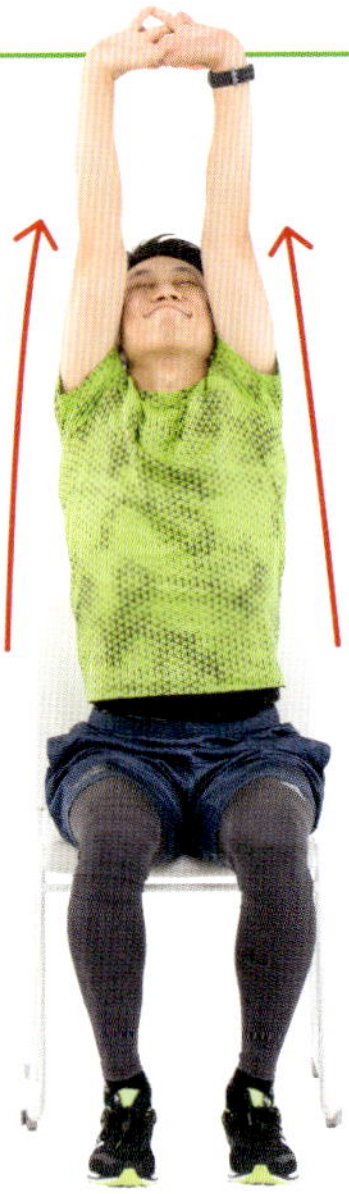

1 手を組み、思い切り伸びをしてキープ

座った状態で手を組みます。そして真上に伸ばし、腕と背中が気持ちいいと感じるまで伸ばしてみましょう。このときもゆったりとした呼吸をしながら伸ばしてみてください。

2 頭の後ろで手を組み体を反らしてキープ

頭の後ろで手を組みましょう。そして、背中を反らすようにして伸ばしていきましょう。頭の位置をなるべく下げようとすると、背中が自然と効いていきます。

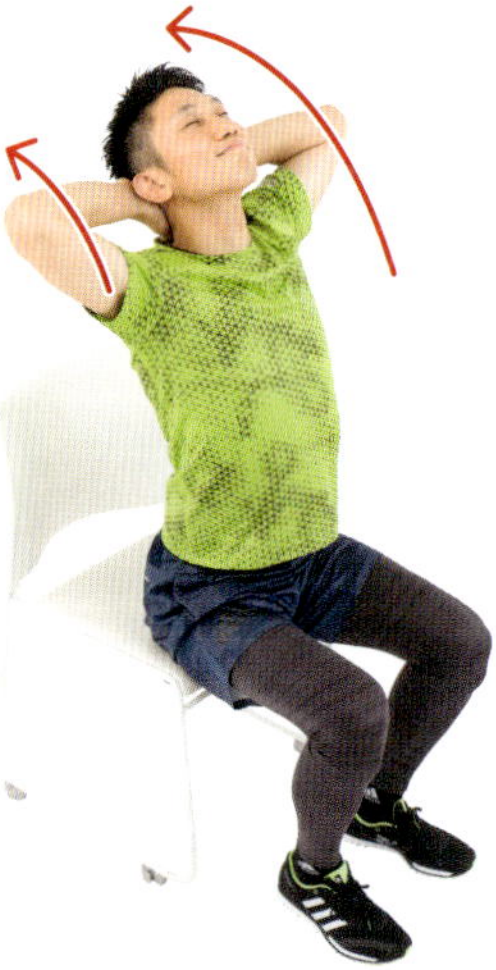

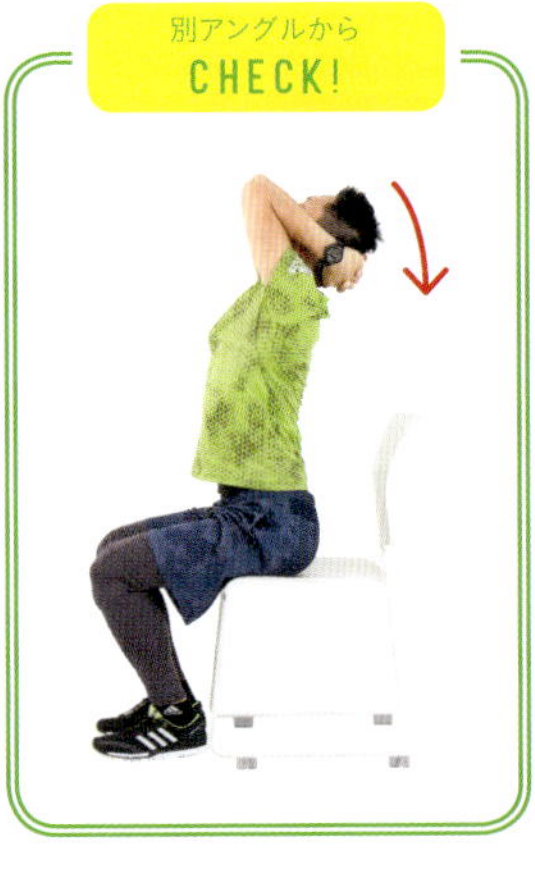

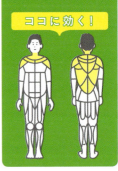

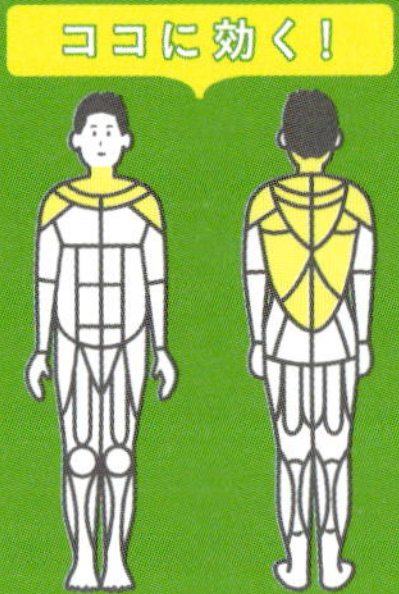

3 座りながら脚を開き、ヒザに手を置いて 肩を前に出す

イスに座った状態で両脚を開きます。両ヒザに手を置き、胸を突き出すように張ってみましょう。その状態から片方の肩を前に出し、体重を乗せて入れていきましょう。終わったら逆側も行います。

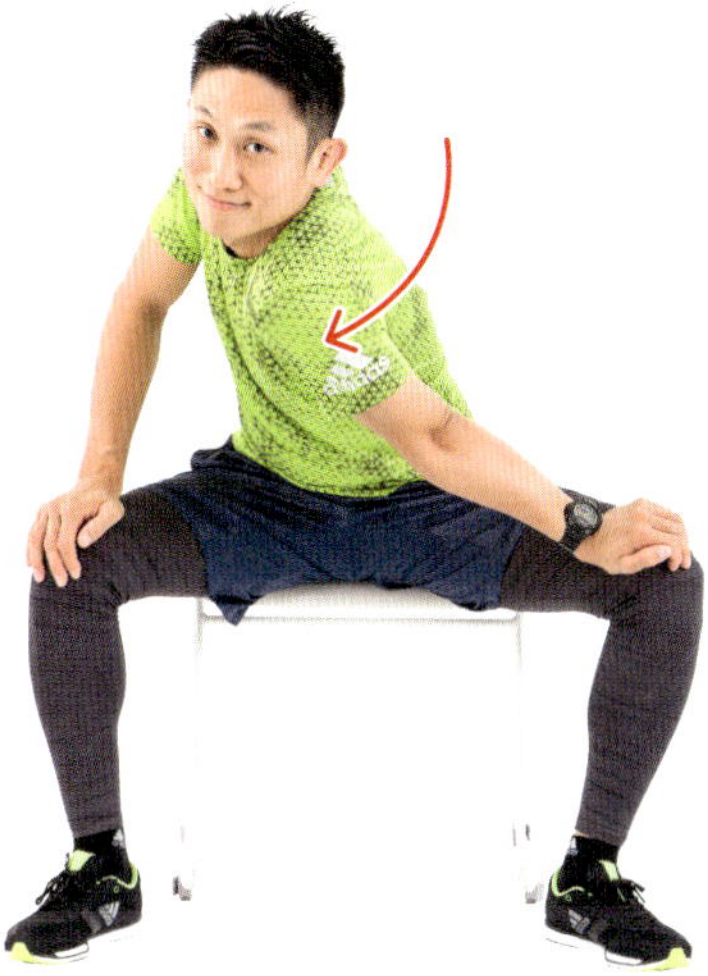

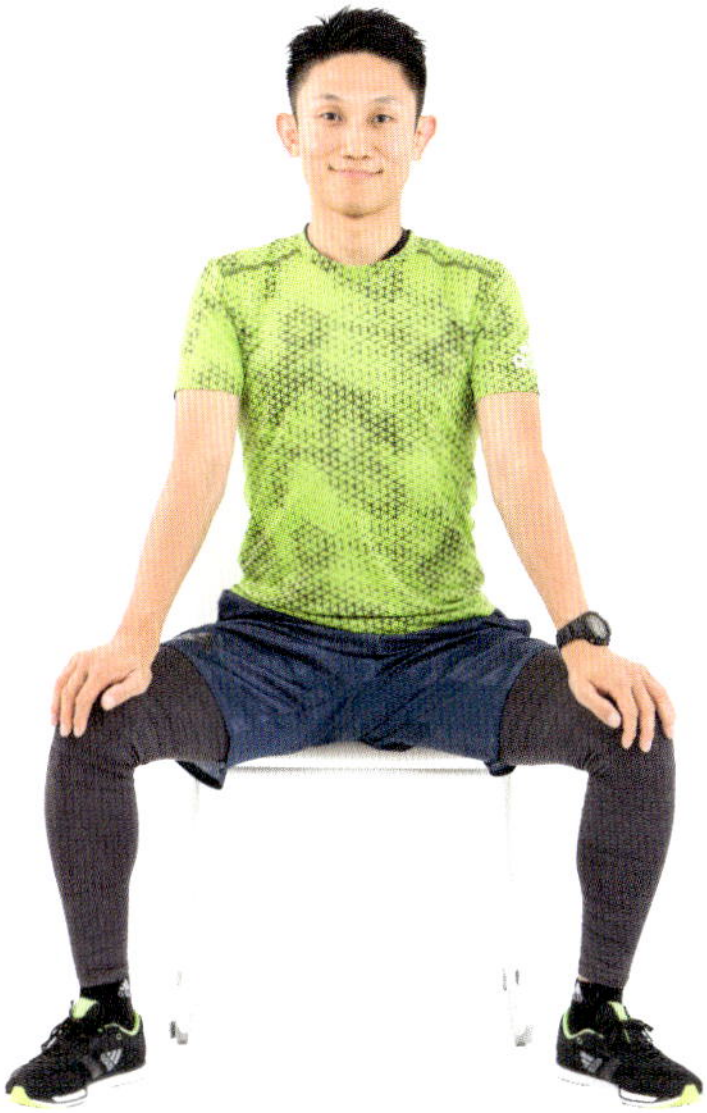

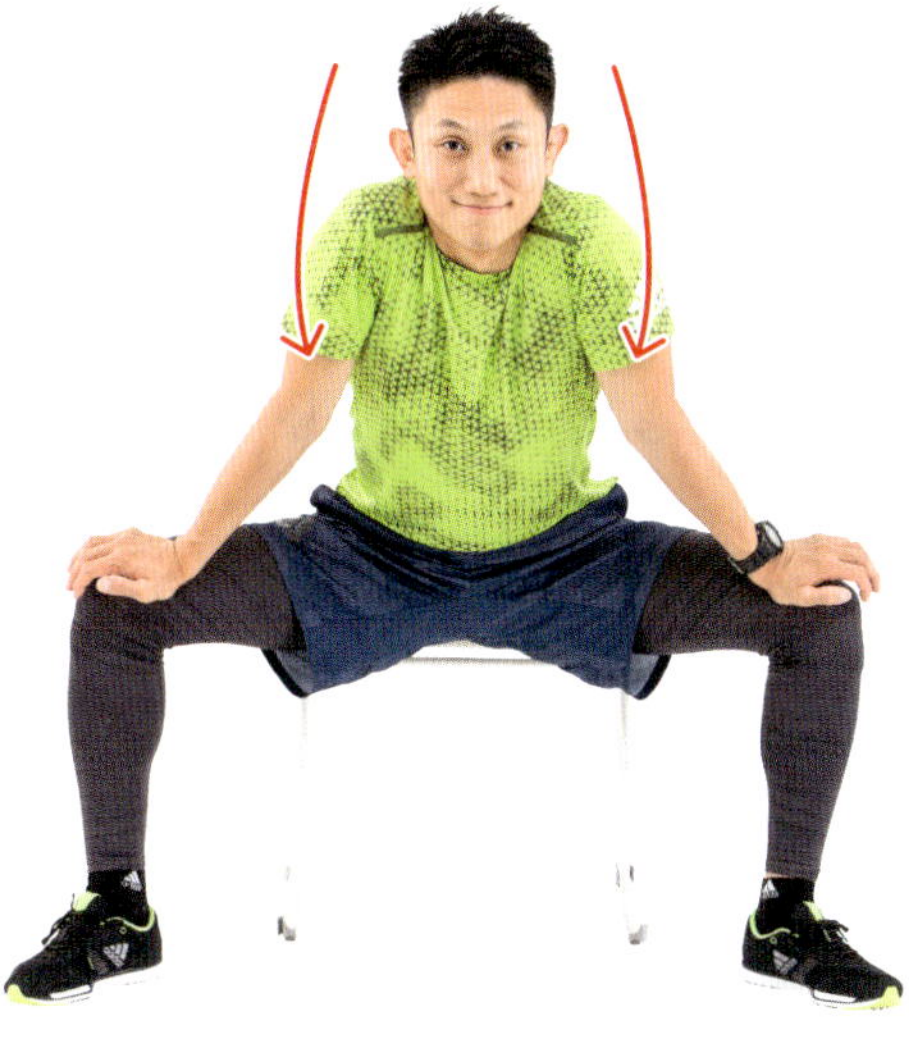

4 上半身を前に倒す

3の状態から今度は両肩を内側に入れた状態で、上半身を前に倒していきましょう。このとき胸を張りながら行うことで、肩まわりと股関節に効いていきます。

CHAPTER

06

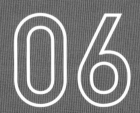

朝のパフォーマンスを最高にする1分間ストレッチ

01

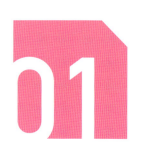

朝のストレッチの質が、一日のパフォーマンスの質を決める

朝目覚めてバタバタしながら家を出る人と、朝ストレッチの習慣を持ってゆったり過ごしてから家を出る人では、一日のパフォーマンスはまったく違うものになります。

「できるビジネスパーソンほど、朝早起きをする」という話を耳にしたことがあるかもしれません。

これは、「朝は誰にも邪魔されない時間ができる」というだけではなく、**脳と体がフレッシュな状態で、パフォーマンスを高める最高の時間**だということだと思います。

ストレッチはこまめに何度も行うほうがいい、とこれまでも述べてきましたが、とくに朝のストレッチは効果的です。パフォーマンスを上げたいならなおさら、朝起きて行うストレッチを習慣にしましょう。

朝ストレッチを行うメリットは次のとおりです。

- **睡眠でコリ固まった体が目覚める**
- **血流がよくなり、脳が目覚め、一日中、代謝のいい状態になる**
- **夜、長時間ストレッチをしていなかったため、朝伸ばすと通常より効く**

多くの人は6～8時間ほど睡眠をとっているのではないでしょうか。その間、体は動かさず、筋肉も伸ばしていないため、実は寝て起きた直後こそがもっともストレッチが必要なタイミングなのです。

実際、寝起きの猫や犬も起きたらまず体を伸ばそうとします。これは体が硬くなった状態を解きほぐそうとする動物の本能です。

人間も同じで、一定の睡眠時間があると、脳は休んでいるのですが、体は同じ姿勢が続くため固まってしまいます。それをストレッチは解消できて、そのほか様々な恩恵が受けられるのです。

PART 01

朝のストレッチ体操

体にスイッチを入れる

Stretch POINT

3回×3セット

☑ 1ポーズ15秒、1分間かけて行う

☑ 大きな動きで全身を伸ばしていく

1 大の字になって手と足をパタパタ返す

朝起きてすぐにやるのがオススメのストレッチ体操です。横になった状態のまま手足を大きく広げ、手首と足首をパタパタと返していきましょう。大きく腹式呼吸をしながら、15秒行います。

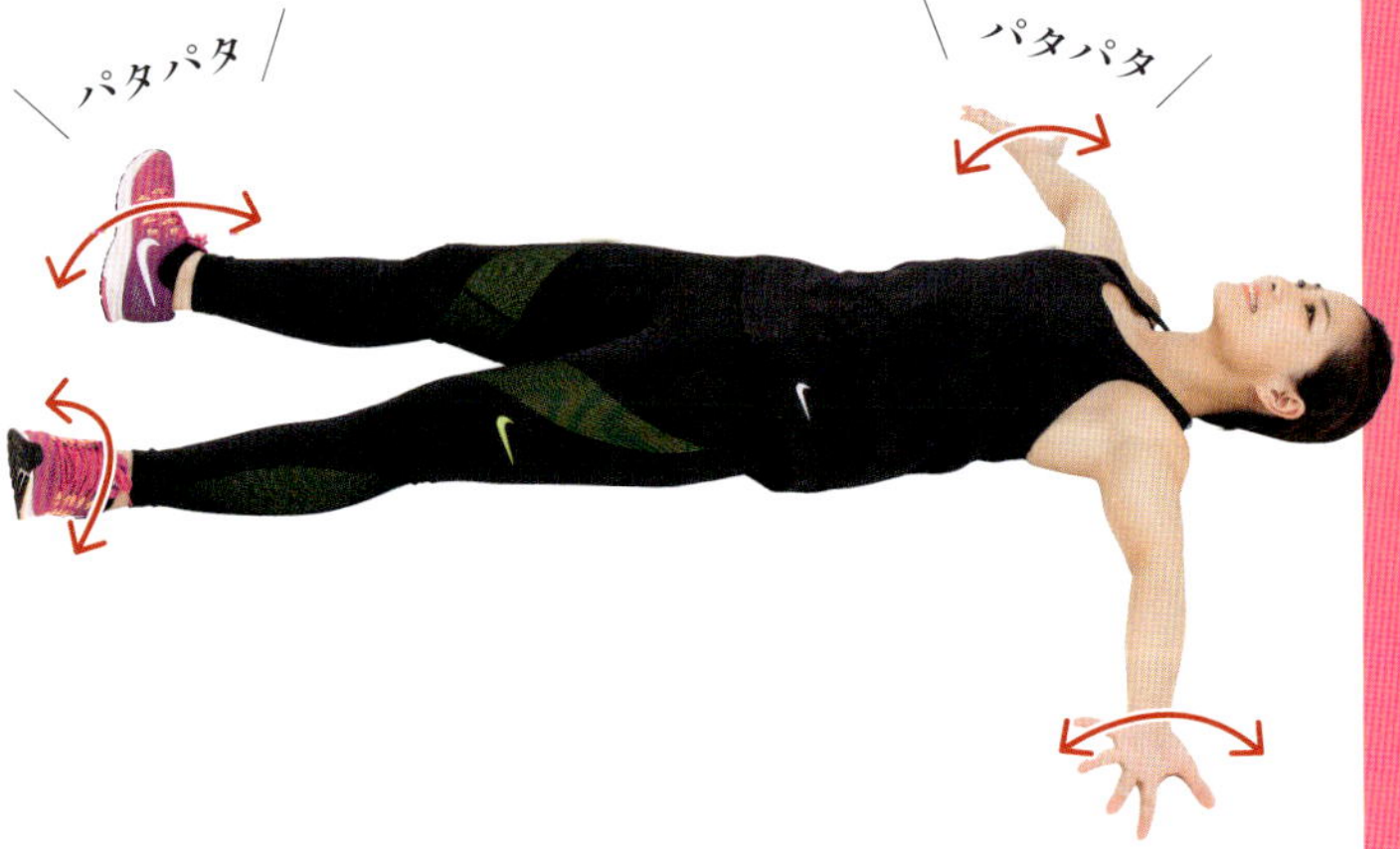

2 大きく伸びをする

次に足をそろえ、両腕を頭のほうに伸ばし、大きく伸びをしていきましょう。これも15秒行います。

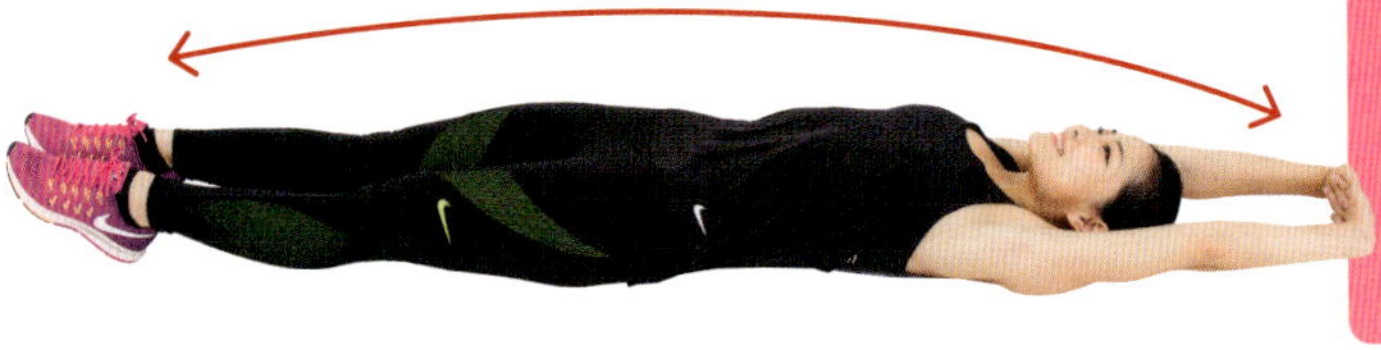

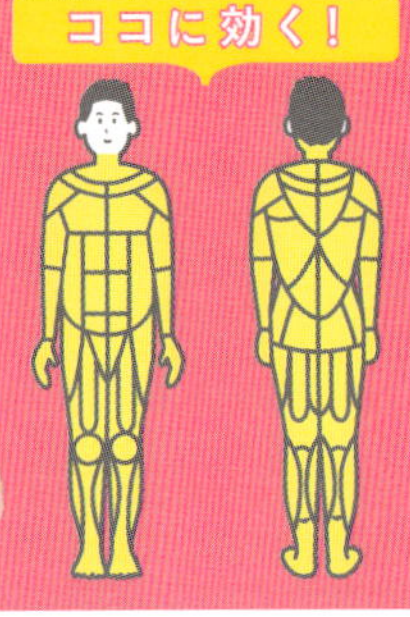

3 両ヒザタッチを繰り返す

そして、右ヒザを上げ、左手でタッチ。左ヒザを上げ、右手でタッチ。これを15秒間繰り返します。少し速いスピードでやっていきましょう。

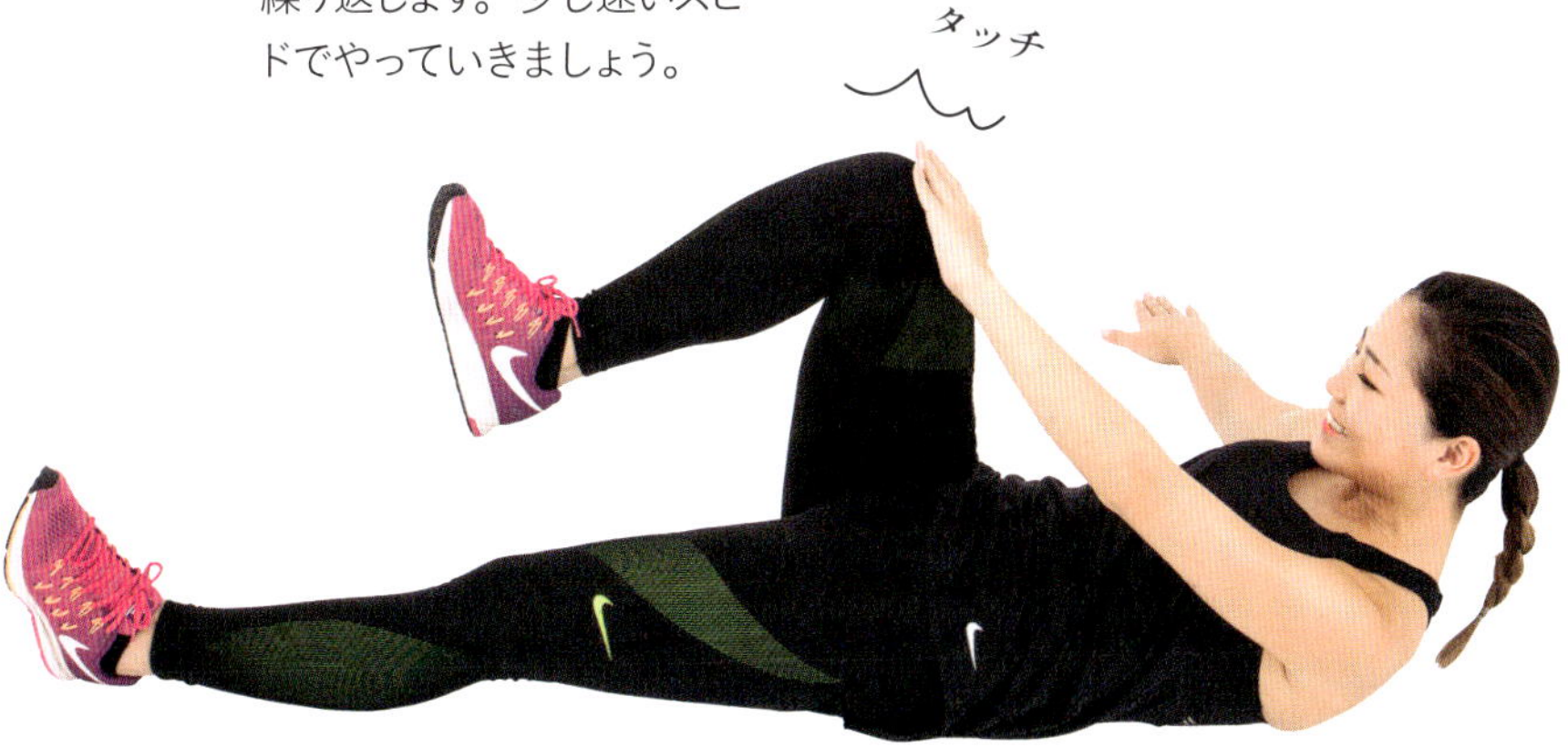

4 両つま先タッチを繰り返す

最後につま先タッチの体操です。右脚を大きく上げ、左手でタッチ。左脚を大きく上げ、右手でタッチ。これを15秒間繰り返しましょう。つま先に届かない場合も、なるべく近づけてください。

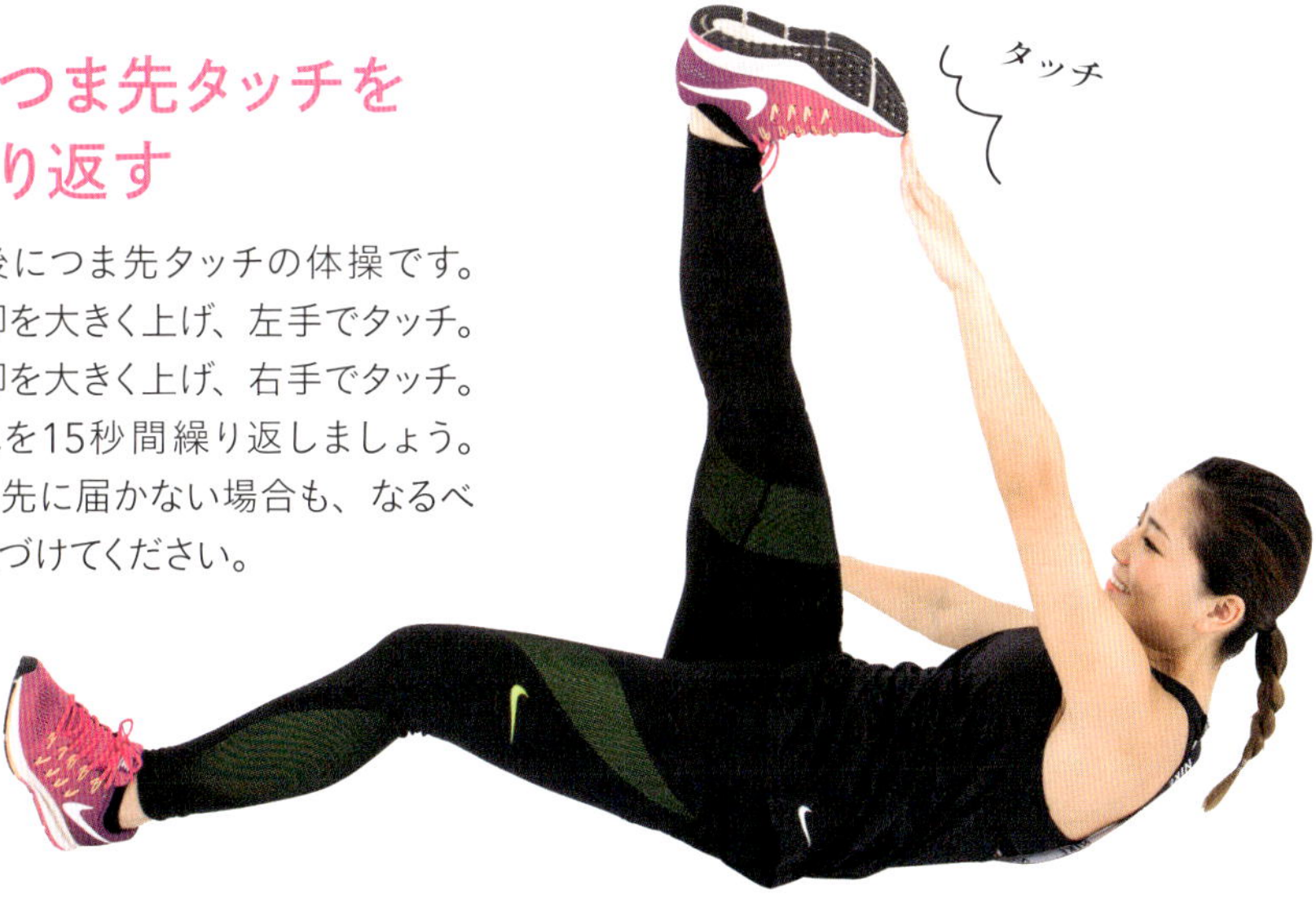

PART 02

思考のパフォーマンスを高める 眠気リセット首ストレッチ

ココに効く！

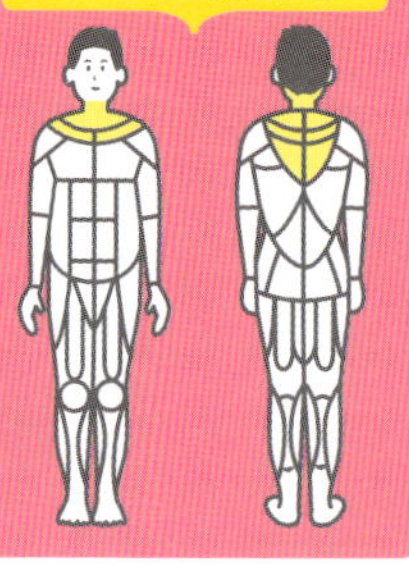

Stretch POINT

3回 × 3セット

- ☑ 1ポーズ10秒ずつ伸ばす
- ☑ 脱力し、ゆったりした呼吸をしながら行う

1 四つんばいになって、手を入れ首を伸ばす

最初に四つんばいの状態になってください。そして、片腕をもう一方の脇の下に通し、後頭部が床につく状態に持っていきます。ゆっくり息を吐き、体勢を整えながら、首裏を伸ばしていきます。終わったら、逆側も行いましょう。

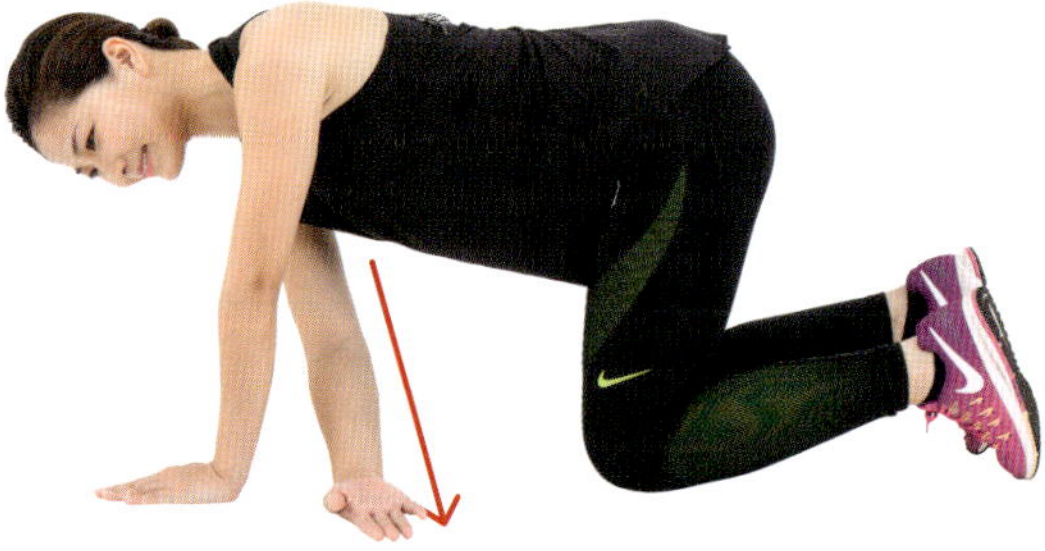

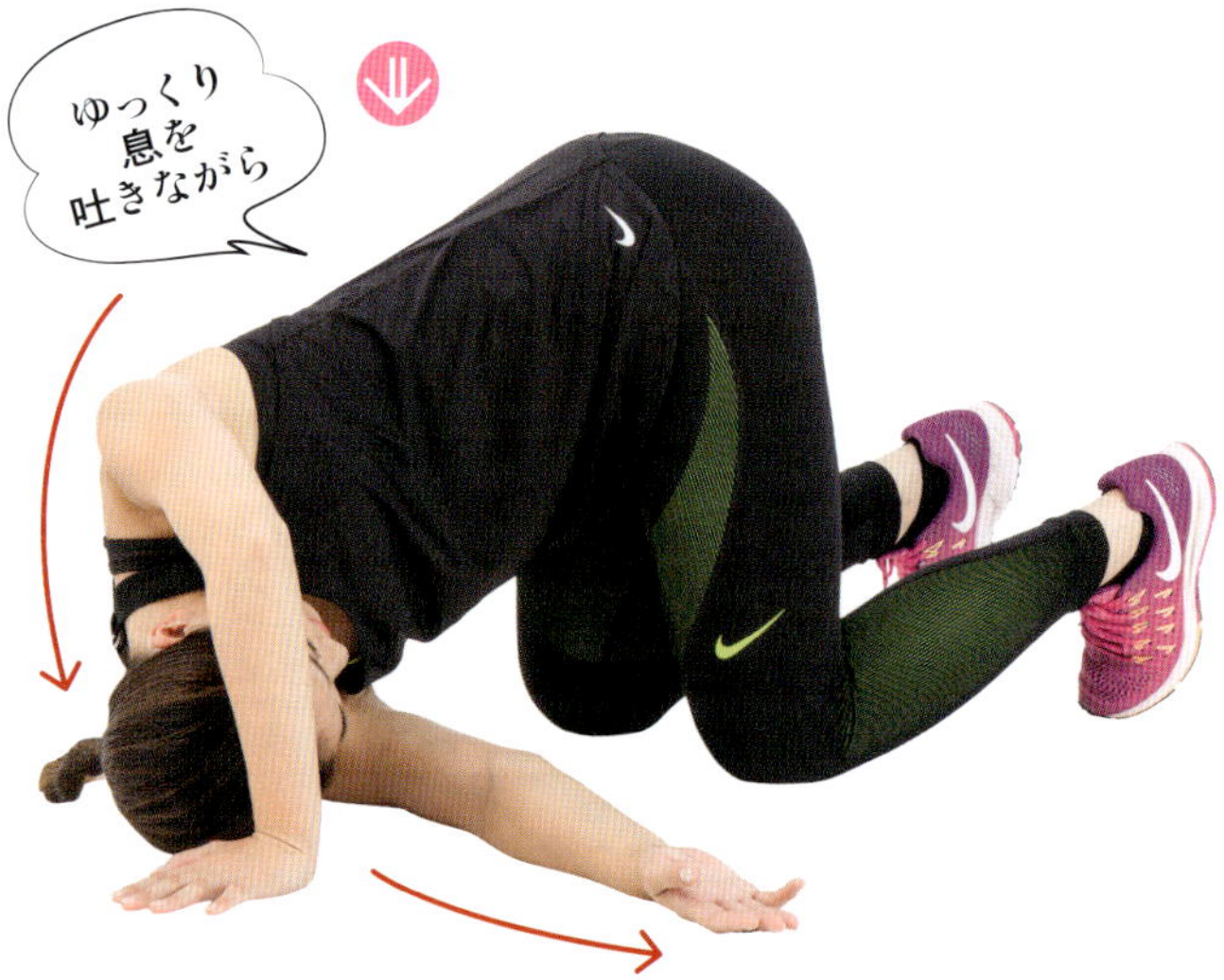

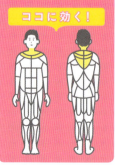

2 四つんばいで、首を丸める

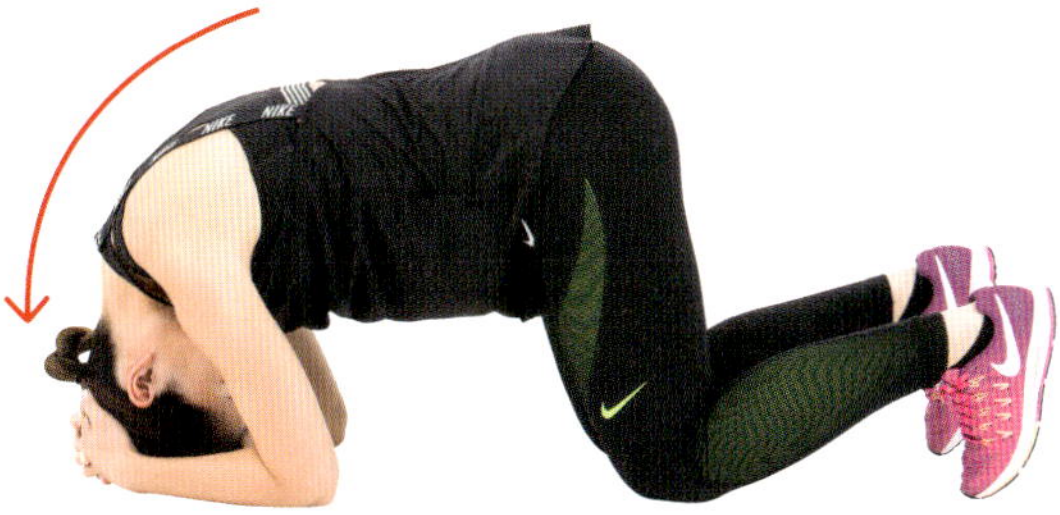

四つんばいの状態から、首を縦に丸めましょう。1では首の外側を伸ばしましたが、今回は首の裏正面です。これもゆっくり息を吐きながら行ってください。

3 四つんばいで、首を上に向ける

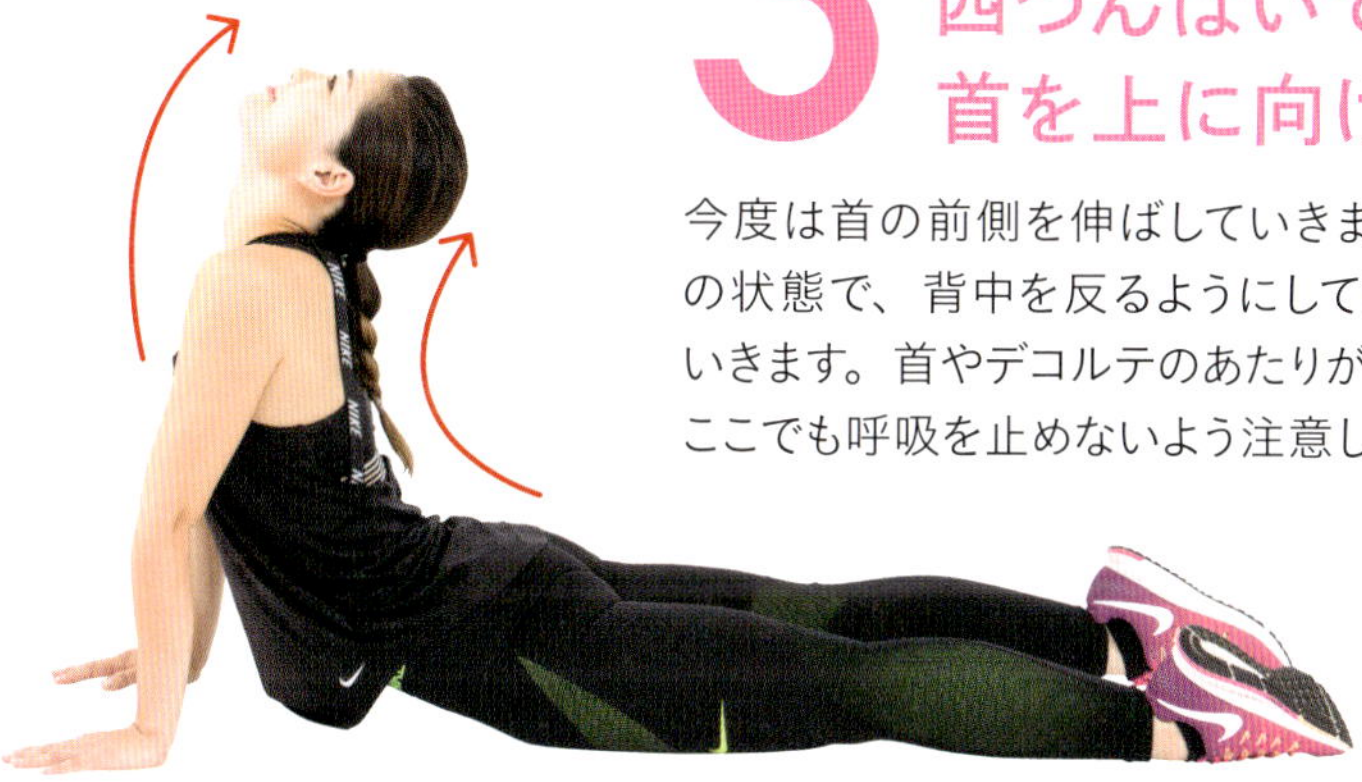

今度は首の前側を伸ばしていきます。四つんばいの状態で、背中を反るようにして顔を上に向けていきます。首やデコルテのあたりが伸びていきます。ここでも呼吸を止めないよう注意しましょう。

4 四つんばいで首を横に向ける

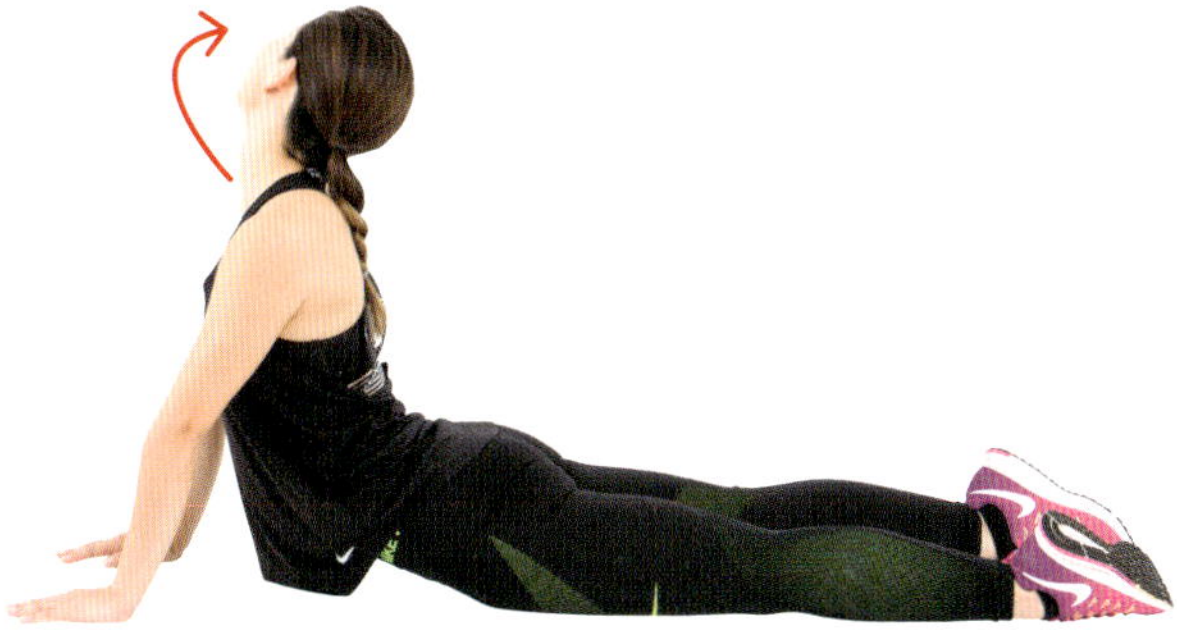

最後に首の横側を伸ばします。四つんばいで首を横にひねっていきましょう。息を吐きながらその状態をキープし、終わったら逆側も行います。

PART 03

朝コーヒーを飲みながらできる ふくらはぎストレッチ

Stretch POINT

3回×3セット

☑ テーブルでも電車内でもできる

☑ 1ポーズ10秒、気持ちいいと感じるまで行う

1 座ったままかかとをつけ、つま先を上げ下げする

イスに座った状態で、かかとをつけたまま、つま先を上げたり下げたりします。限界と思えるまでつま先を上げたら10秒キープ。一度下ろして繰り返しましょう。余計な考えごとはせず、足やふくらはぎに注意を向けると、思考もスッキリします。

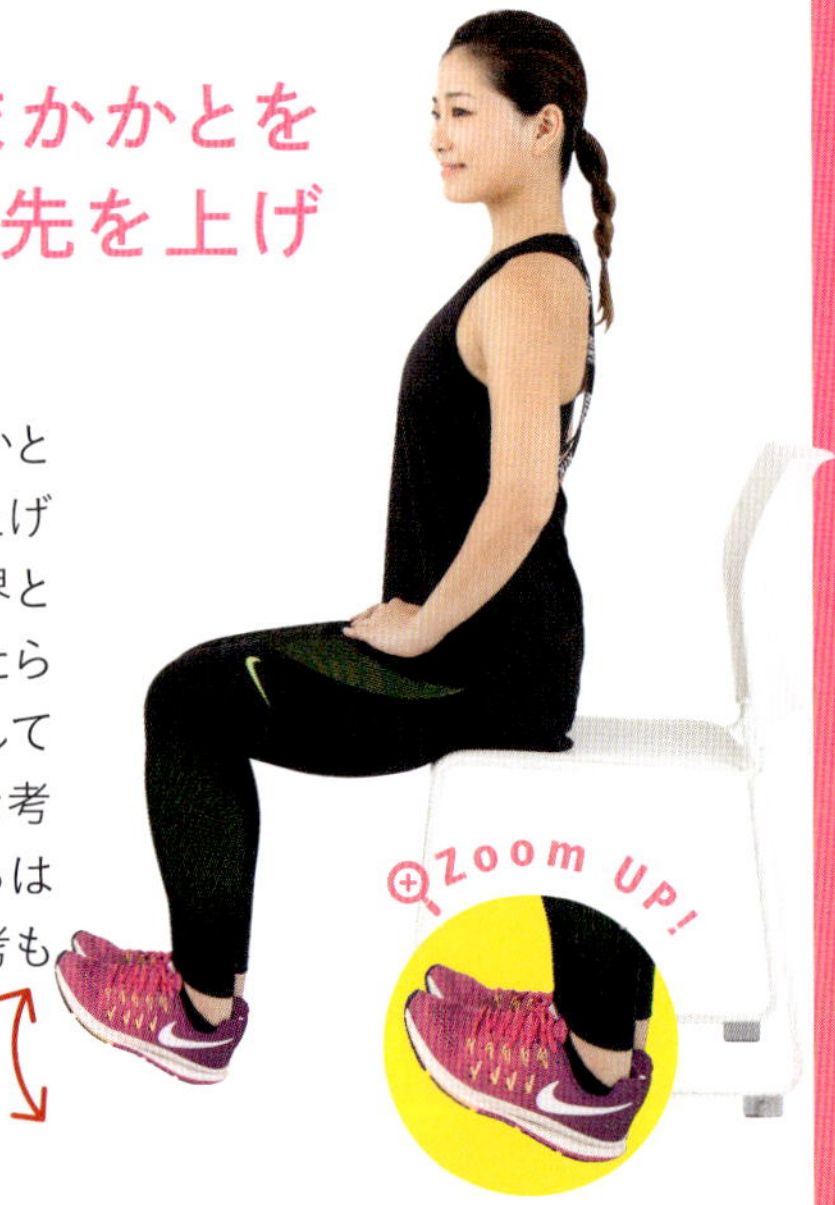

2 座ったまま つま先をつけ、かかとを上げ下げする

今度はつま先をつけたまま、かかとを上げ、10秒キープ。先ほどと同じように、限界まで上げて下ろしてを繰り返します。むくみ解消の効果もあるので、足がだるいときにもオススメです。

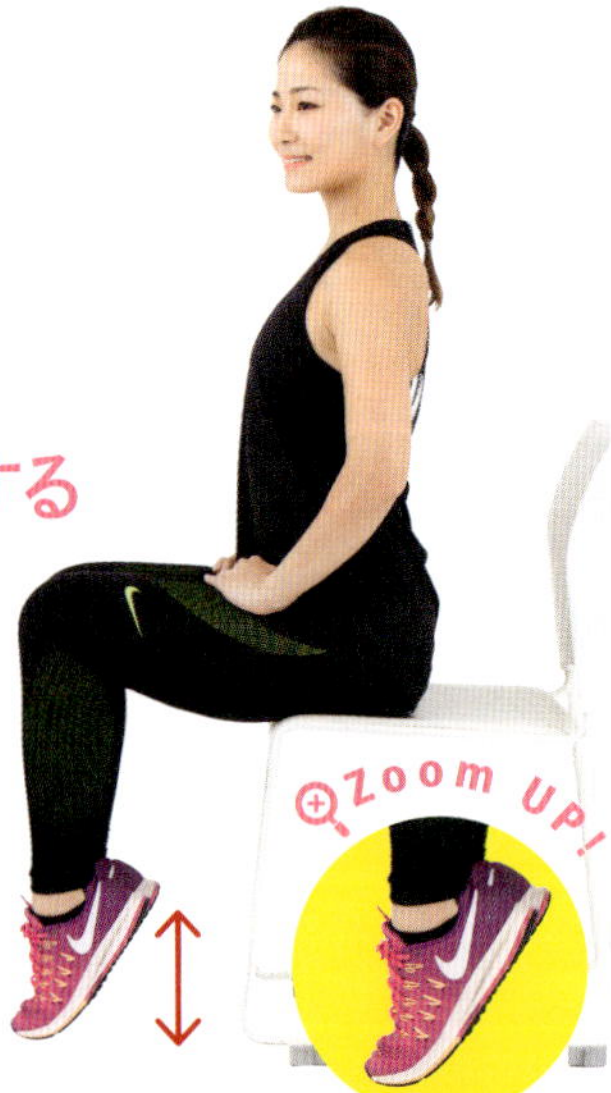

ココに効く！

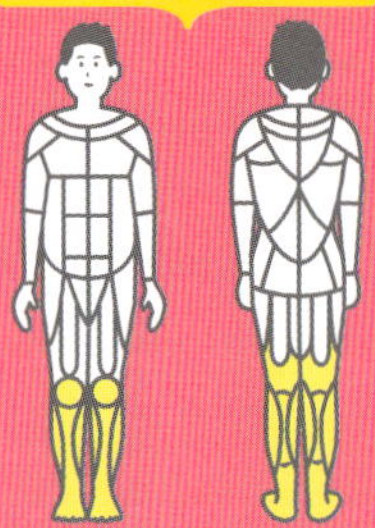

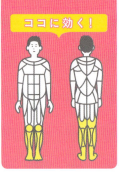

3

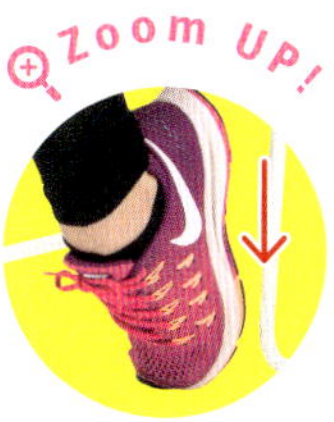

ヒザを押しながら、足首を伸ばし床に押しつける

足首を伸ばして床に押しつけます。このときヒザを押しながら行うことで、足だけで行うよりも強い強度で伸ばすことが可能です。大きく腹式呼吸で息を吐きながら、10秒伸ばしていきましょう。終わったら逆側も行います。

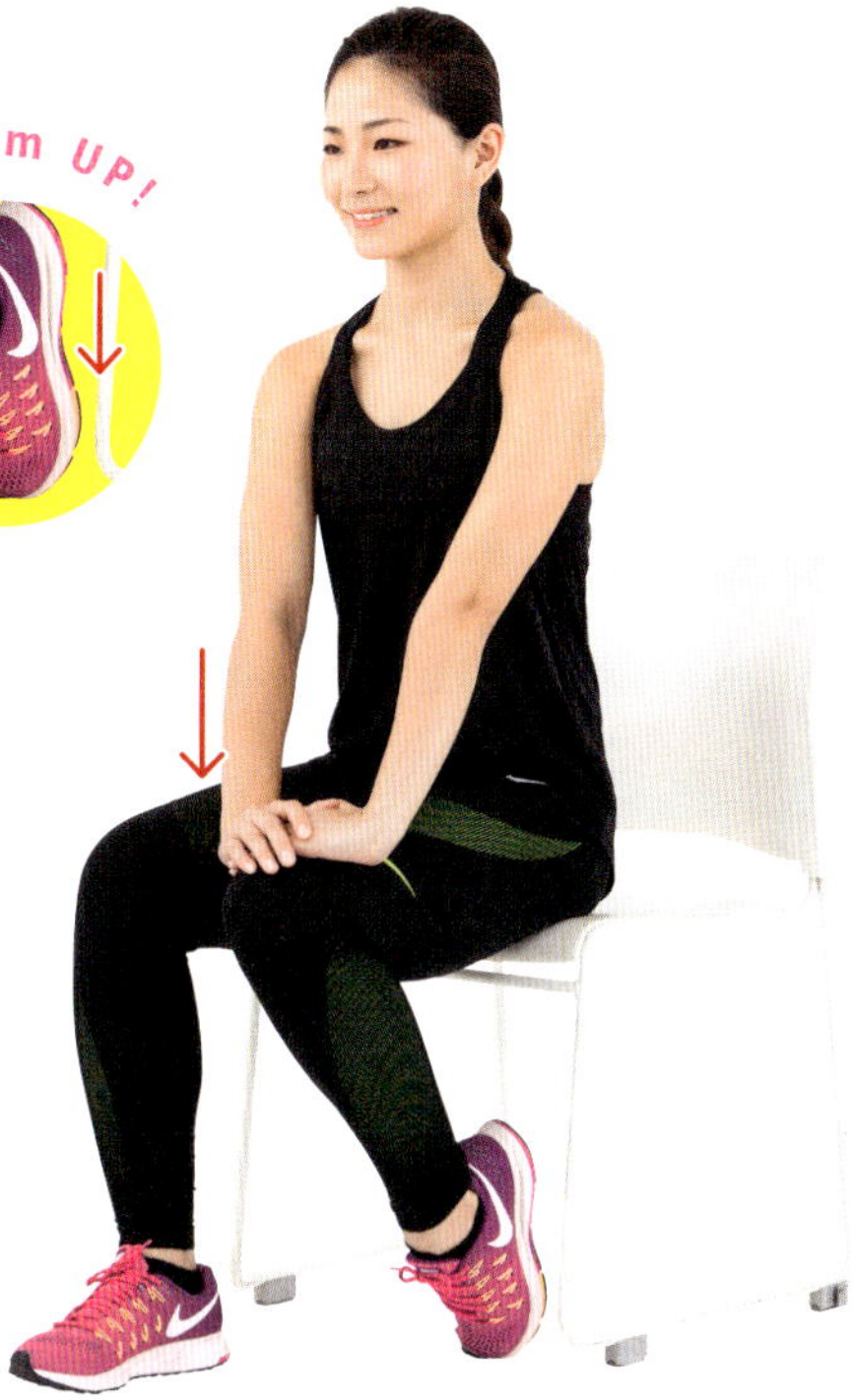

4

片脚を伸ばし、ヒザを上から押す

脚を伸ばし、かかとをつけた状態で、ヒザ上を押していきましょう。ふくらはぎとヒザ裏、もも裏が伸びているのを感じてください。これも腹式呼吸で大きく息を吐きながら10秒行いましょう。終わったら逆側も行います。

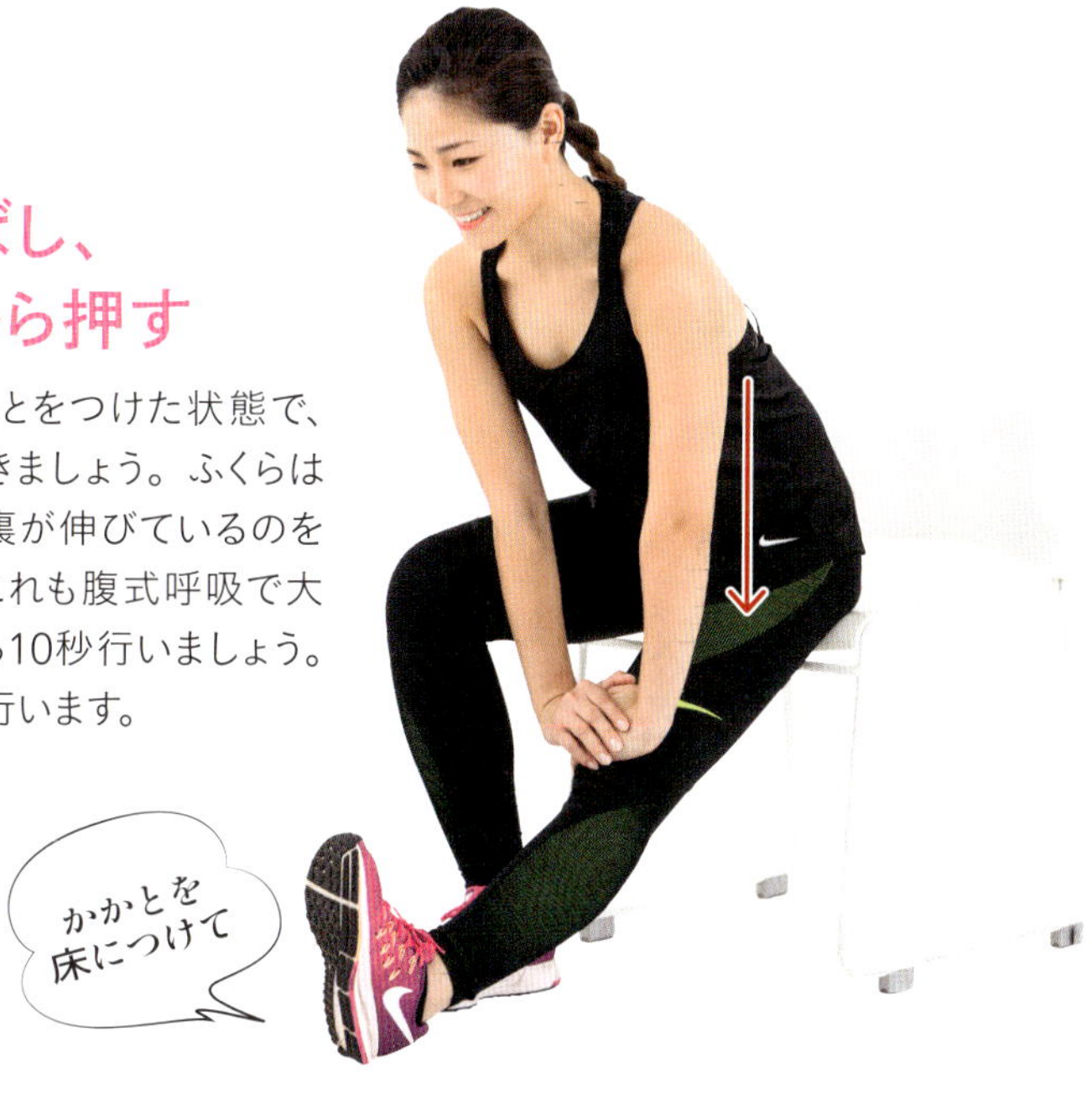

PART 04

朝コーヒーを飲みながらできる 手首と腕のストレッチ

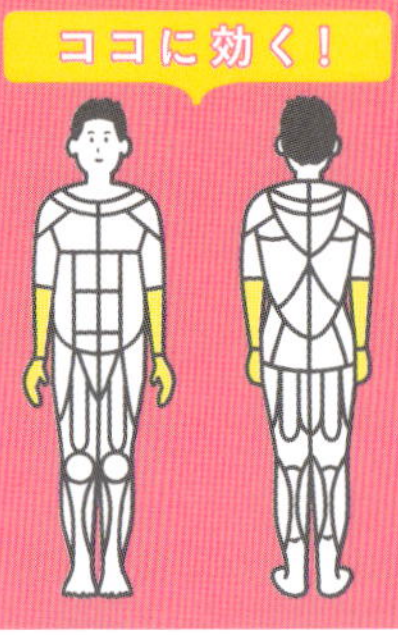

Stretch POINT

3回 × 3セット

- ☑ 座った状態で、テーブルや机を使って行う
- ☑ 息を吐きながら、10秒程度でOK

1 手首を返して腕を押し伸ばす

手首を返し、指の腹部分で机を押し、腕の内側を伸ばしていきます。大きく腹式呼吸で息を吐きながらじっくり伸ばしていきましょう。終わったら逆側も行います。

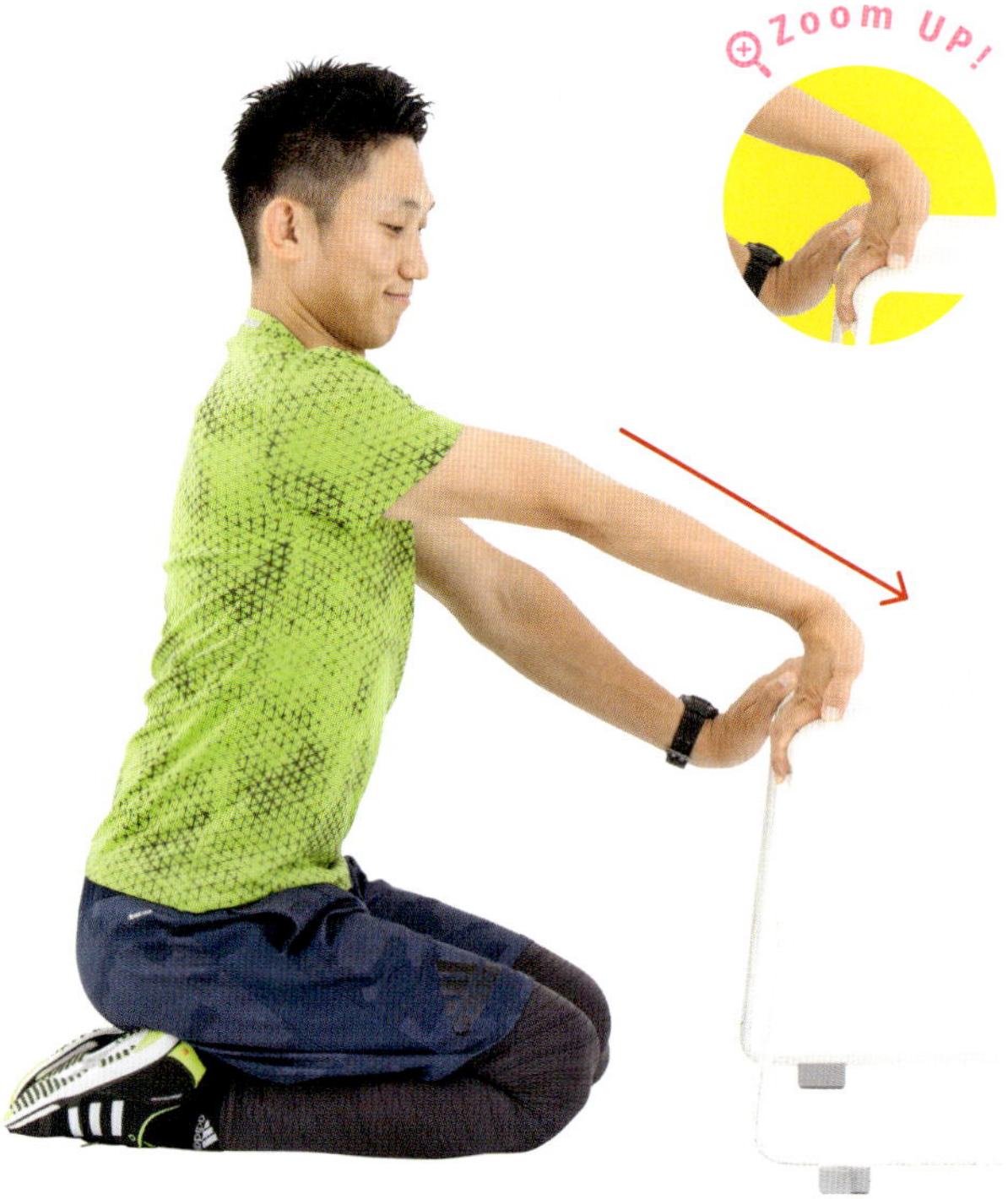

2 手首を曲げて腕を押し伸ばす

今度は手首を曲げて、指のつめ側を机に押し当て、腕の上側を伸ばしていきましょう。これも終わったら逆側も行います。

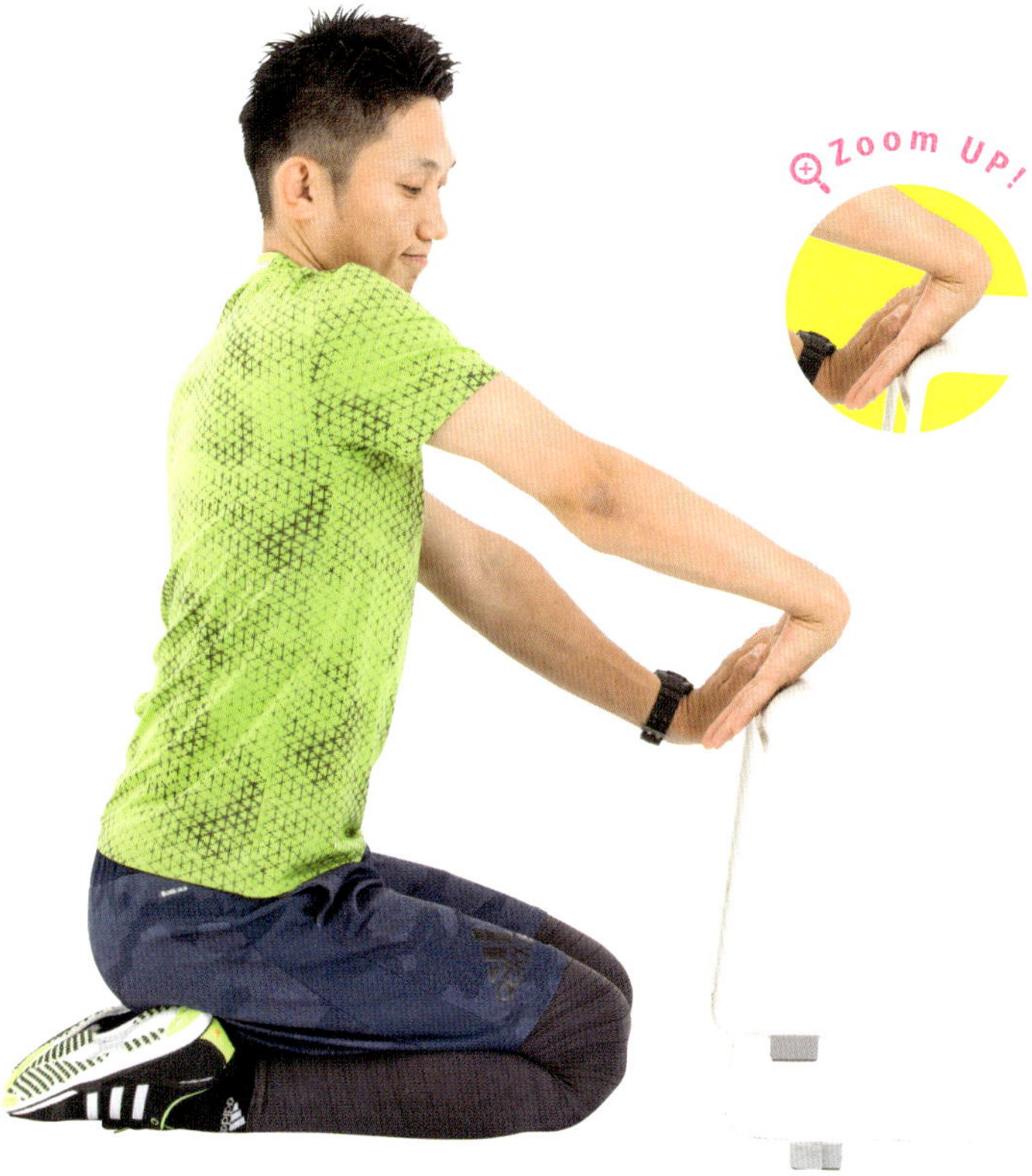

PART 05

朝のパフォーマンスを高める

背中&前屈ストレッチ

Stretch POINT

3回
×
3セット

- ☑ 背中とヒザを伸ばすことを意識する
- ☑ 1ポーズ10秒ずつ伸ばす

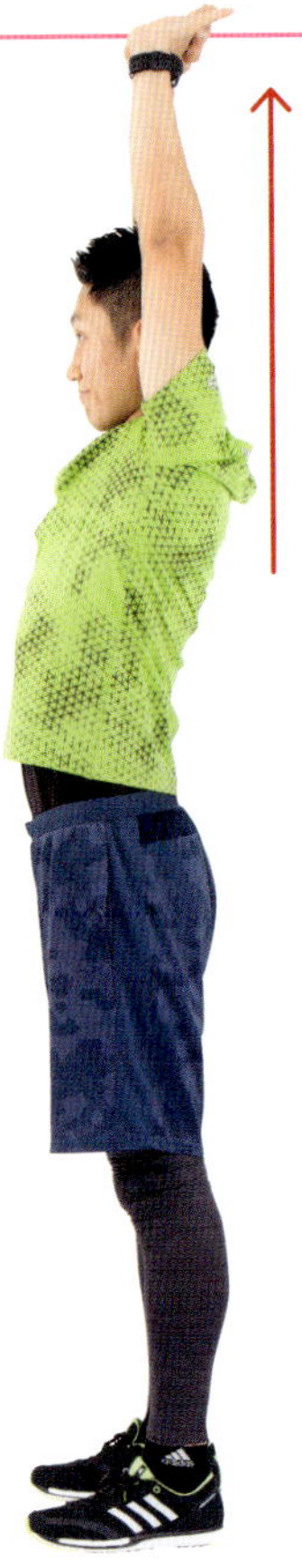

1 姿勢を正して手を組み、真上に伸ばす

まずは姿勢を正します。ゆったりと腹式呼吸をしながら、両手を組み真上に伸ばしましょう。

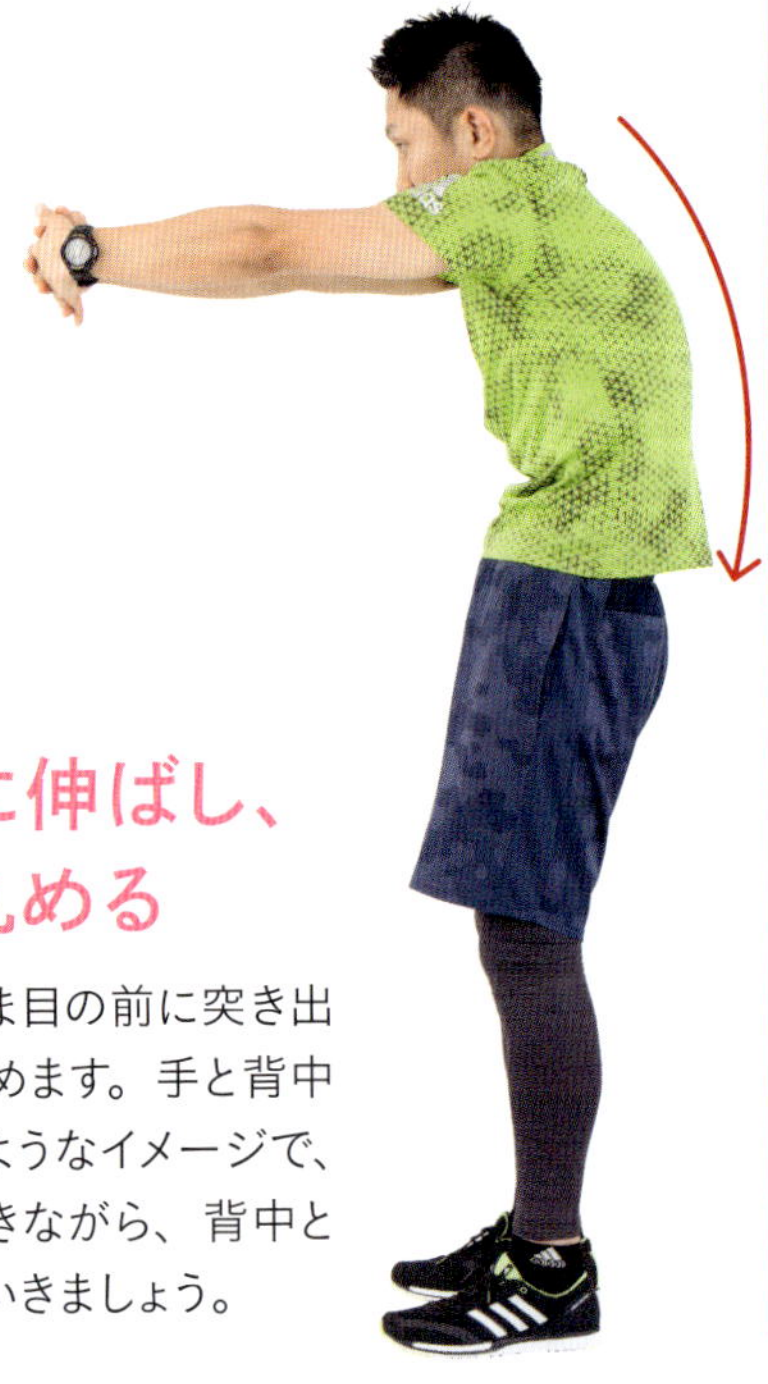

2 手を前に伸ばし、背中を丸める

手を組んだまま目の前に突き出し、背中を丸めます。手と背中が離れていくようなイメージで、大きく息を吐きながら、背中と腕を伸ばしていきましょう。

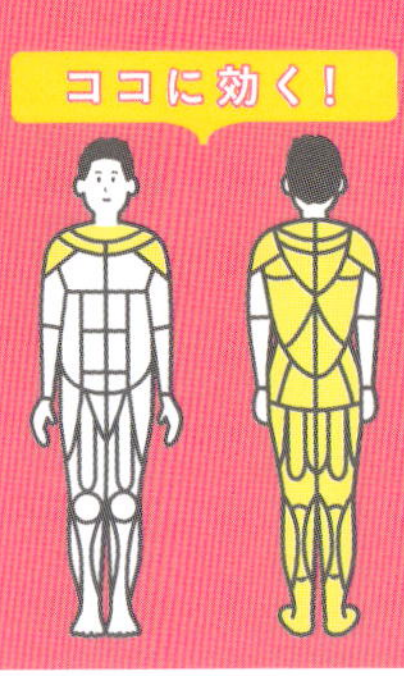

3 上半身を倒して脱力し、肩甲骨から腕をゆらゆらと揺らす

姿勢を正したまま、股関節から上半身を折り曲げ、両腕を下にたらします。もも裏、ヒザ裏、ふくらはぎが伸びている状態からゆらゆらと腕を上下に揺らしていきます。完全に脱力し、肩から揺らすように10秒間行ってください。

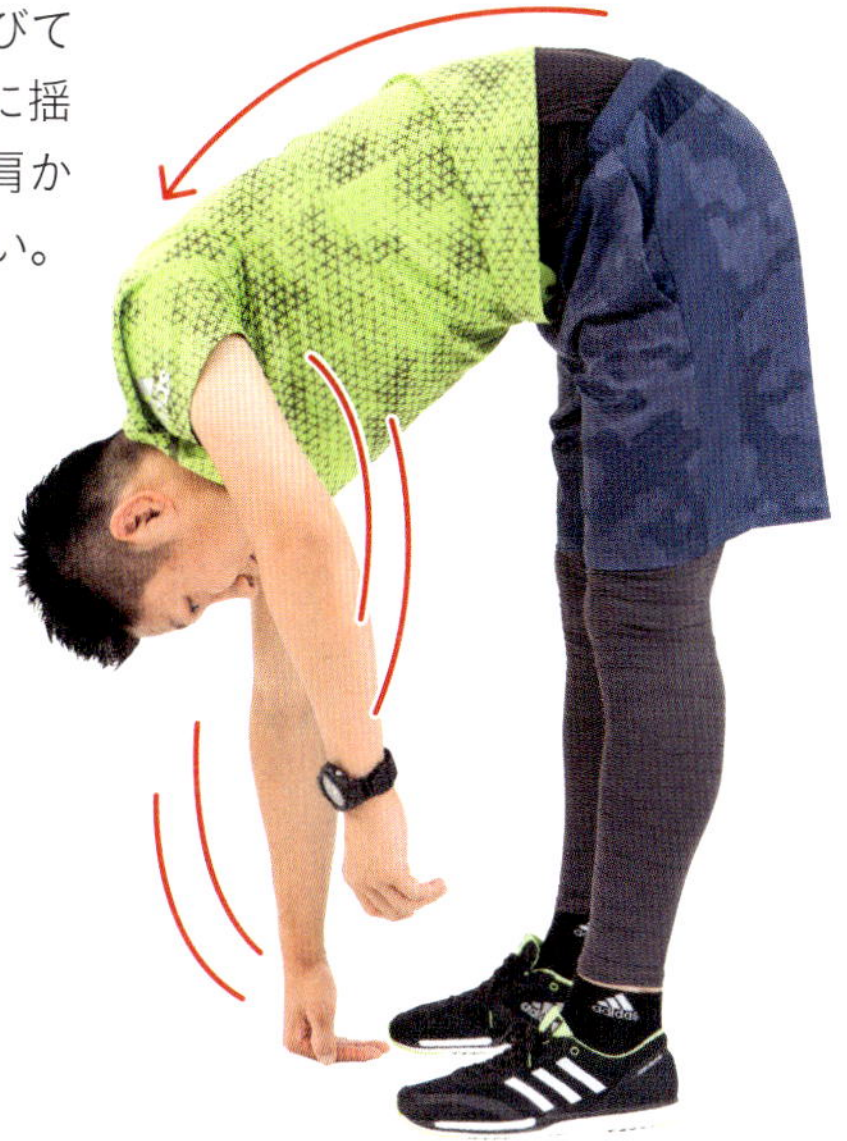

別アングルから
CHECK!

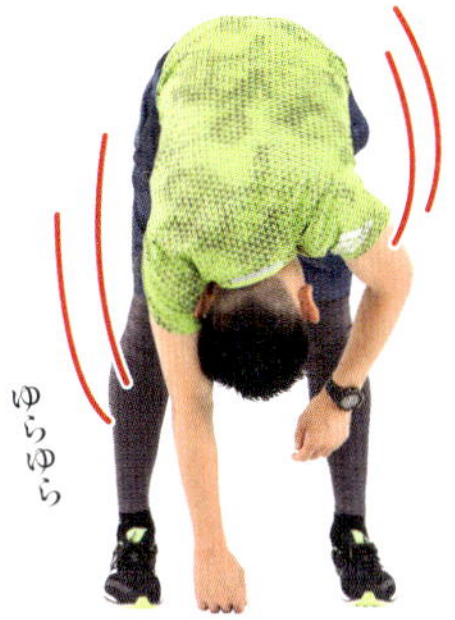

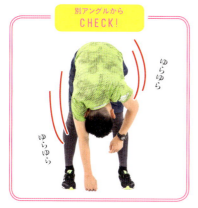

4 前屈する

背中と肩まわりをゆるめた状態から、できる限り前屈します。両手がつく人はつけて、つかない人はできる限りでOK。大事なのは背中から脚全体が伸びていること。このときヒザが曲がらないように注意しましょう。

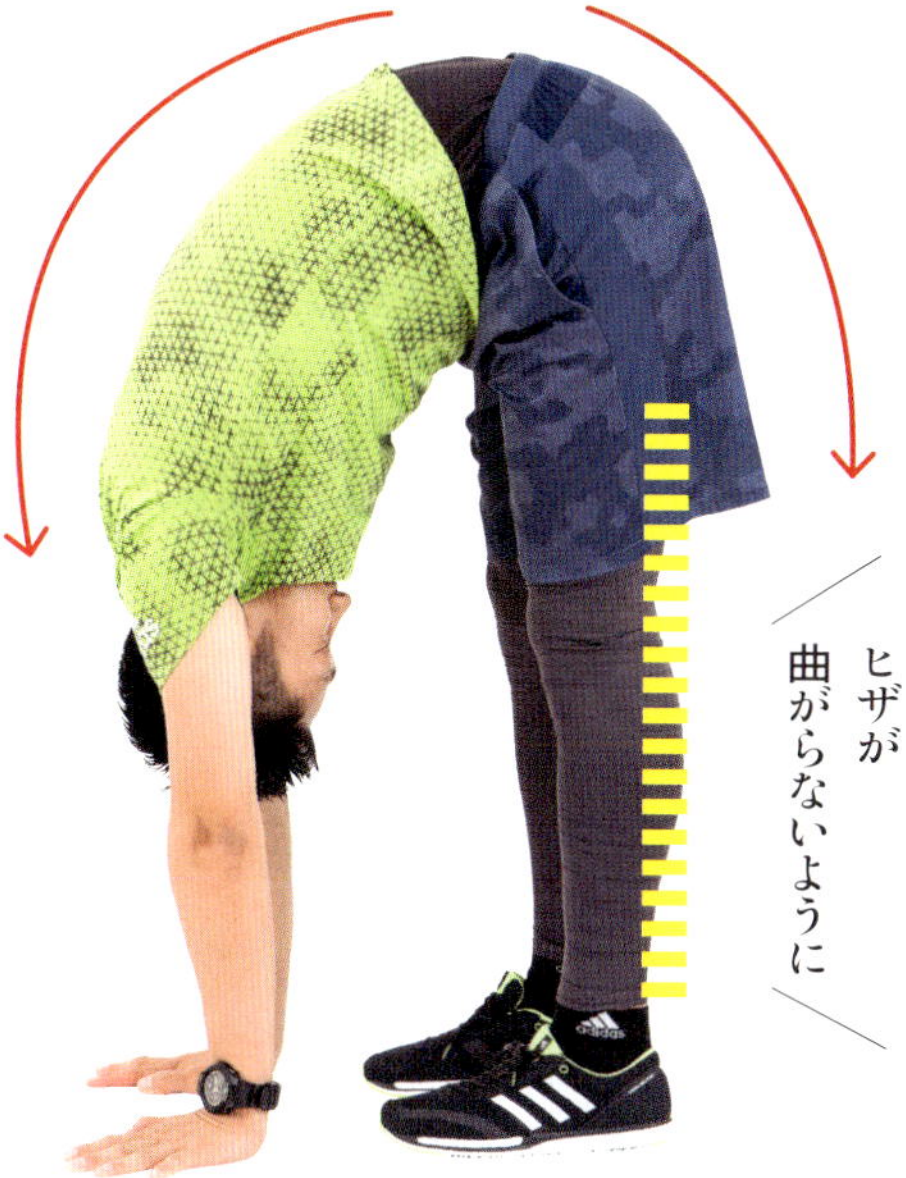

PART 06

行動力を高める

股関節がっつりストレッチ

Stretch POINT

3回×3セット

☑ 股関節を伸ばし、広げ、がっつりゆるめる

☑ 1ポーズ10秒ずつ伸ばす

1 片ヒザを立てて前後開脚し、股関節に体重を加える

自重で股関節を伸ばしていくストレッチです。片ヒザを立て、もう一方の脚を後ろに伸ばします。股関節に体重を乗せていきましょう。終わったら逆側も行います。

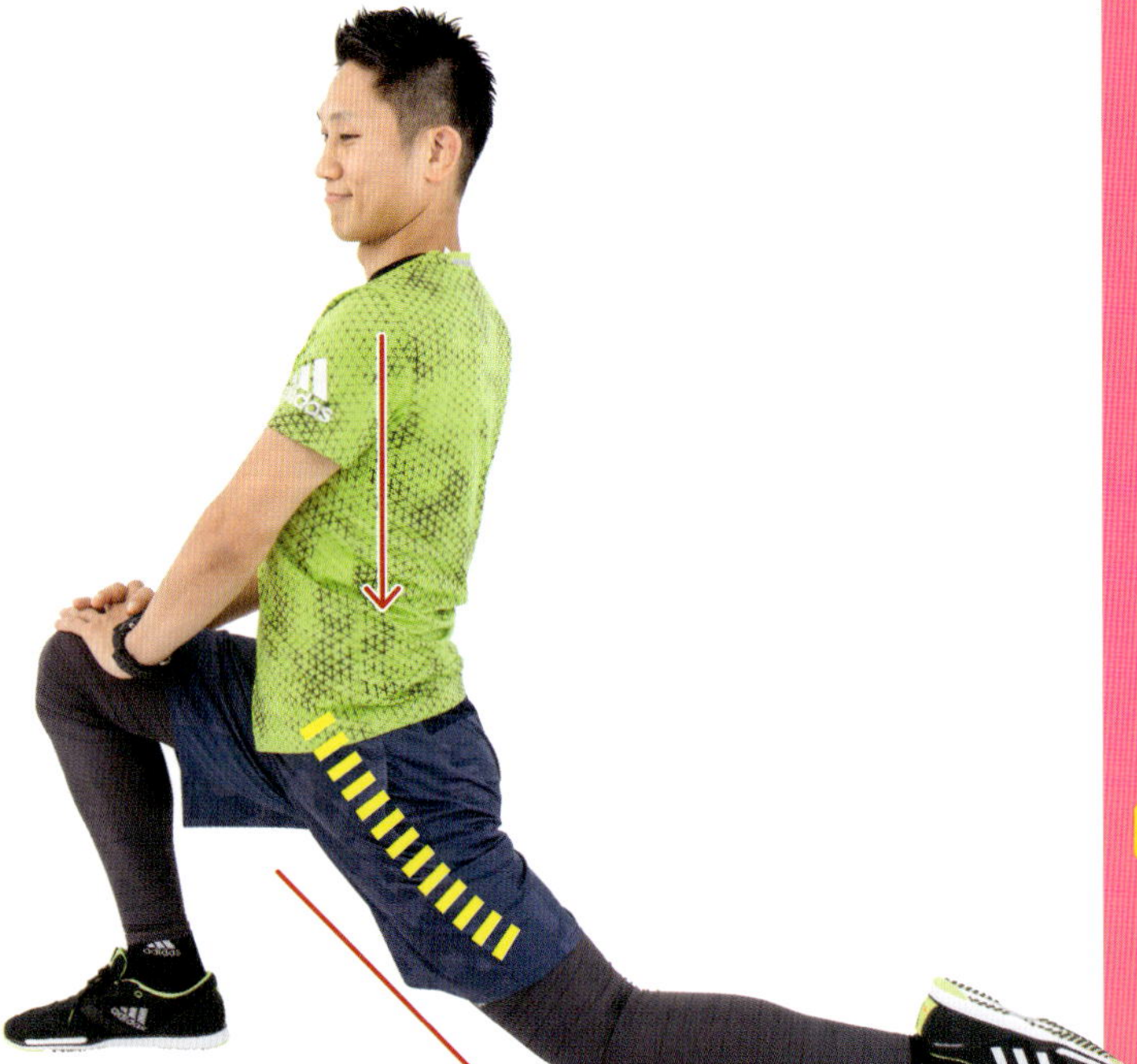

ココに効く！

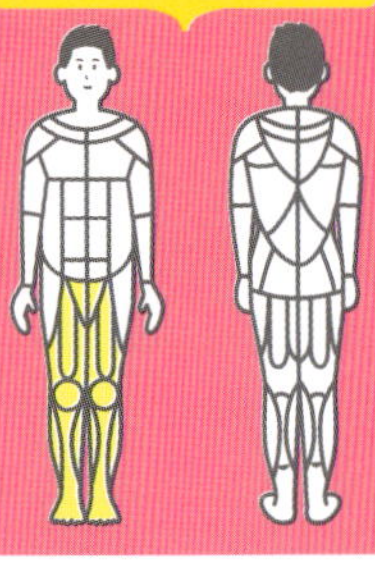

2

伸ばしていた脚を手で持ち、その脚を引いて伸ばす

後ろに伸ばしていた脚を手で持ち、引くようにしてさらに股関節と前ももを伸ばしていきます。終わったら逆脚も行います。

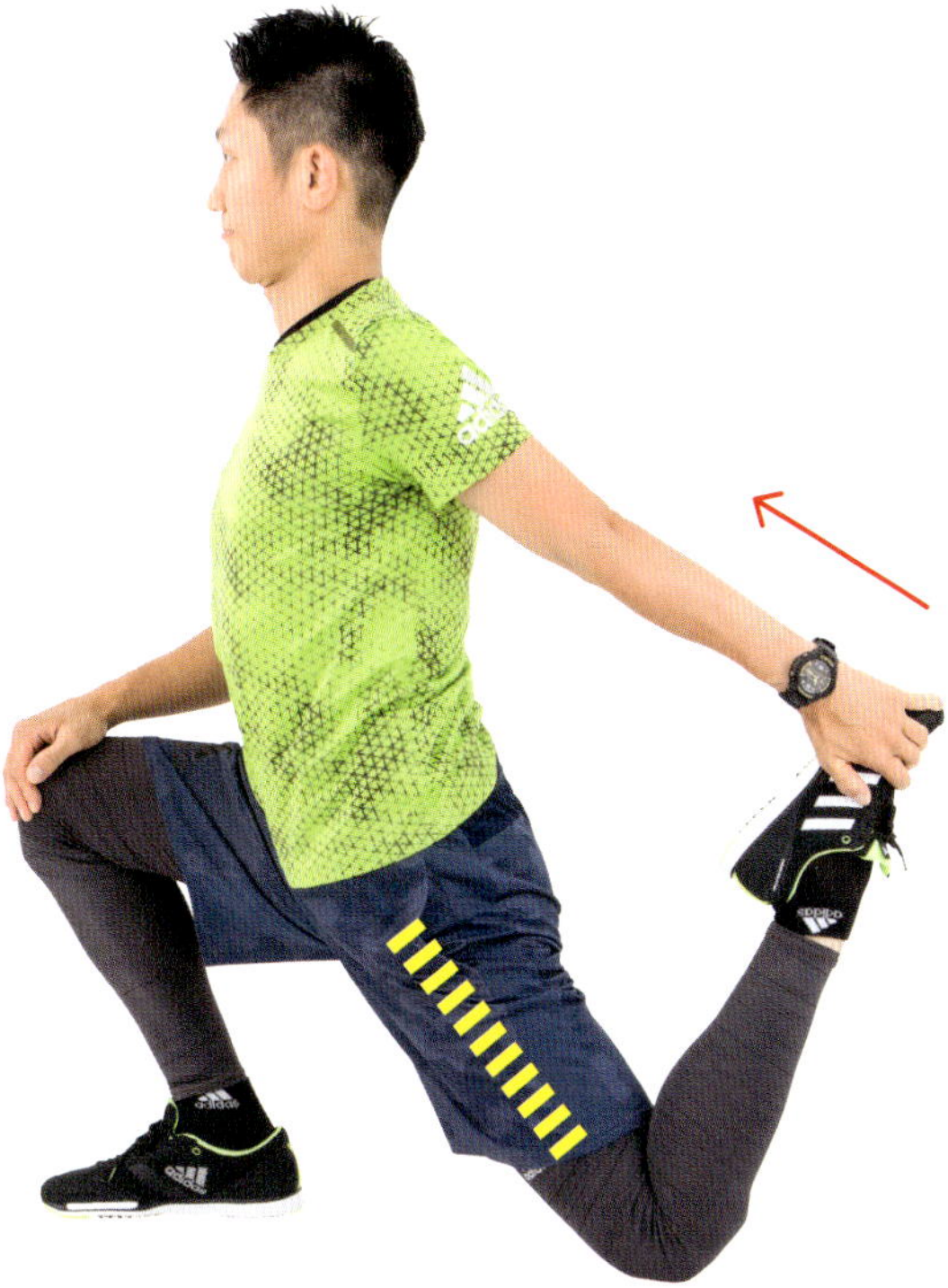

3

上半身を倒し、全体重で股関節を伸ばす

片ヒザを立てた状態で、上半身を前に倒して、全体重が股関節に乗るようにしましょう。痛気持ちいい程度に伸ばすことで、股関節をがっつりゆるめることができます。終わったら逆側も行いましょう。

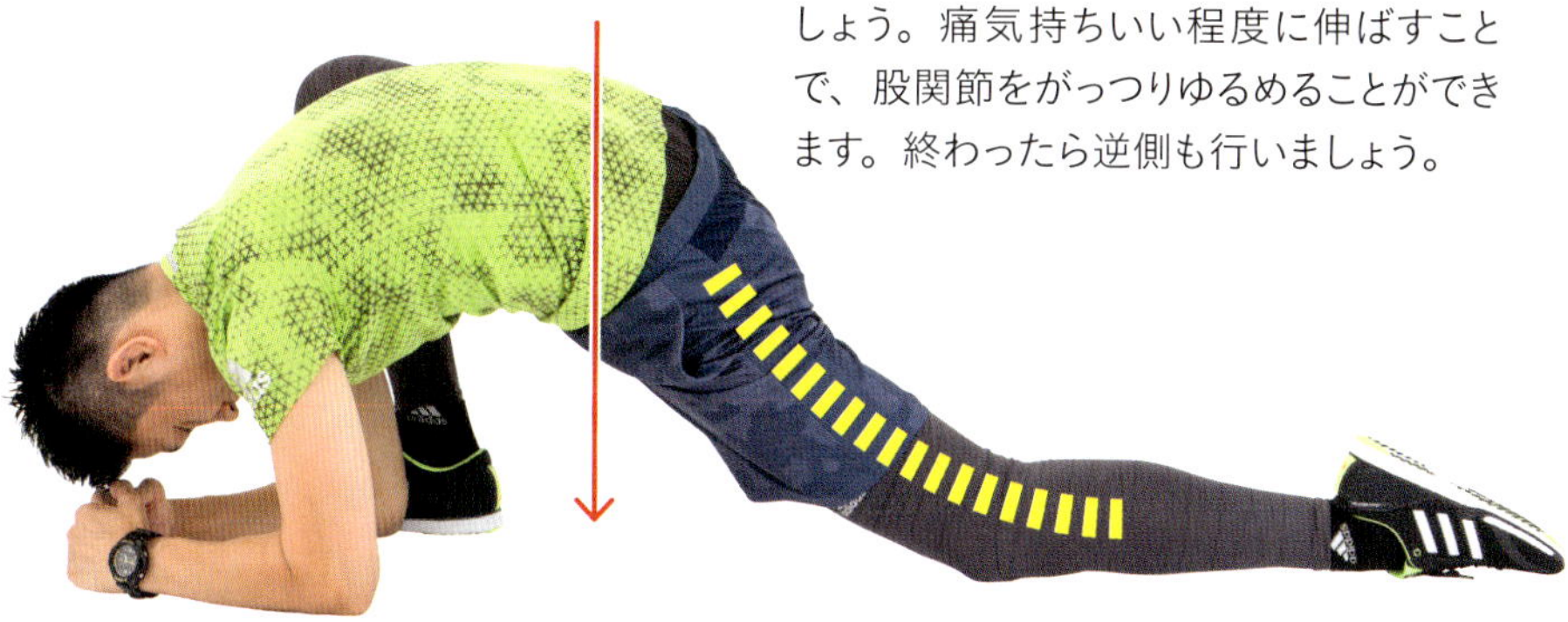

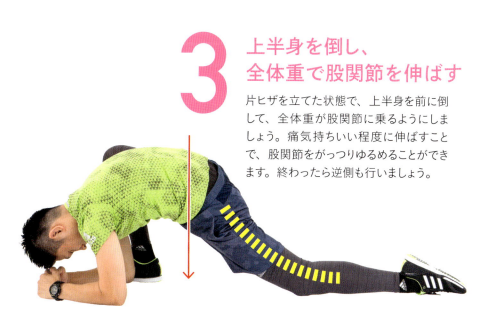

PART

07

行動力を高める
背中ゴロゴロストレッチ

Stretch POINT

3回×3セット

☑ 背中が痛気持ちいい程度に伸ばす

☑ 1ポーズ10秒ずつ伸ばす

1 両手、両ヒザを床につけ、背中を反らす

両手、両ヒザを床につけ、四つんばいの状態から腰を反らして、大きく息を鼻から吸ってお腹をふくらませましょう。

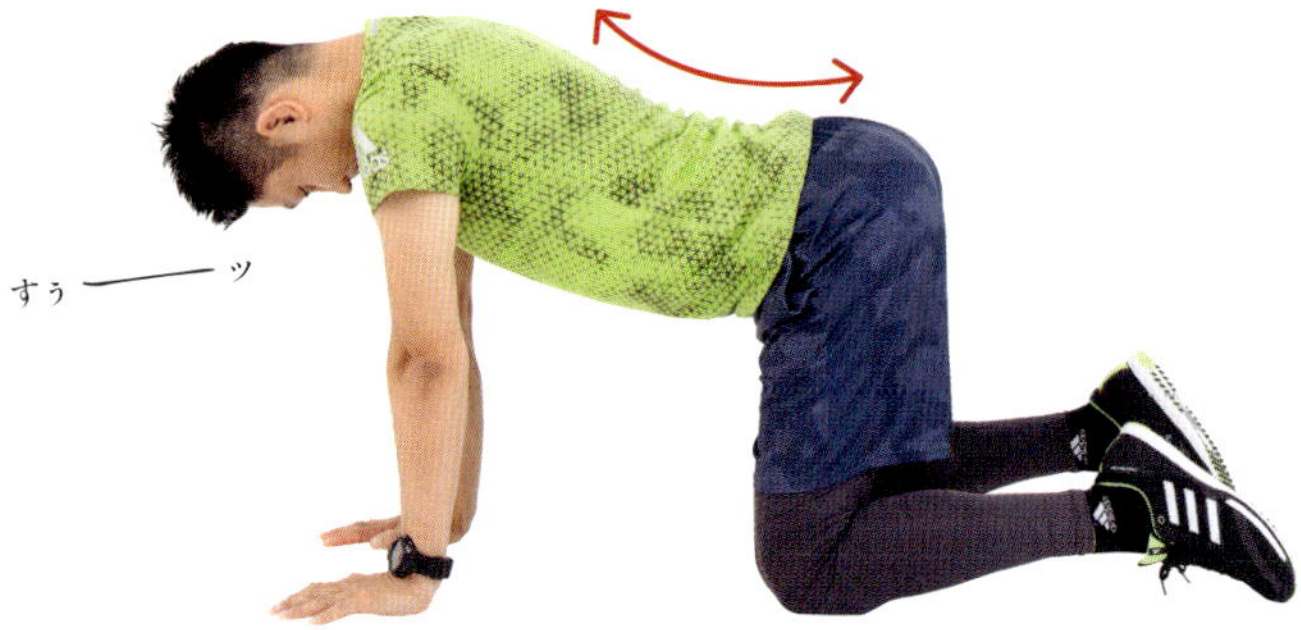

2 背中を丸めて伸ばす

次に、四つんばいの状態から大きく息を口から吐きつつ、お腹をヘコませ、背中を丸めて、背中と腰を伸ばしましょう。

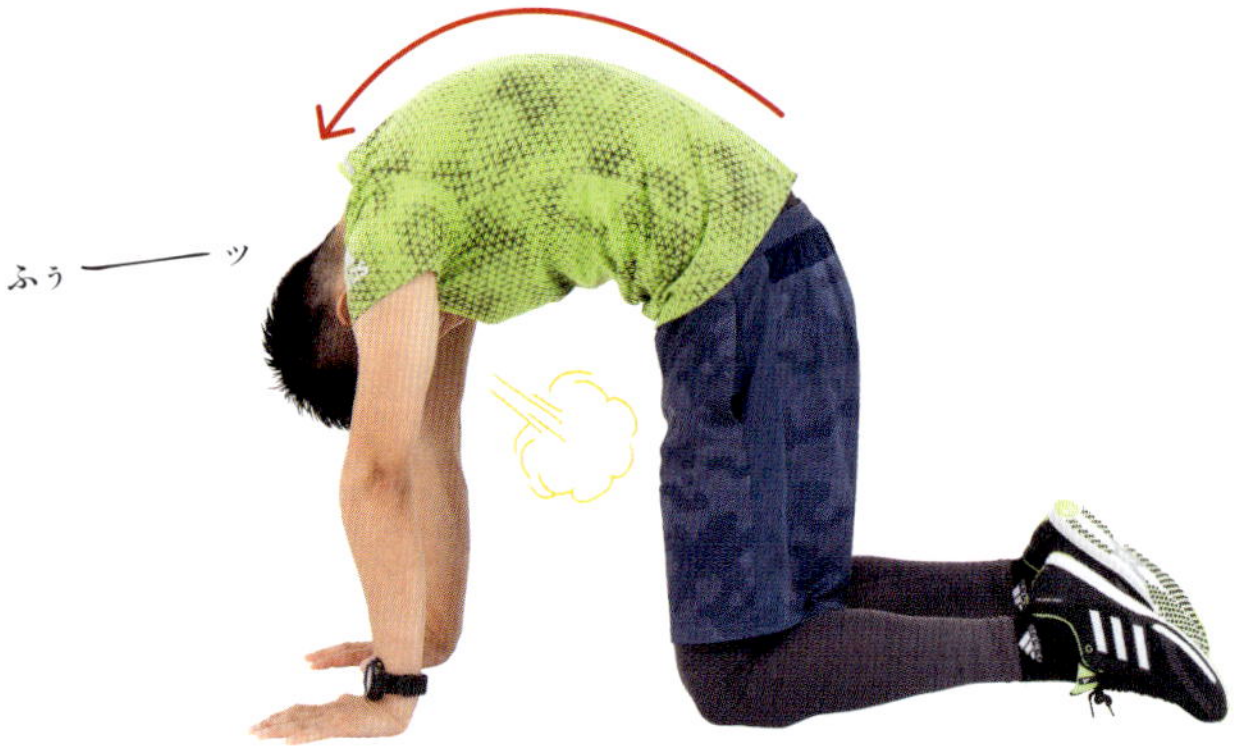

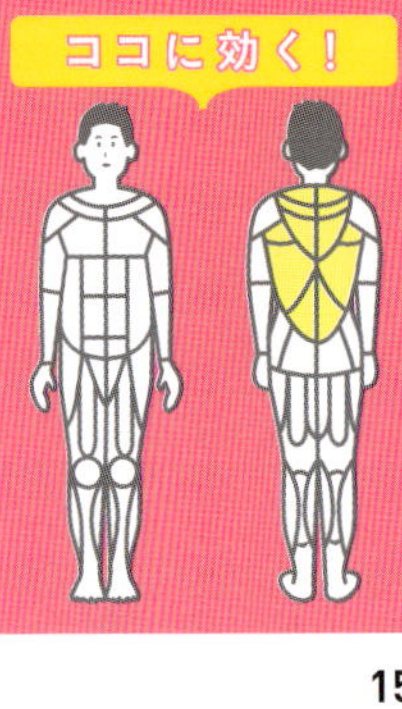

3 両膝を抱えて体育座りをし、背中を丸めてゴロゴロ転がる

両ヒザを抱えて床に座ります。そこから後ろ向きに倒れて、背中を床に転がすようにゴロゴロと転がるようにしてほぐしましょう。顔とヒザの位置をなるべく近づけることで、背中が伸びるようになります。

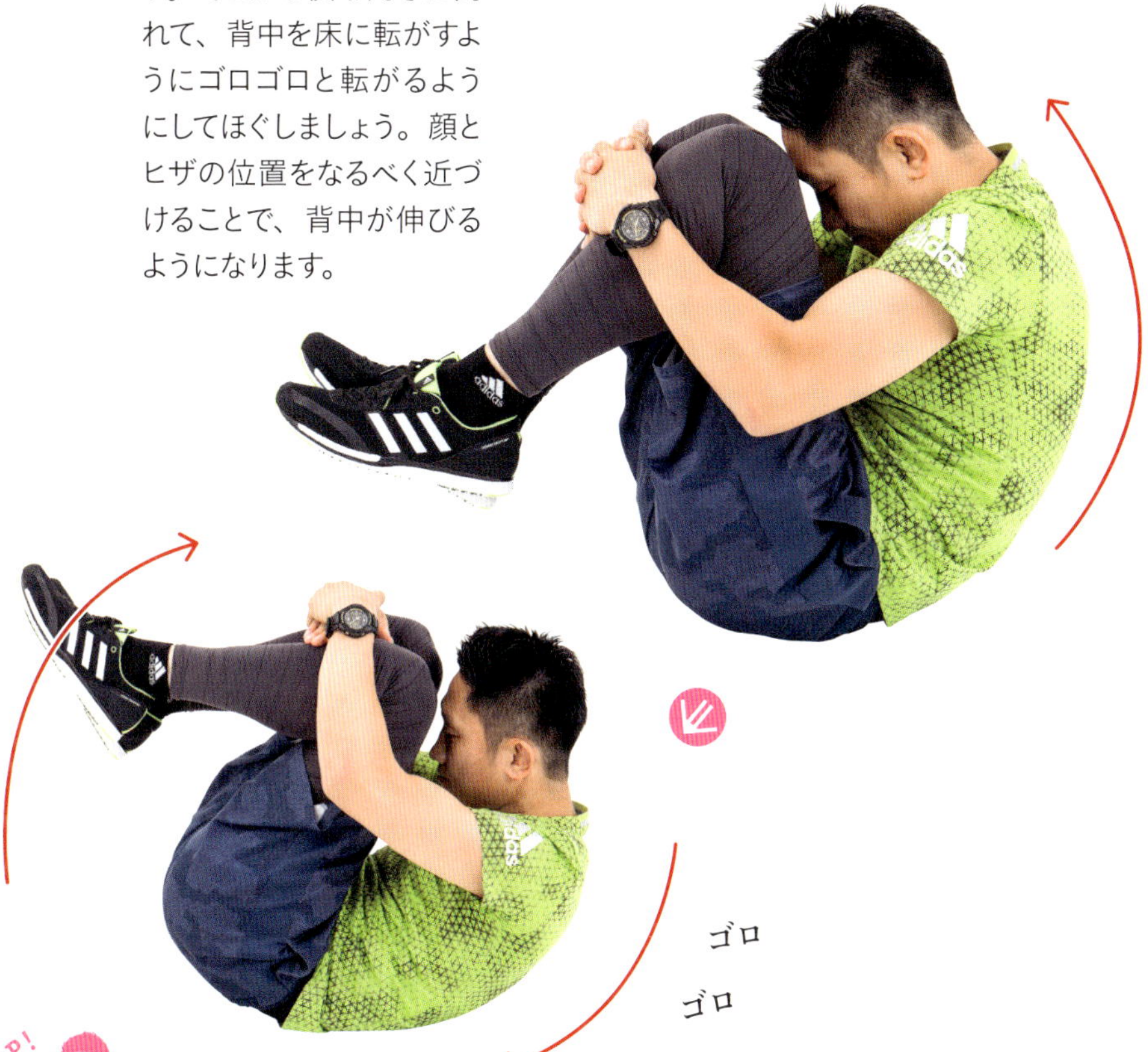

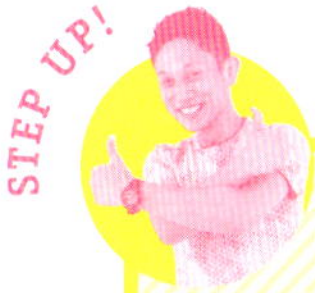

寝そべって脚を頭上に持ってくる

頭、首、背中を床につけた状態で、脚だけ頭の上に持っていきましょう。ゆっくりと呼吸を続け、しっかり息を吐きながら、ヒザを伸ばしてください。

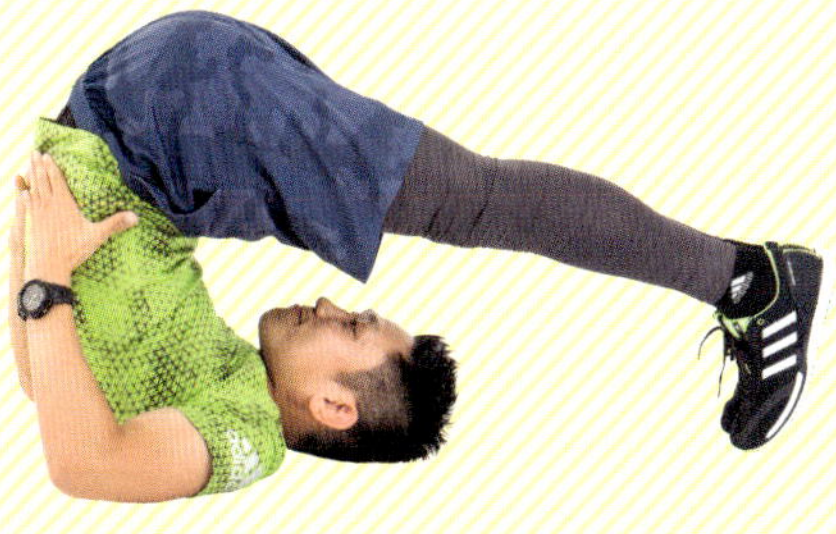

PART 08

行動力を高める

腕と肩ゆるめるストレッチ

ココに効く！

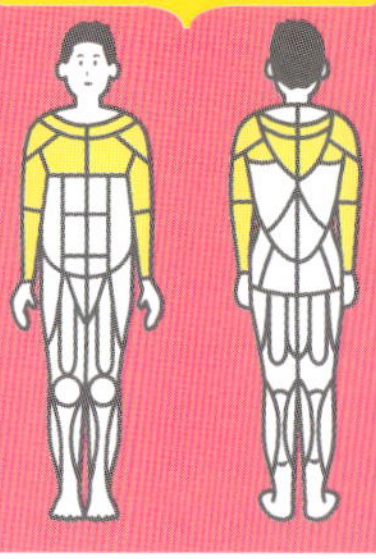

Stretch POINT

3回×3セット

- ☑ 1ポーズ10秒ずつ伸ばす
- ☑ 脱力し、ゆったりした呼吸をしながら行う

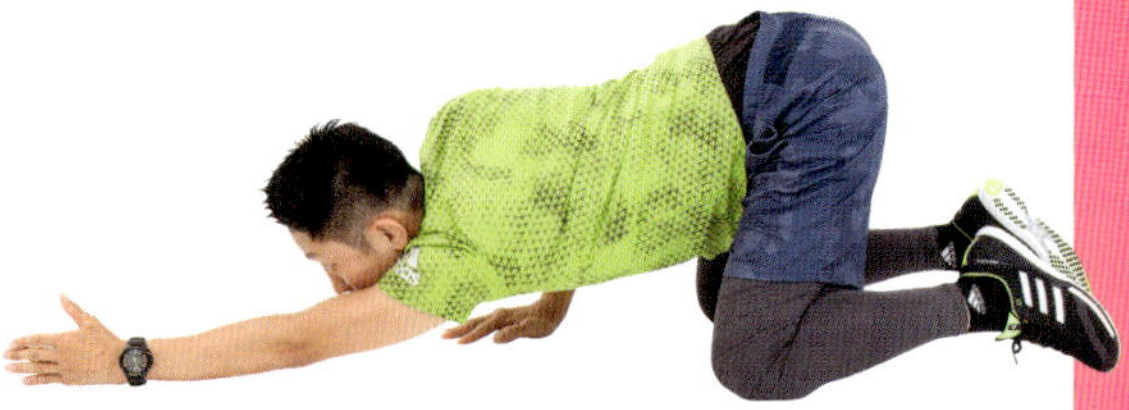

1 四つんばいになり、片腕をギリギリまで伸ばす

四つんばいの状態になり、片腕を精一杯伸ばしましょう。このとき顔を上げることを意識してください。より腕と肩が効きやすくなります。終わったら逆側も行います。

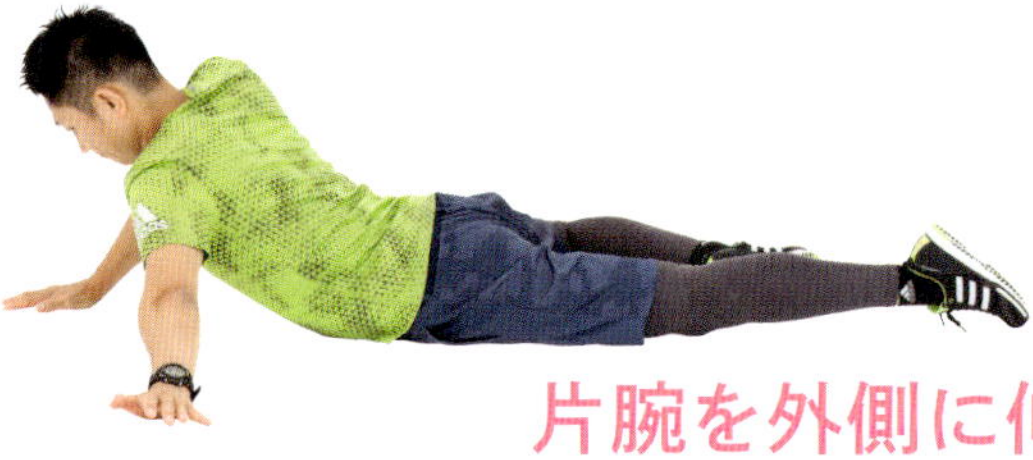

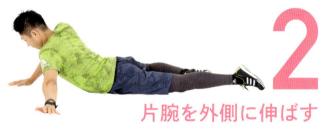

2 片腕を外側に伸ばす

四つんばいの状態から、片腕を外側に伸ばします。肩から一直線に横になるようにしましょう。肩と腕の間が痛気持ちいい感覚で伸びていればOKです。終わったら逆側も行います。

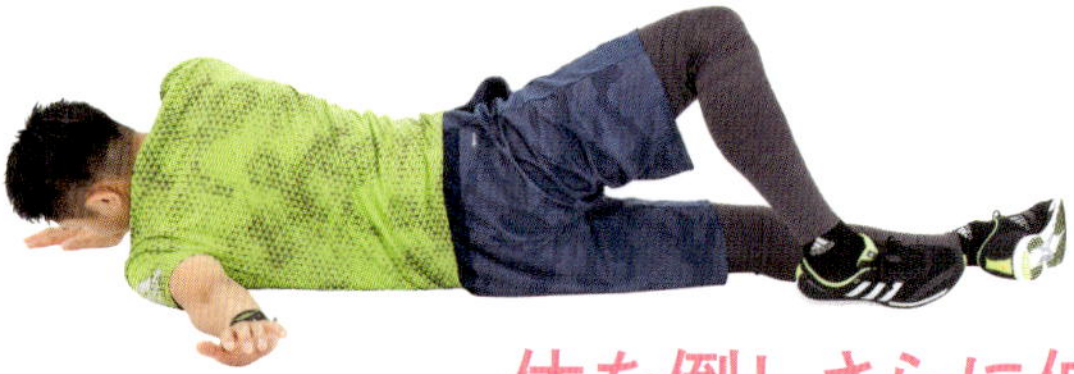

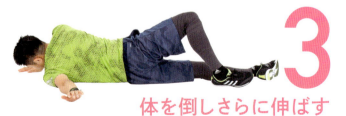

3 体を倒しさらに伸ばす

2の状態からさらに深く体を倒します。肩が床につくようにすることで、肩の関節と腕の内側がより伸びるようになります。終わったら逆側も行います。

4 腕を折り曲げて行う

3の状態から、肘を折り曲げて行いましょう。腕を折り曲げることで、胸の筋肉と肩の上部がより伸びていきます。終わったら逆側も行います。

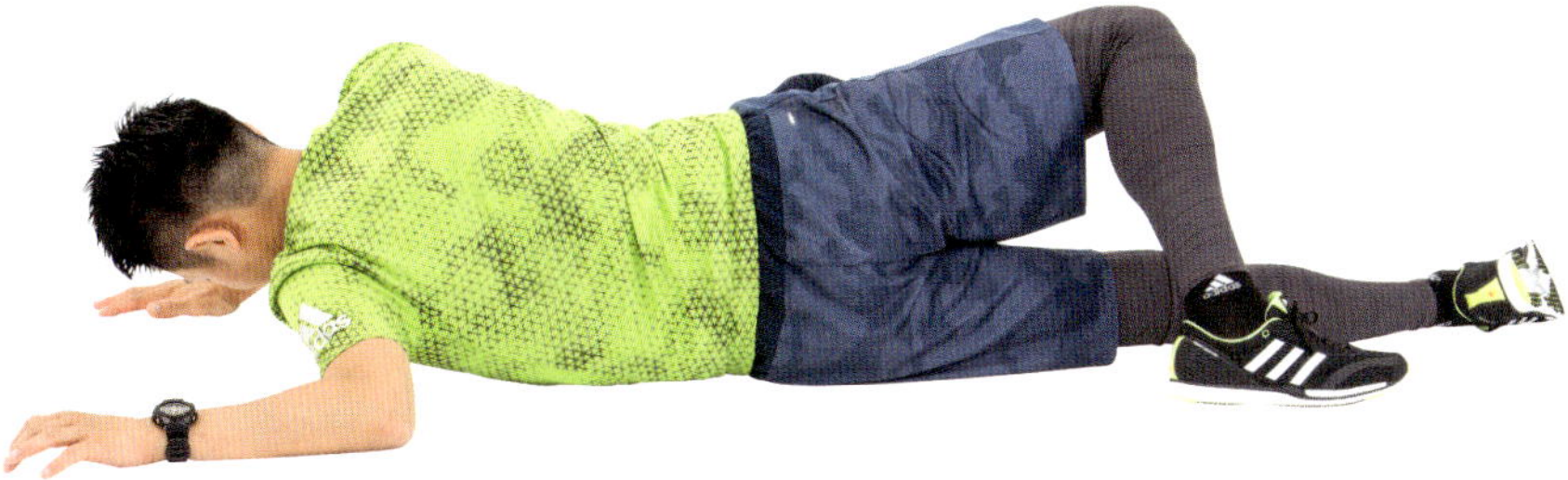

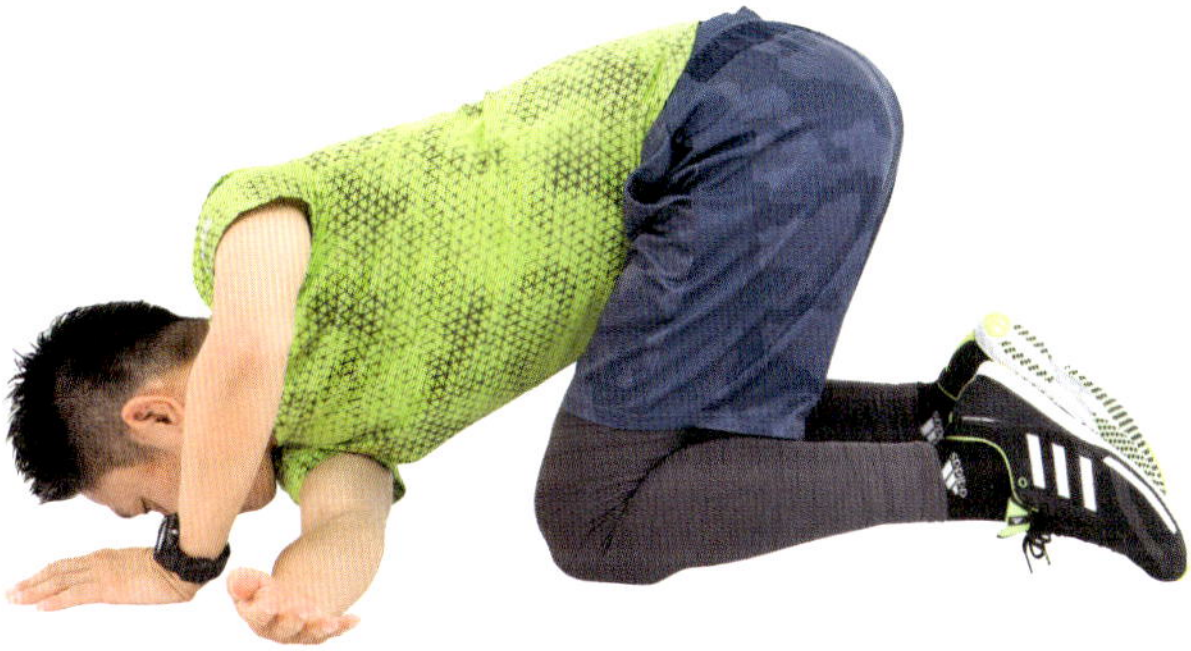

5 片腕だけ内側に入れる

今度は片腕だけ内側に入れて肩の外側を伸ばしていきます。これも終わったら逆側も行います。

6 入れた腕を折り曲げ、さらに伸ばす

5の状態から、内側に入れた腕を折り曲げます。終わったら逆側も行います。

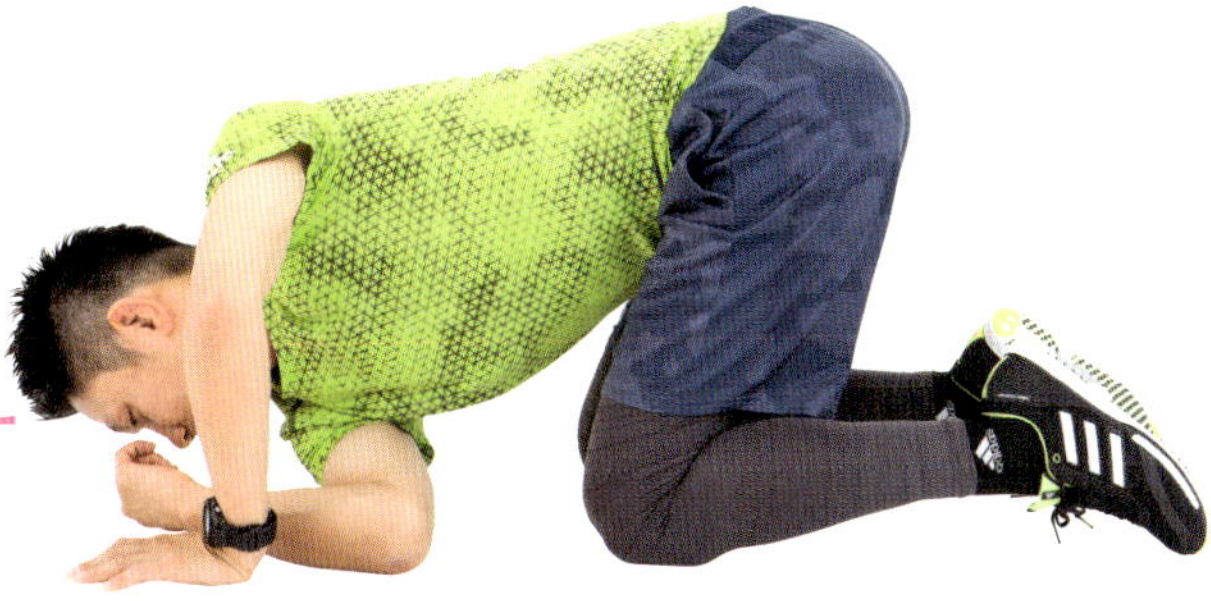

PART 09

印象力を上げる 出世姿勢ストレッチ

Stretch POINT

5回 × 3セット

☑ 姿勢がよくなるストレッチ

☑ 脱力し、姿勢を正して行う

1 姿勢を正し、バンザイから肩を下げる

姿勢を正して、両手を上げてバンザイの状態になります。ここから、肩甲骨を意識しながら、肘を曲げて息を吐きながら肩を下げていきましょう。このとき、肩より前に肘が出ないようにしましょう。

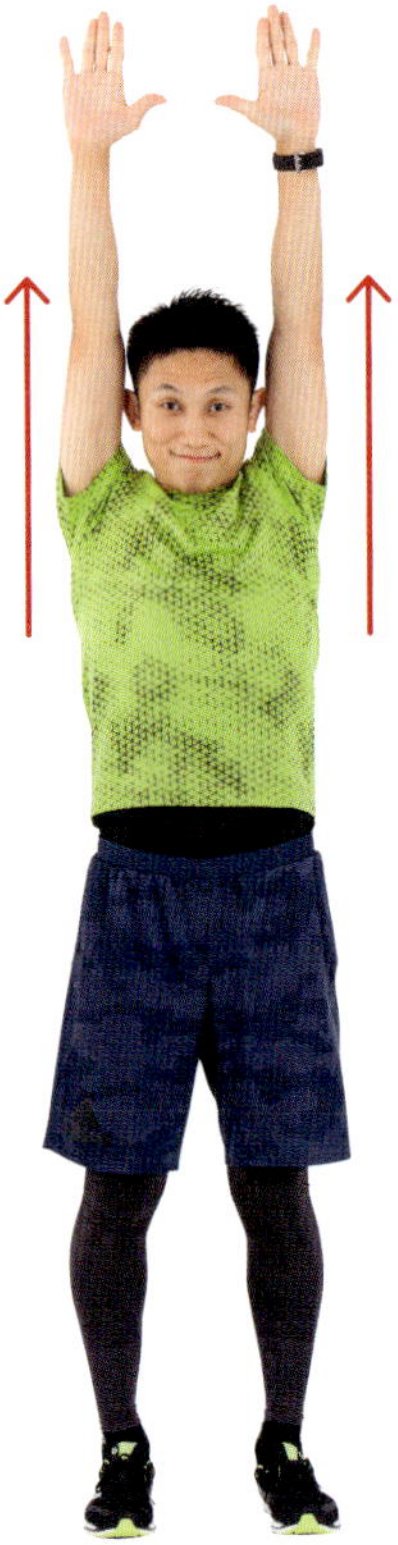

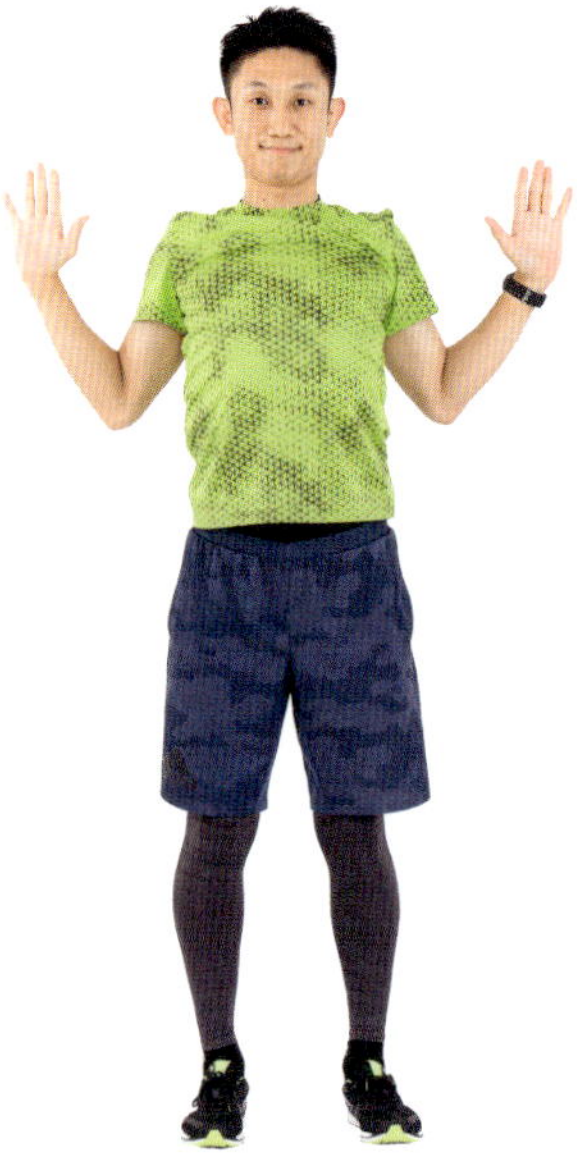

別アングルから
CHECK!

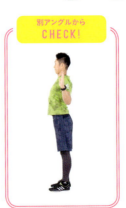

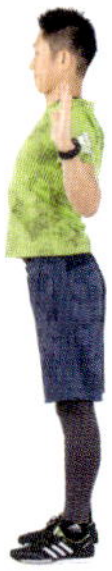

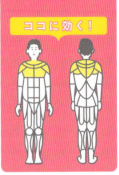

ココに効く！

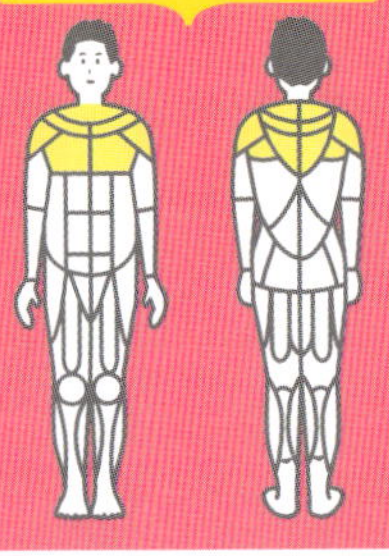

2 肩を上、後ろ、前へとぐるぐる回す

姿勢を正した状態から、両肩を大きくゆっくりと後ろ回ししていきます。肩の可動域を広げるイメージで、上、後ろ、前、上……とぐるぐる回していきましょう。

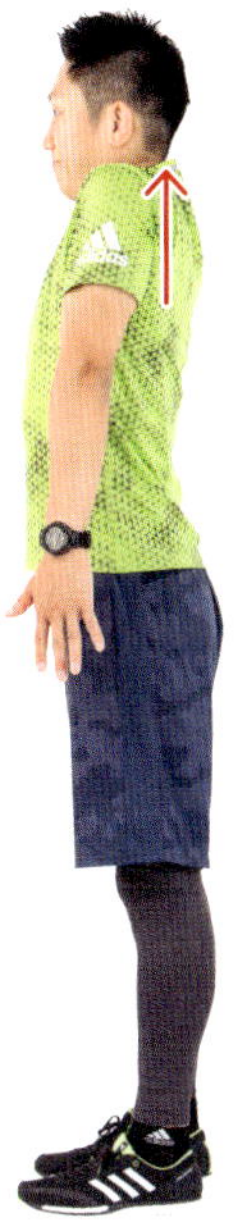

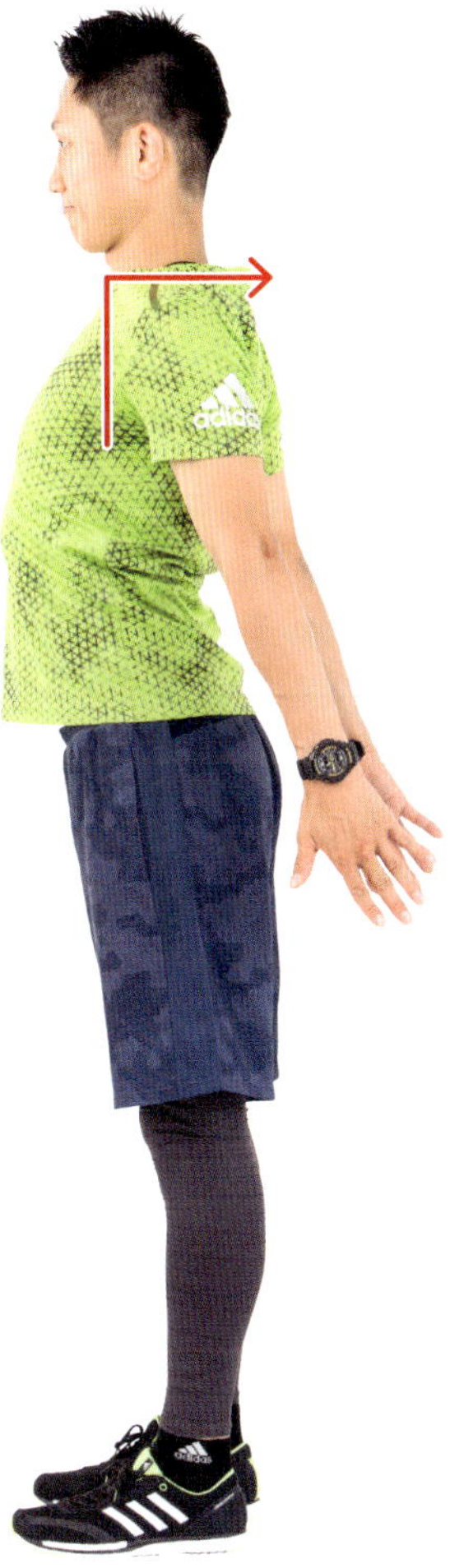

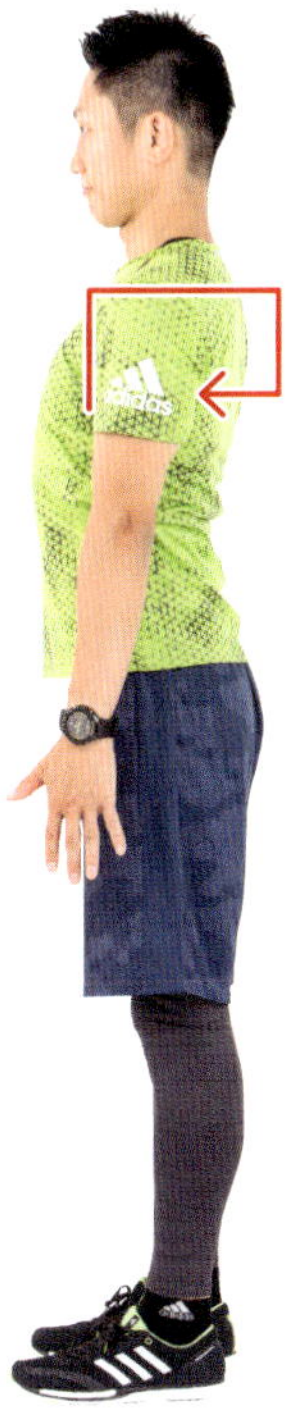

PART 10

首&肩まわりストレッチ1

集中力が持続する

ココに効く!

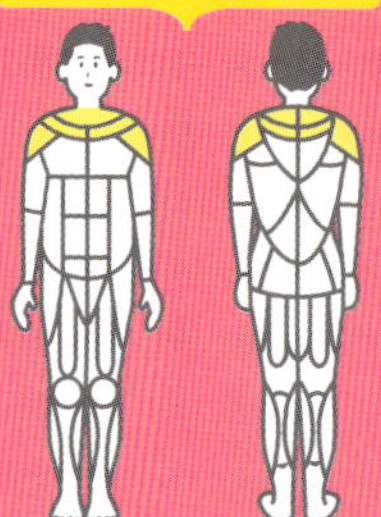

Stretch POINT

3回
×
3セット

- ☑首から肩の間の筋肉を押して行う
- ☑1ポーズ10秒ずつ行う

1 首から肩の間にある筋を少し強めの力で押す

姿勢を正し、首から肩の間にある筋肉を少し強めに押していきましょう。痛気持ちいいと感じる強さでOKです。

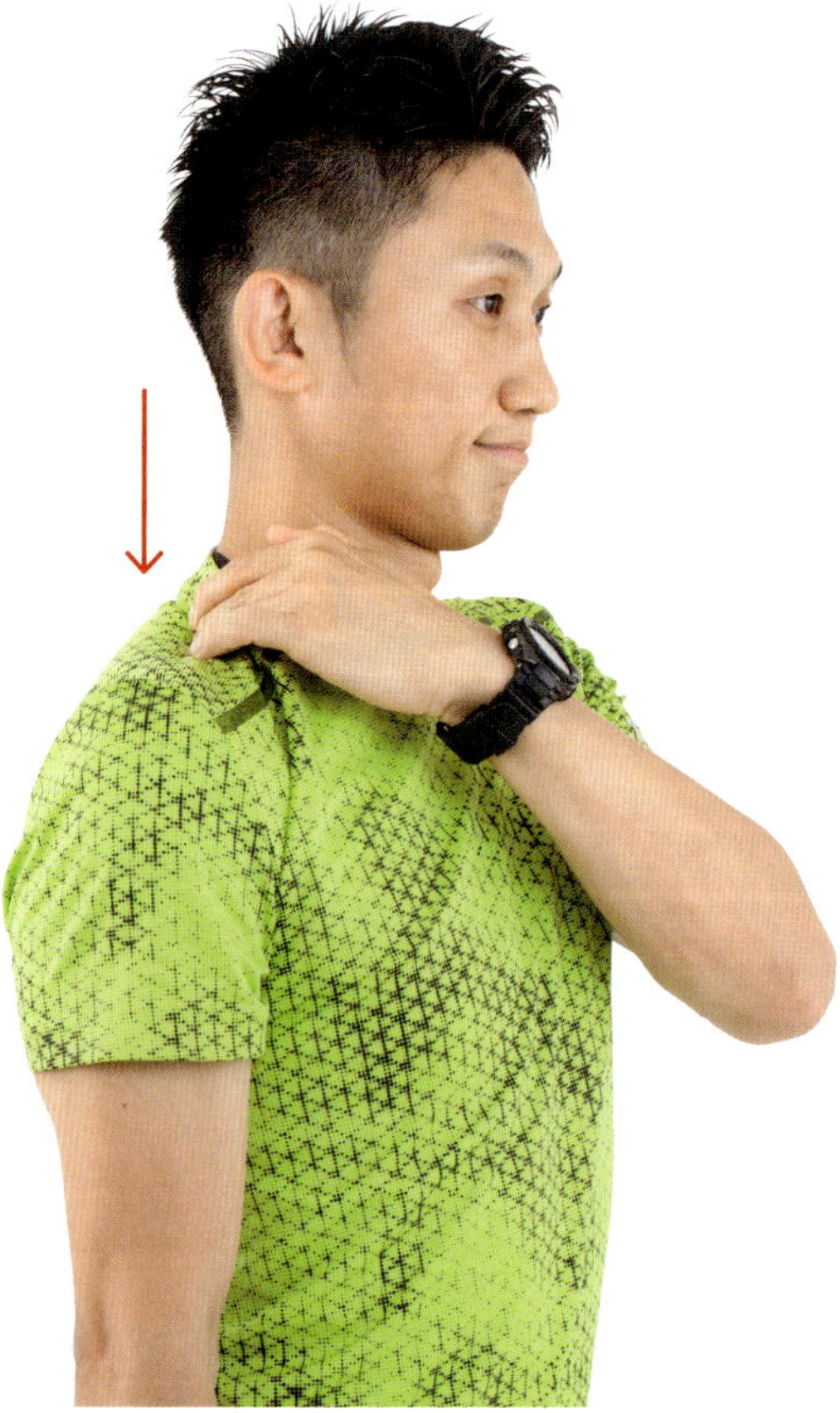

2

水平より少し高めにまっすぐ上げ、上下させる

1の状態からまっすぐ腕を前に上げます。肩より少しだけ高く上げることで、より筋肉がほぐれます。10秒間上げ下げを繰り返します。

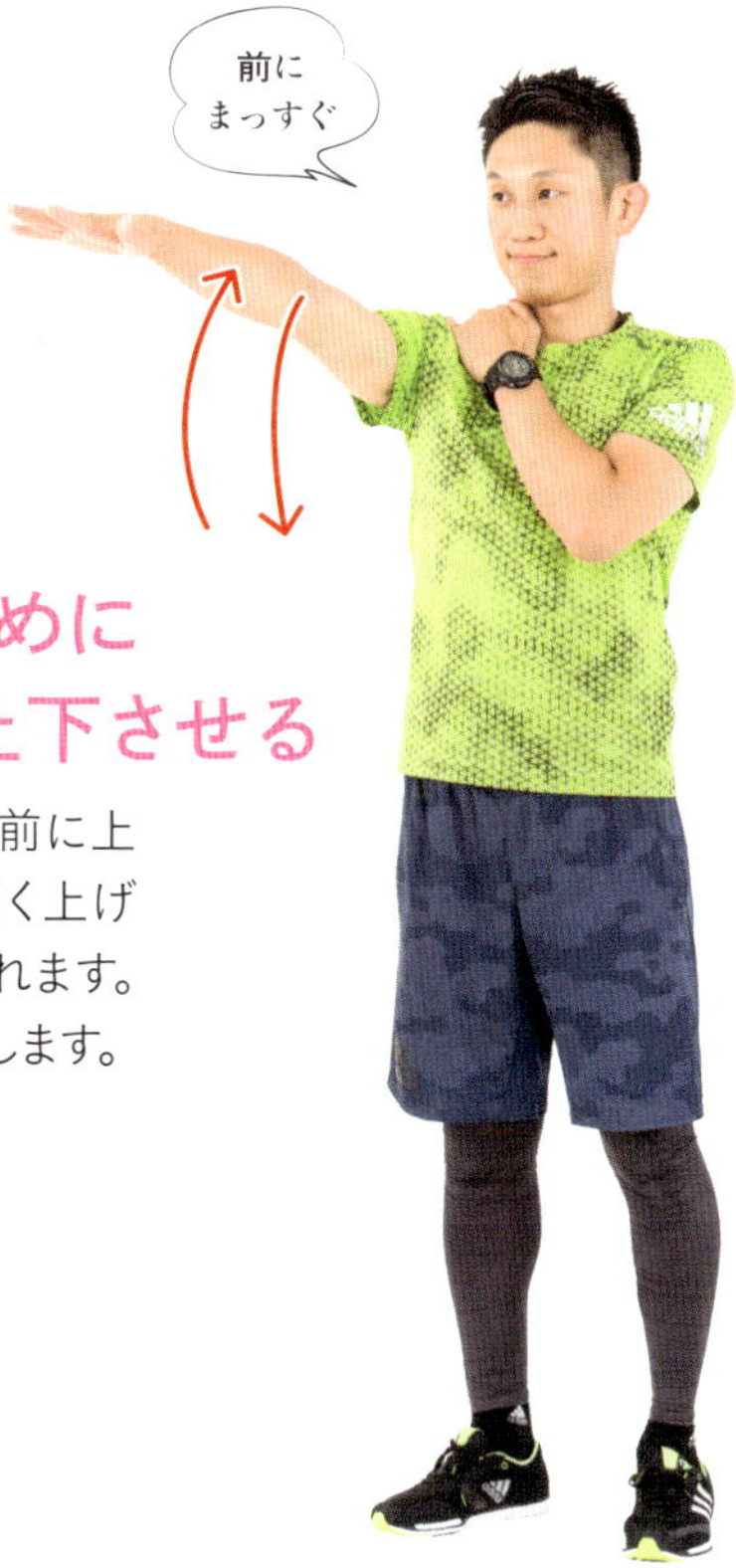

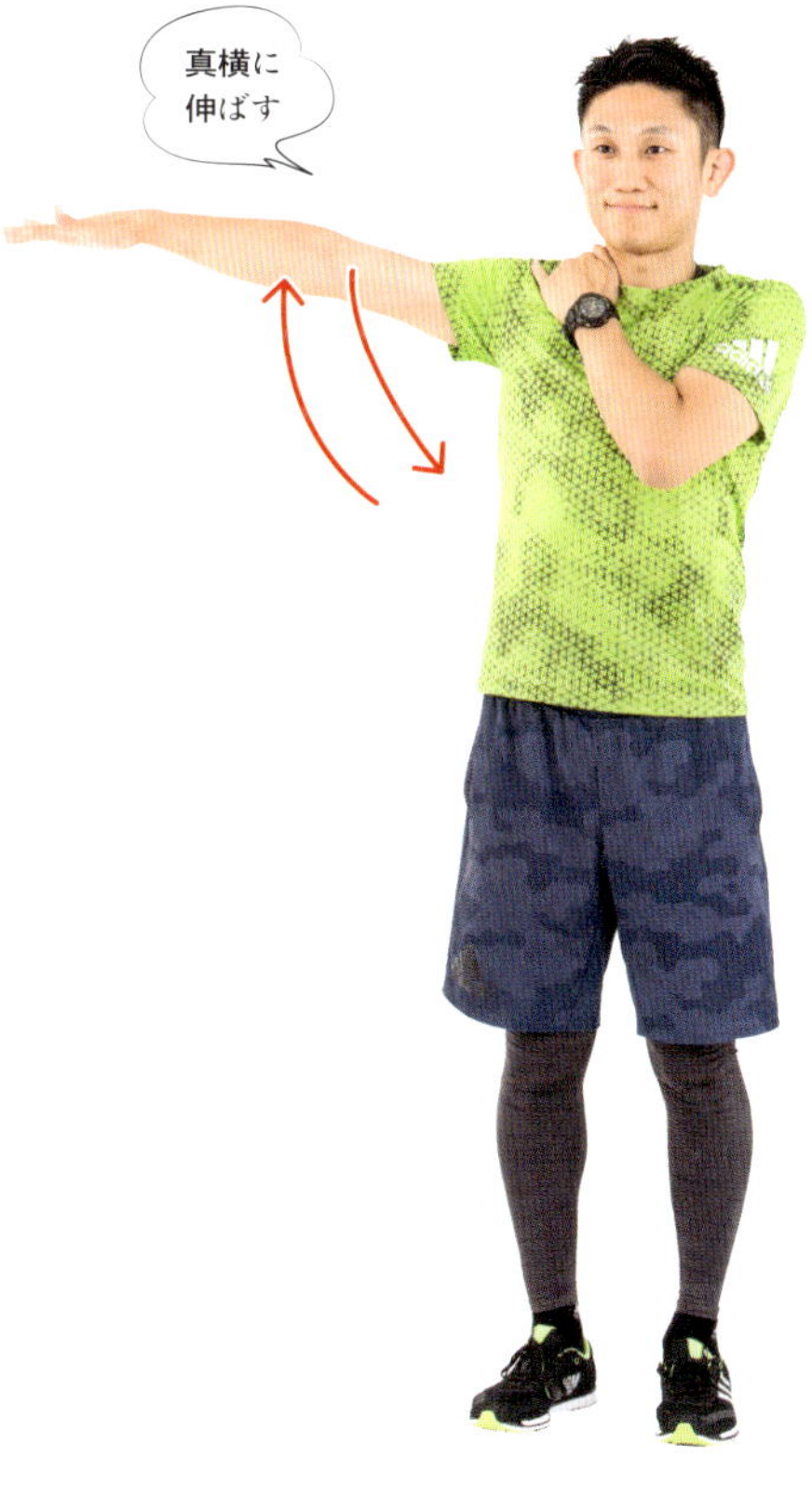

3

腕を真横に上げる

今度は、1の状態から腕を真横に伸ばし、少しだけ肩より高く上げます。2と同じく、腕の上げ下げを10秒間繰り返しましょう。終わったら1から逆側も行います。

PART 11

集中力が持続する
首&肩まわりストレッチ2

ココに効く!

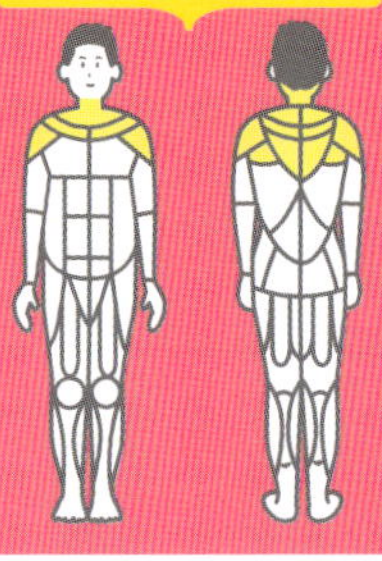

Stretch POINT

3回×3セット

- ☑首こり、肩こりに効くストレッチ
- ☑脱力し、ゆったりした呼吸をしながら行う

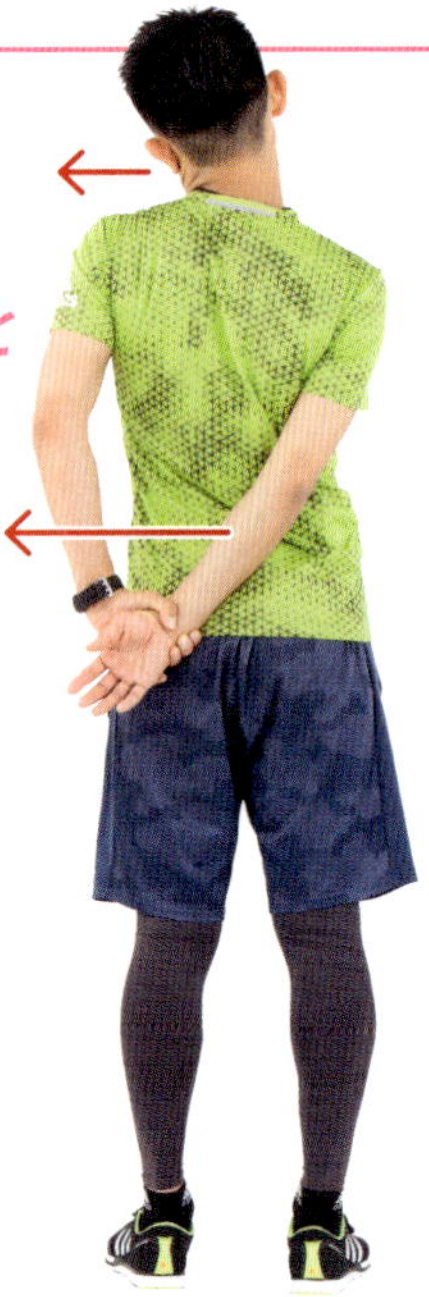

1 頭を片側に傾けながら逆側の手を同方向に引く

姿勢を正して立ちます。手を後ろで持って、頭を傾け、その方向に腕を引きます。この状態で腹式呼吸をしながら、10秒間キープしましょう。終わったら逆側も行います。

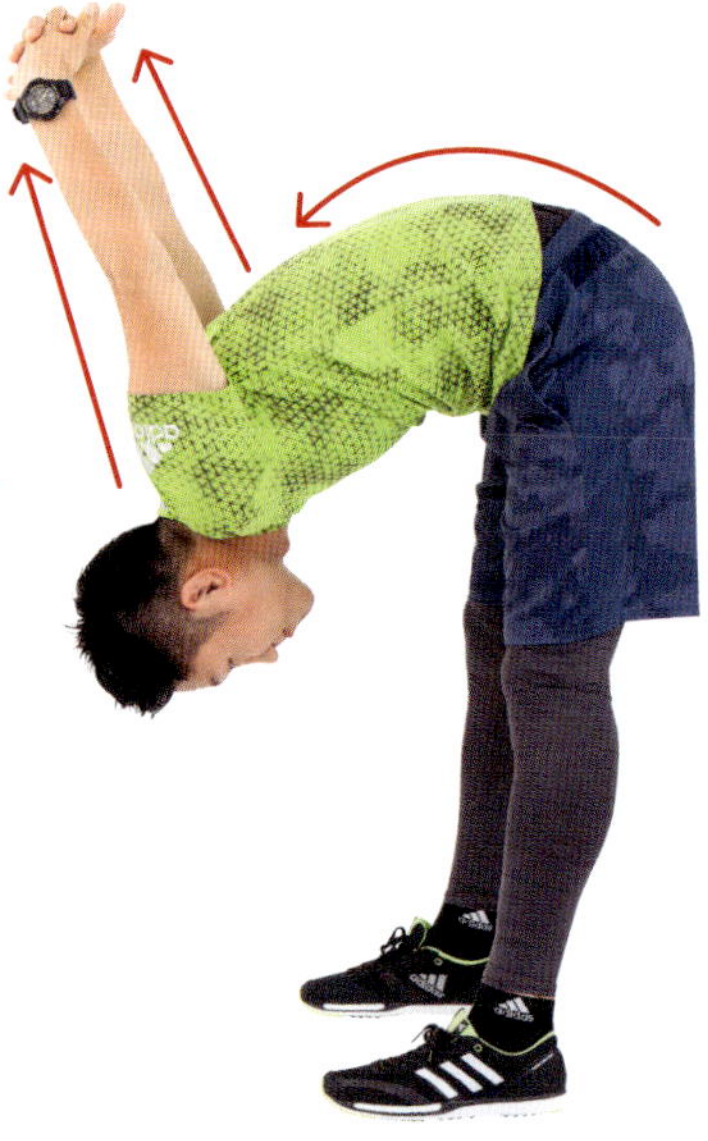

2 後ろ手を組んだまま上体を倒し、腕を引き上げる

立って後ろ手を組んだ状態から、上半身をできるだけ前に倒します。そこから腕を上方向に引き上げてください。ゆったりと息を吐きながら、10秒間伸ばしていきましょう。

3 首裏のツボを押したまま顔（頭）を上げ下げする

首と頭蓋骨の付け根に親指を当てて押します。押しながら顔を上に向けて、10秒間キープ。終わったら、下を向いて10秒間キープします。痛気持ちいい感覚があったらOKです。

別アングルから
CHECK!

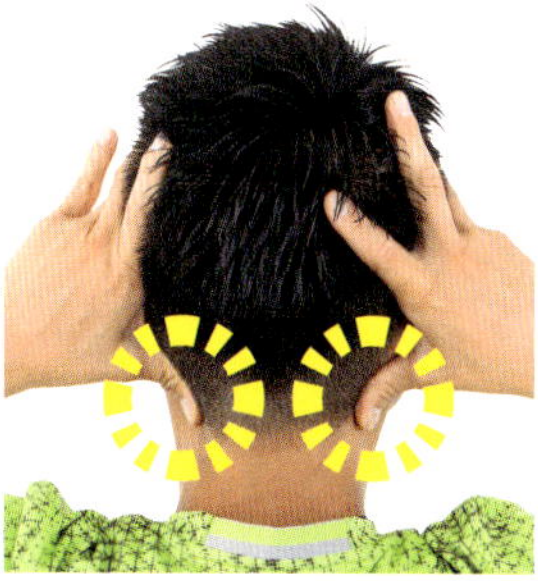

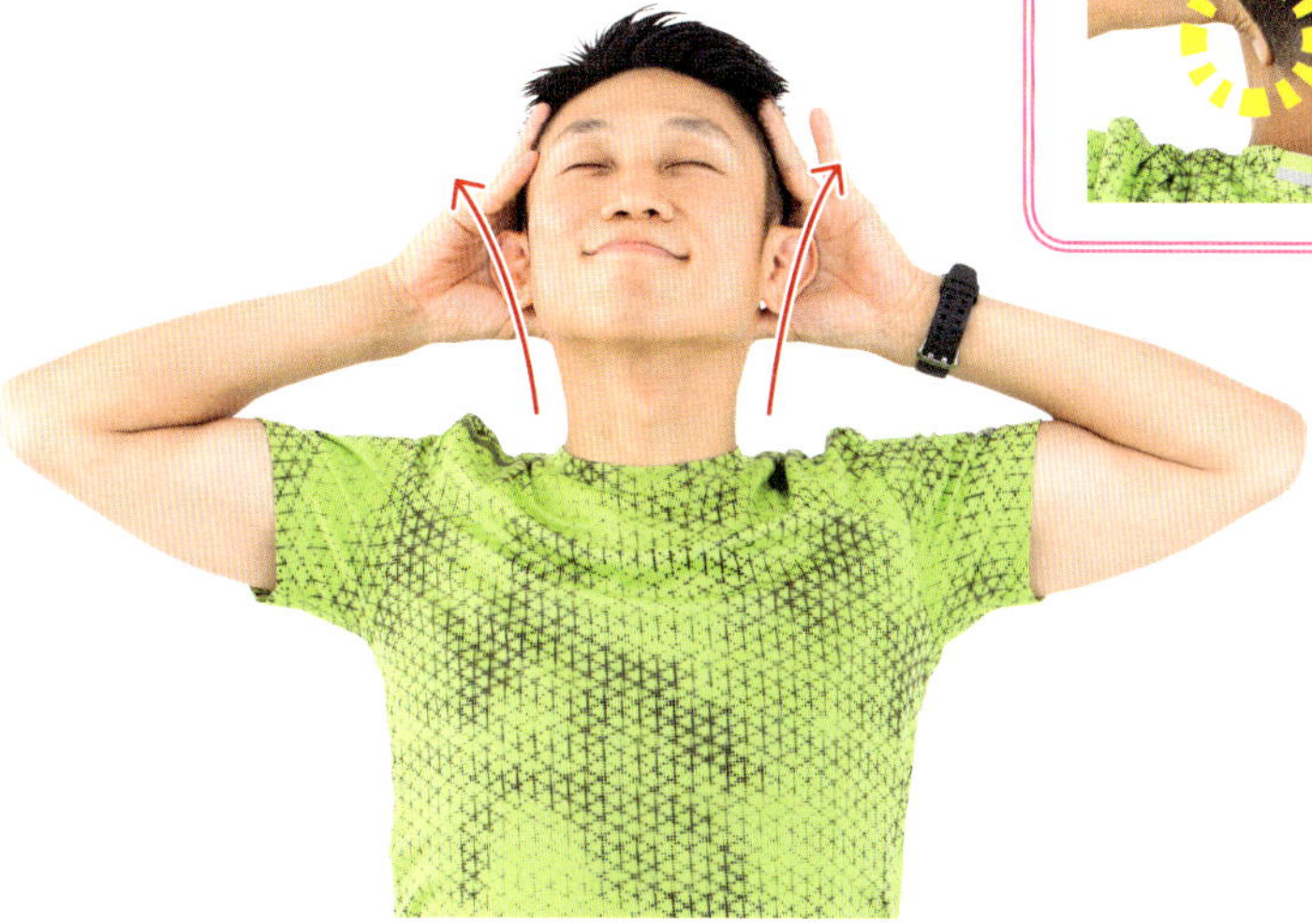

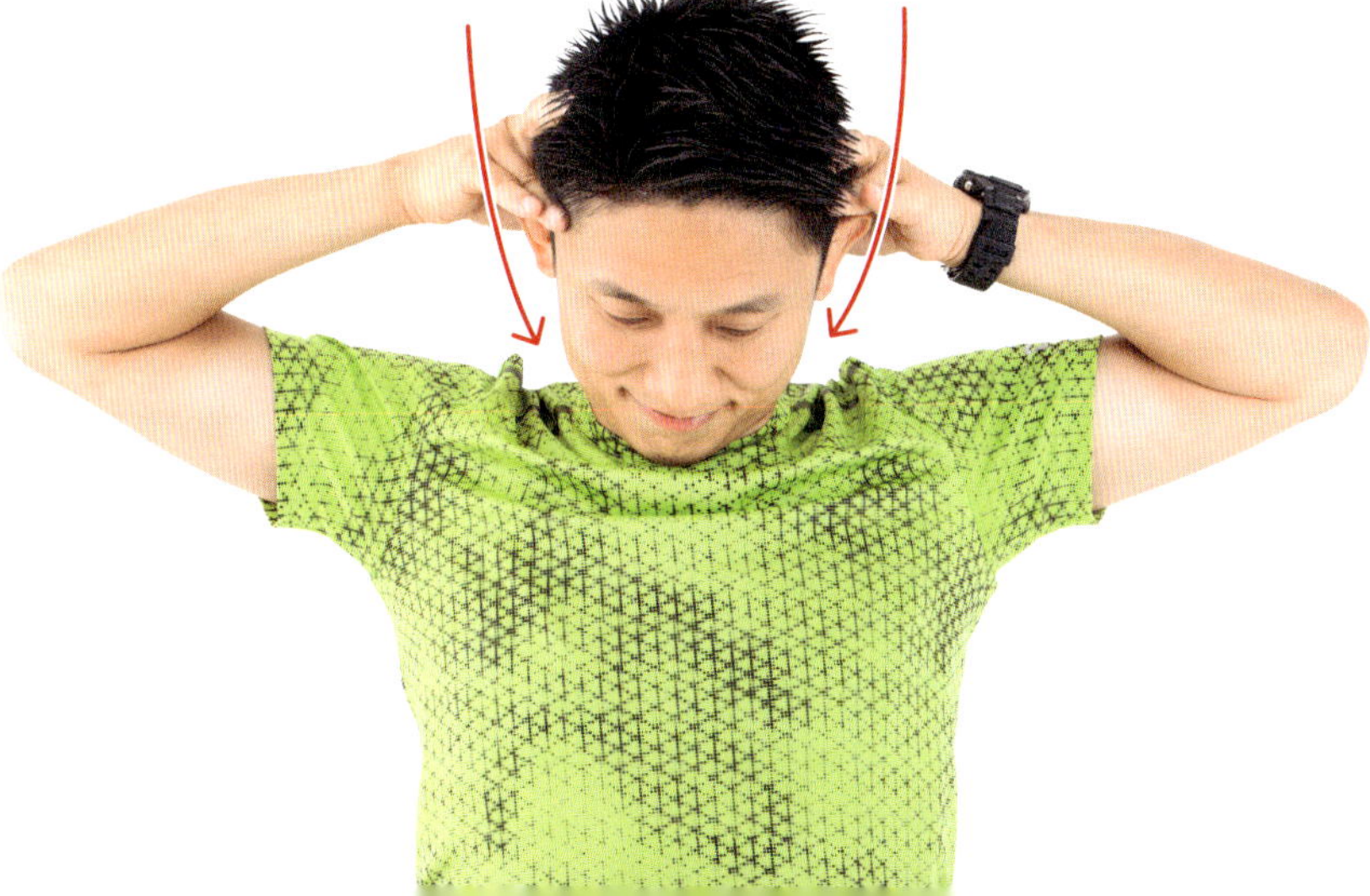

CHAPTER

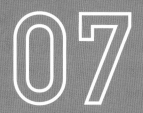

07

夜にがっつり！ ビジネスに効く 最強のストレッチ

01

最強のストレッチボディは、夜に完成する

本章では、夜にじっくり時間をかけて行う、まさに「最強のストレッチ」をご紹介していきます。これまでもお伝えしてきたとおり、忙しい人ほど短くこまめにストレッチをするほうがいいのですが、夜時間をかけてじっくり行うストレッチも実践していきましょう。

短時間ストレッチでは得られないほどの効果と柔軟性が手に入ります。

夜の最強ストレッチでは、次のポイントを意識してください。

・じっくり時間をかけて伸ばす

・お風呂上がりに行う

これからご紹介する写真の動きを見ながら、じっくりと時間をかけて行いましょう。10分~30分、なんなら1時間ほど時間をとって、じっくり体のあらゆる部位を伸ばし、関節の可動域を広げていきましょう。

また、夜ストレッチをするときは、お風呂に入ってからにしましょう。

お風呂上がりにストレッチをするといい理由は、次の３つです。

・体が温まることで、筋肉が伸びやすくなる
・副交感神経が優位になり、脱力してストレッチができる
・有酸素運動の効果が高まり、睡眠の質も上がる

お風呂に入ることで、全身の筋肉がゆるみ、ストレッチがしやすい状態になります。また、お風呂に入ることで副交感神経が優位になり、自然とリラックスして脱力できます。ストレッチのポイントは脱力と言いましたが、これがより簡単にできるようになります。

また、お風呂に入ってからストレッチをすることで、すでに体は温まってほぐれているため有酸素運動の効果が高まり、ほどよい疲労が得られ、ぐっすりと眠りにつくことができます。これによりよい目覚めと朝のストレッチの効きにもいい影響が生まれるのです。

可能であれば、毎晩は難しくても、一週間に１回は夜30分～１時間程度、すべての夜のストレッチメニューをこなしてみてください。

PART 01

硬い体がやわらかくなる

超開脚ストレッチ1

Stretch POINT

3回 × 3セット

- ☑ 1ポーズ1分ずつ伸ばす
- ☑ 毎晩繰り返すことで、開脚できるようになる

1 ヒザを床につけて股関節を伸ばす

腰を落とし、床に片ヒザをつけて、もう一方の脚を伸ばします。伸ばした脚のかかとはつけましょう。手を床につけて、股関節に体重をかけていきましょう。

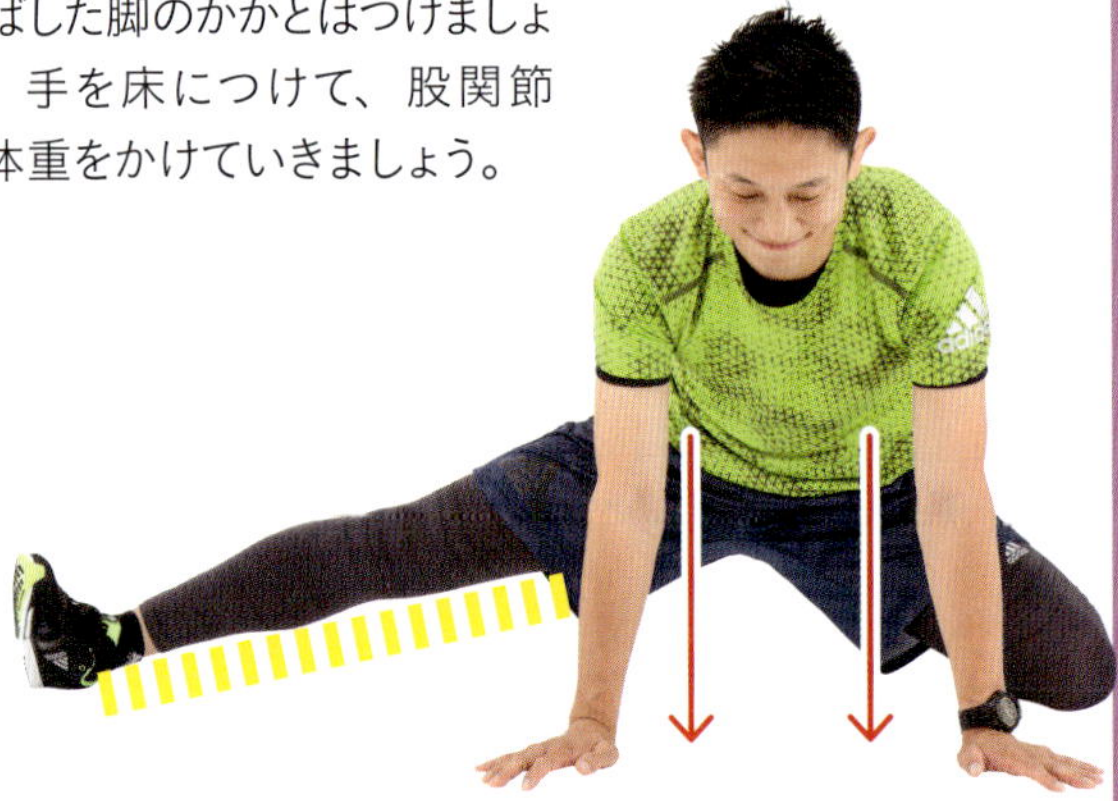

2 ヒザをたたんで、股関節を伸ばす

1の状態から、床につけていたヒザを折りたたみ、お尻が床につくようにしましょう。今度はその状態で、股関節に体重をかけていきます。終わったら1から逆側も行います。

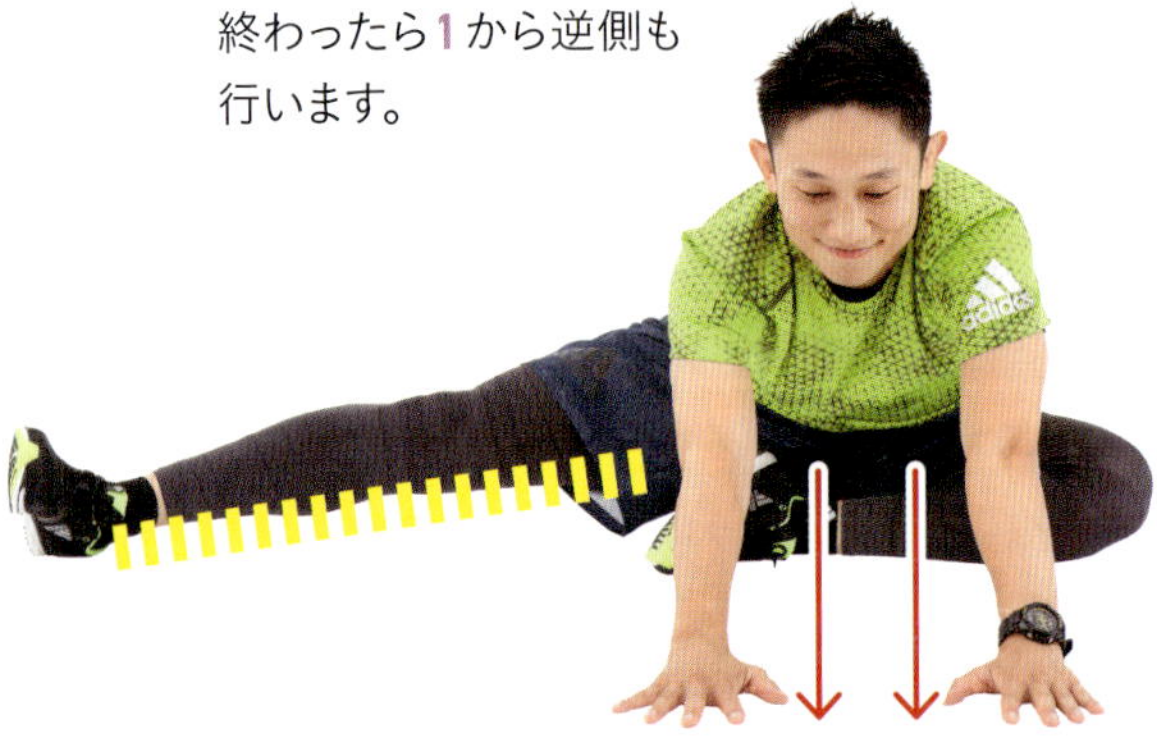

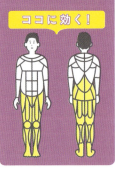

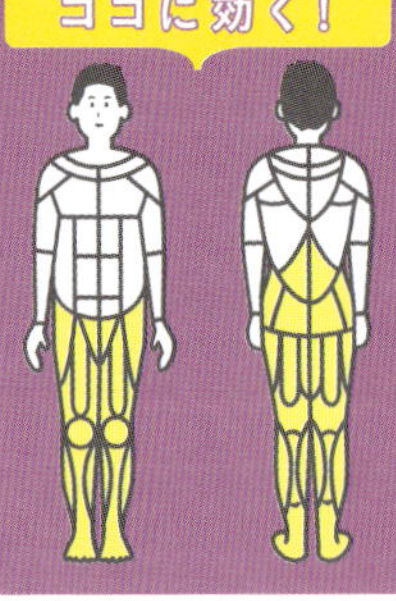

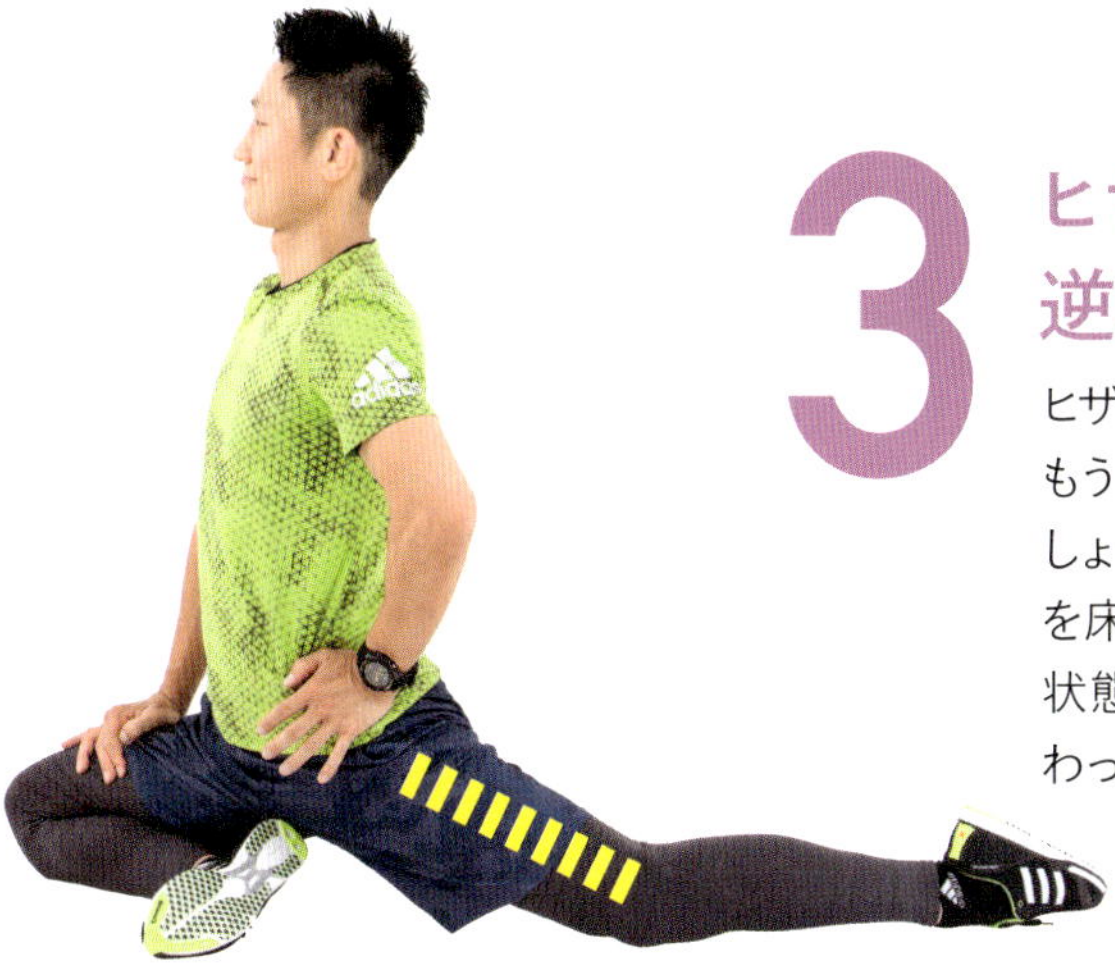

3 ヒザを内側に曲げ、逆脚を後ろに伸ばす

ヒザをももの外側に向かって曲げ、もう一方の脚を後ろに伸ばしましょう。このとき伸ばした足の甲を床につけるようにします。その状態で股関節を伸ばします。終わったら逆脚も行いましょう。

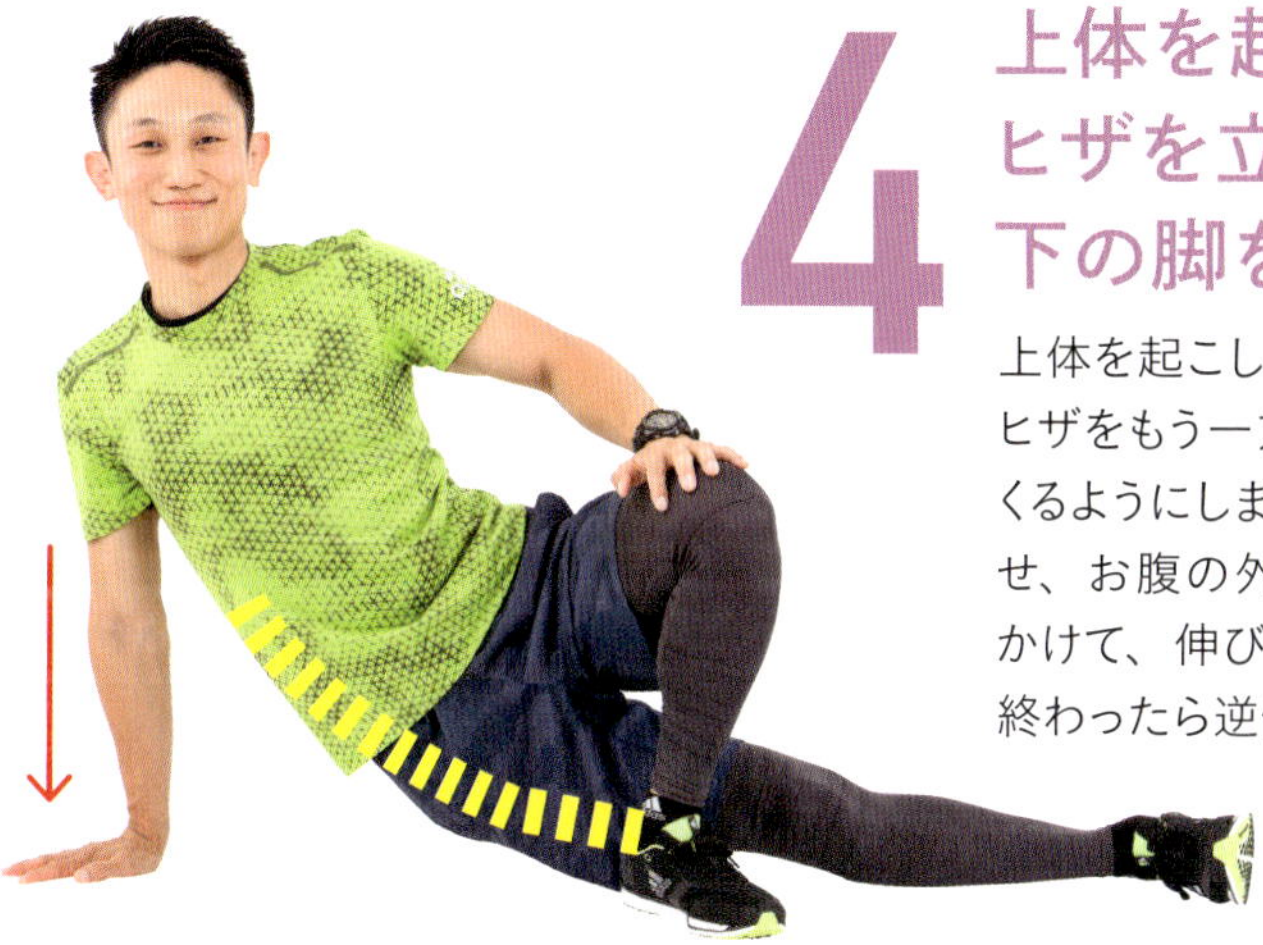

4 上体を起こしながらヒザを立てて、下の脚を伸ばす

上体を起こしながら脚を伸ばし、片ヒザをもう一方の脚の太ももの前にくるようにします。手は床とヒザに乗せ、お腹の外側から骨盤の外側にかけて、伸びるのを意識しましょう。終わったら逆側も行います。

5 座って脚を組み、伸ばしたつま先を掴む

片脚を伸ばして床に座り、もう一方の脚でまたぎ、つま先を掴みましょう。上体を前傾させ、もも裏からヒザ裏、ふくらはぎにかけて伸びるのを意識してください。終わったら逆側も行います。

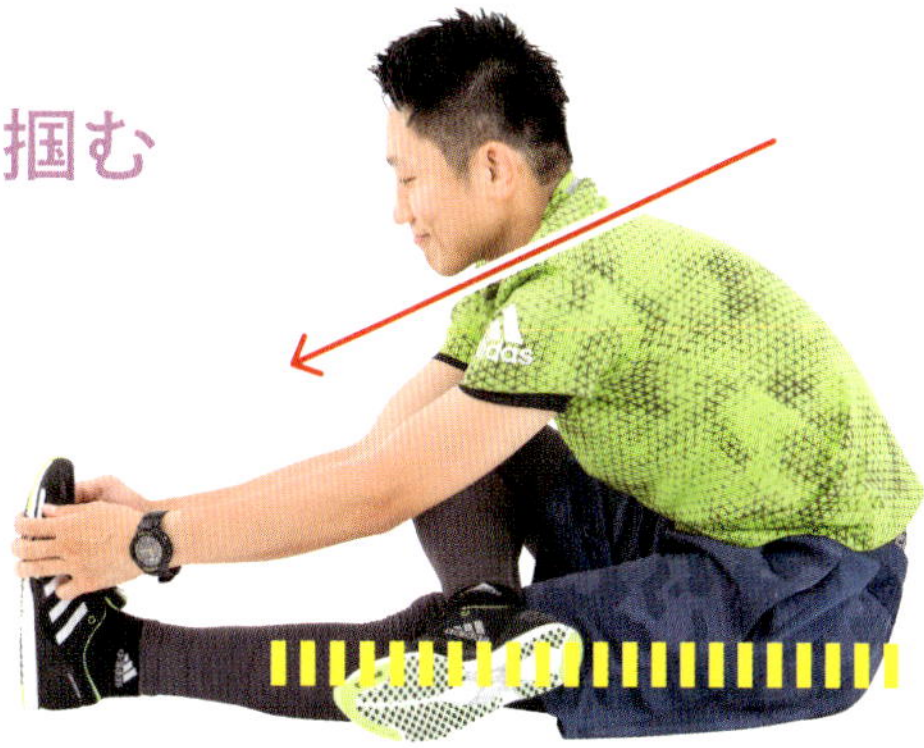

PART 02

硬い体がやわらかくなる

超開脚ストレッチ2

Stretch POINT

3回×3セット

- ☑ ❶は１分、❷と❸は３分行う
- ☑ 脱力し、ゆったりした呼吸をしながら行う

1 ヒザを立てて、脚を前後に大きく開く

脚を前後に大きく開き、上体を倒します。床に手をつけ、股関節を伸ばしていきましょう。終わったら逆側も行います。

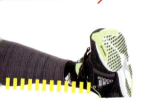

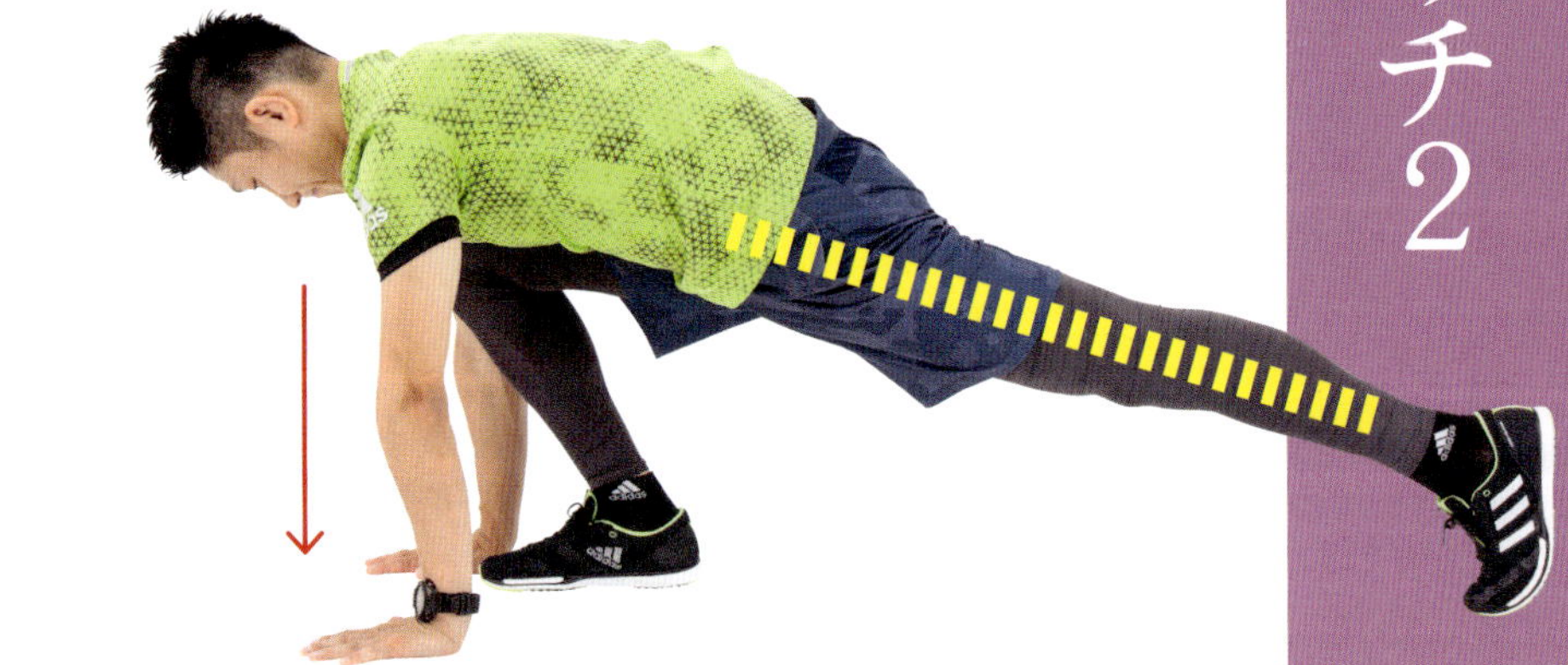

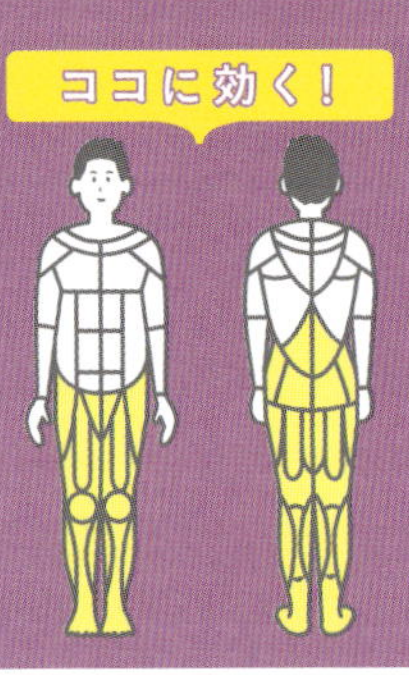

2 手をつきながら、開脚する

腰を浮かしながら、脚を左右に開き、少しずつ下げていきましょう。限界まで広げ、股関節と内ももを伸ばしていきましょう。

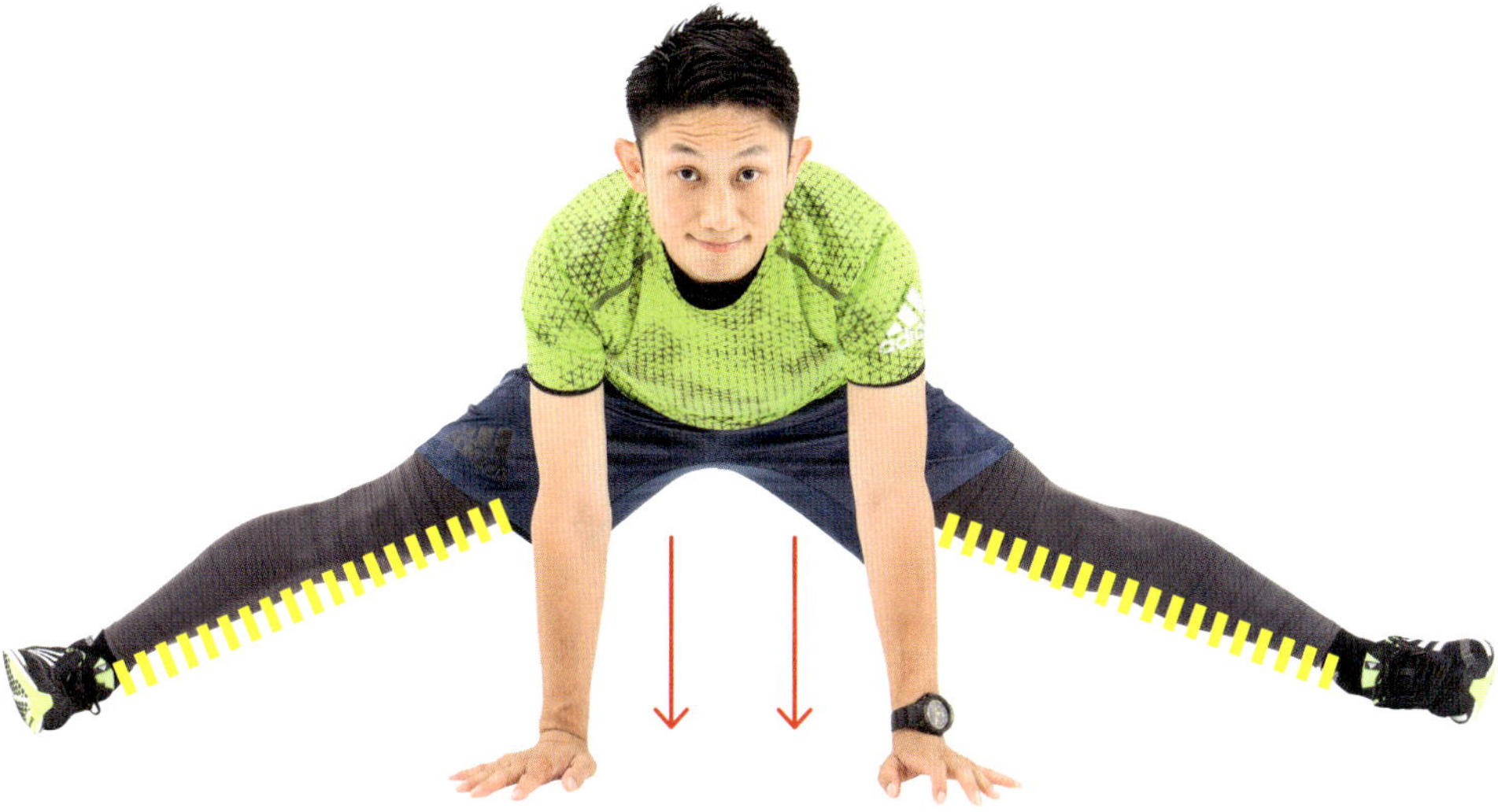

3 お尻を下ろして開脚する

お尻をつけて開脚します。できるだけ脚が体と平行になるようにしてみましょう。

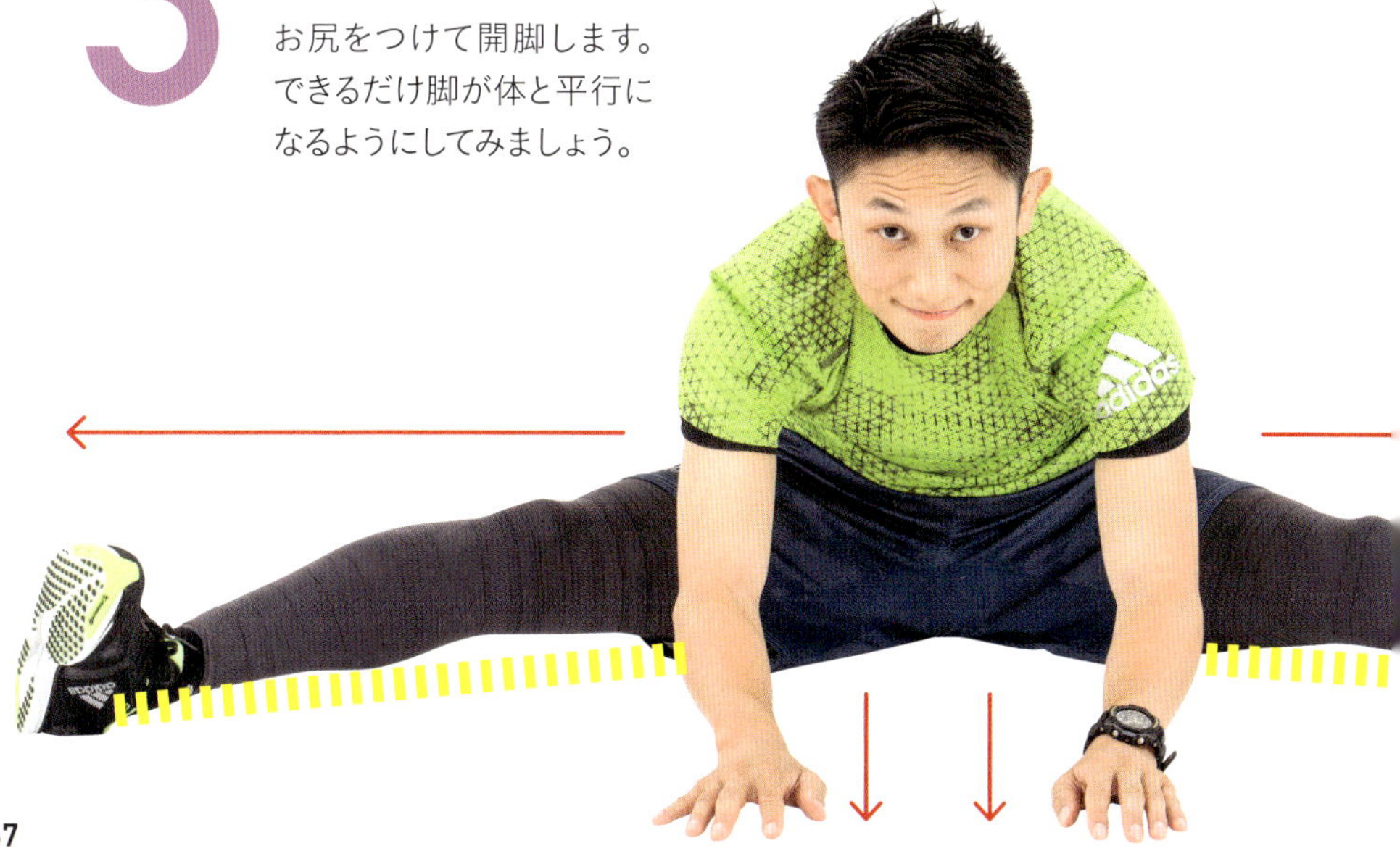

PART 03

代謝が上がる
もも裏&もも前ストレッチ

Stretch POINT

3回×3セット

☑ 1ポーズ1分ずつ伸ばす

☑ 脚を掴めない場合、できるだけ伸ばす

1 片脚を伸ばして、つま先を掴み上体を倒す

床に座った状態で片脚を伸ばして、つま先を掴みます。つま先を掴めない場合は、できるだけ腕を伸ばし、つま先に触れてください。終わったら逆側も行います。

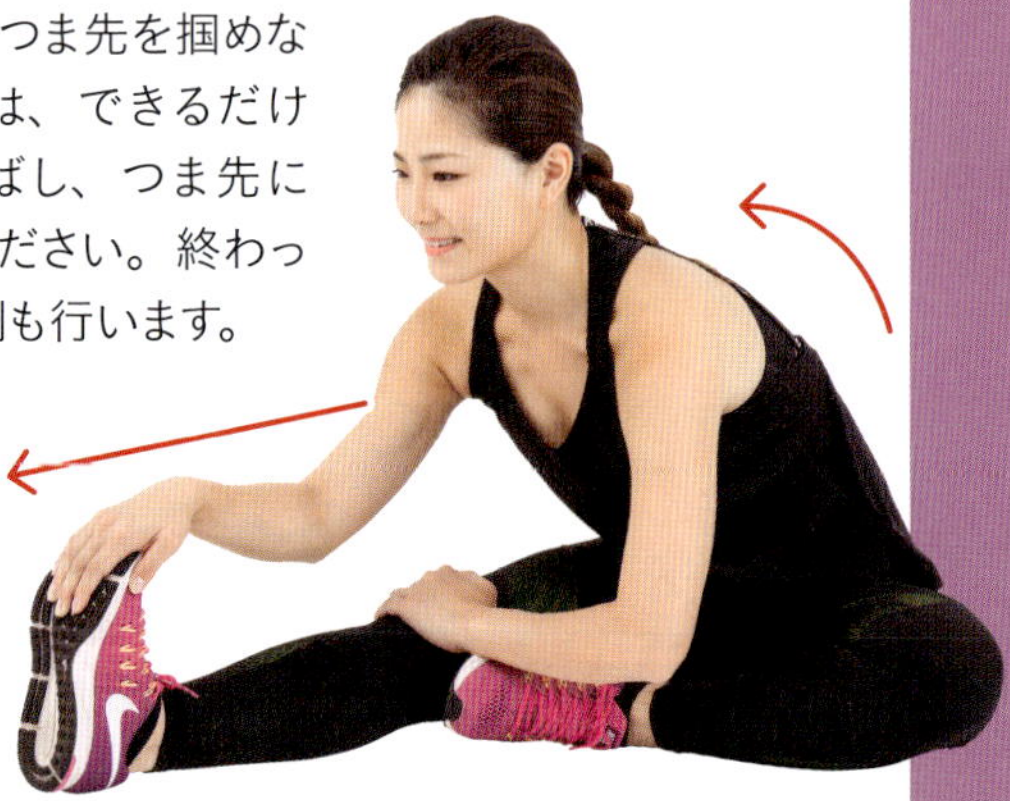

2 片脚をももに乗せ、両手でつま先を掴む

床に座った状態で片脚を伸ばし、もう一方の脚を太ももに乗せます。上体を倒して、両手でつま先を掴みましょう。終わったら逆側も行います。

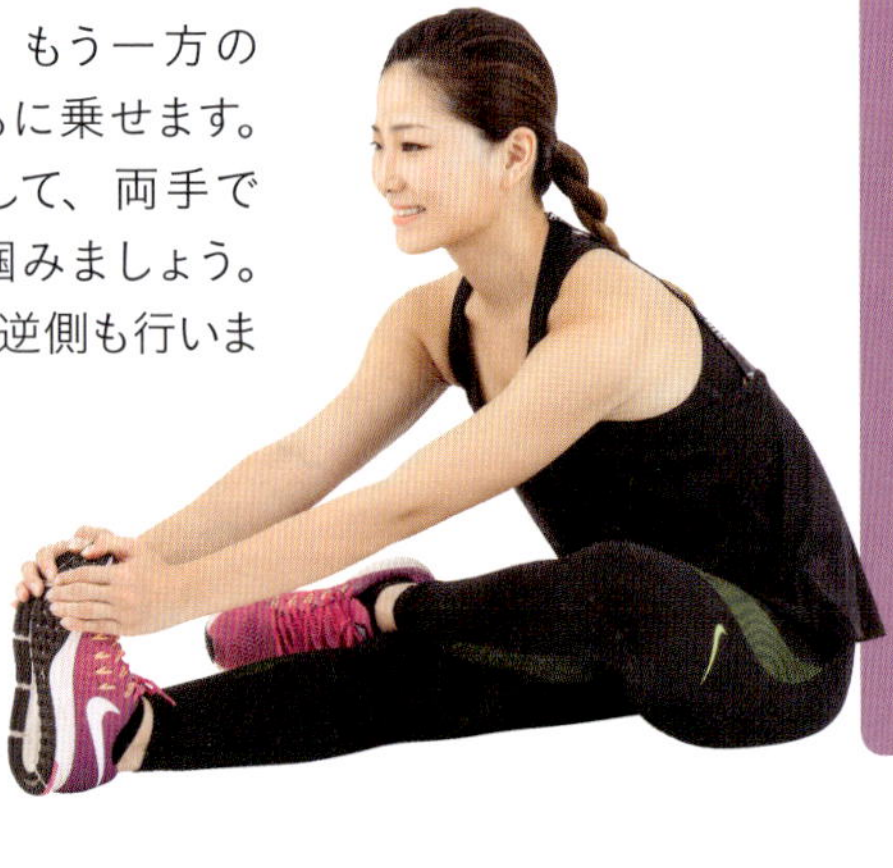

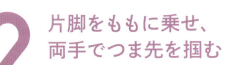

ココに効く!

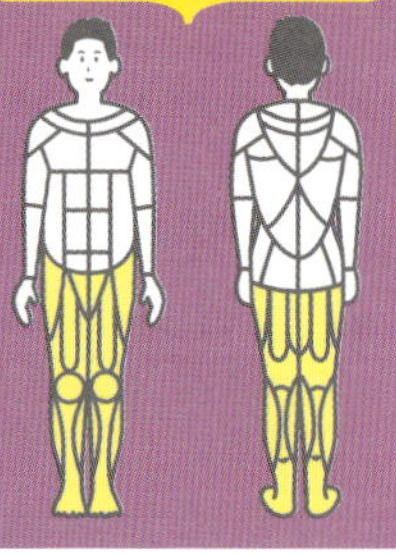

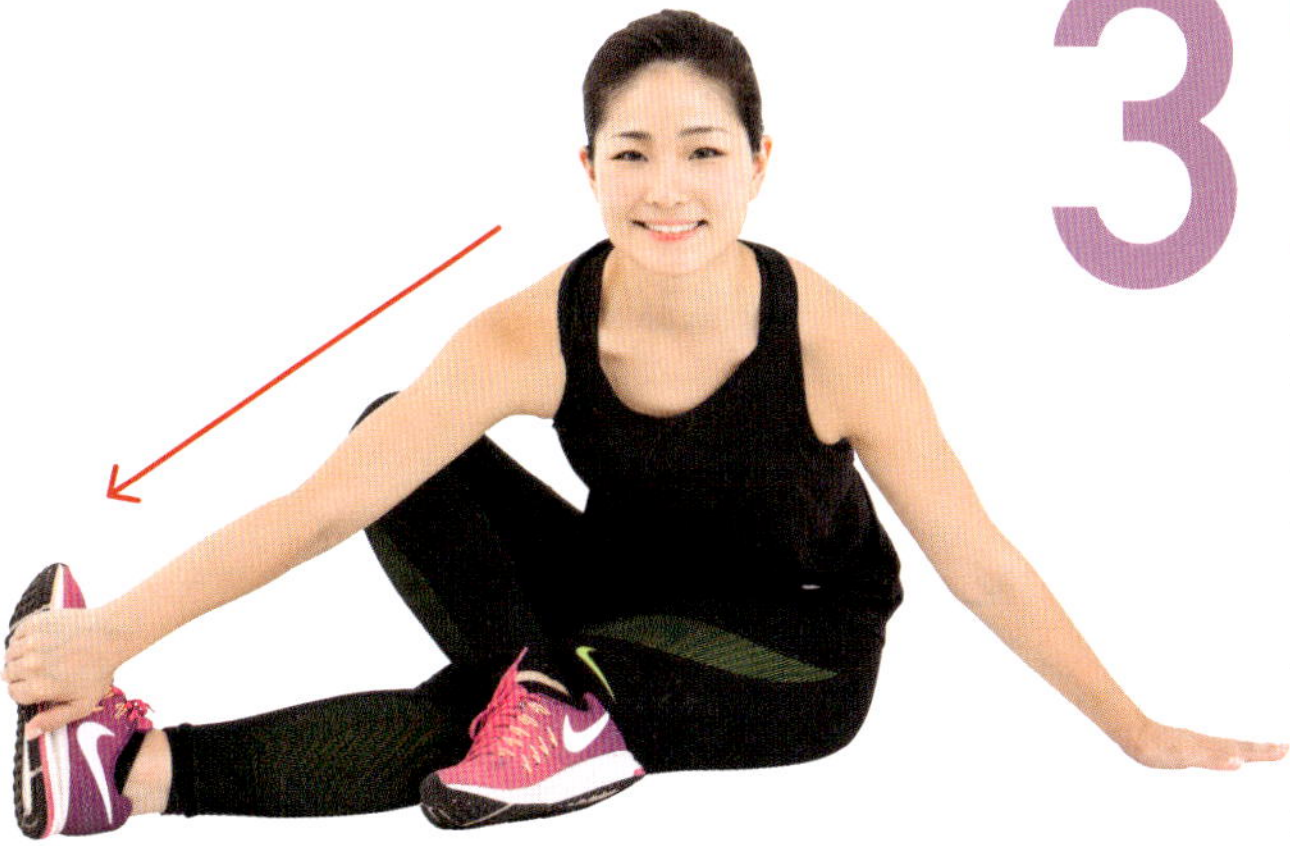

3 脚を交差して、逆側の手で足を掴む

床に座った状態で片脚を伸ばし、もう一方の脚をクロスします。胸を開いて手を床につけ、クロスした側の手で足を掴み、ももの外側を伸ばします。終わったら逆側も行います。

4 両脚を伸ばし、前屈をする

今度は、床に座った状態で両脚を伸ばし、前屈します。できれば両手でつま先を掴みます。できるだけ上体を倒していきましょう。

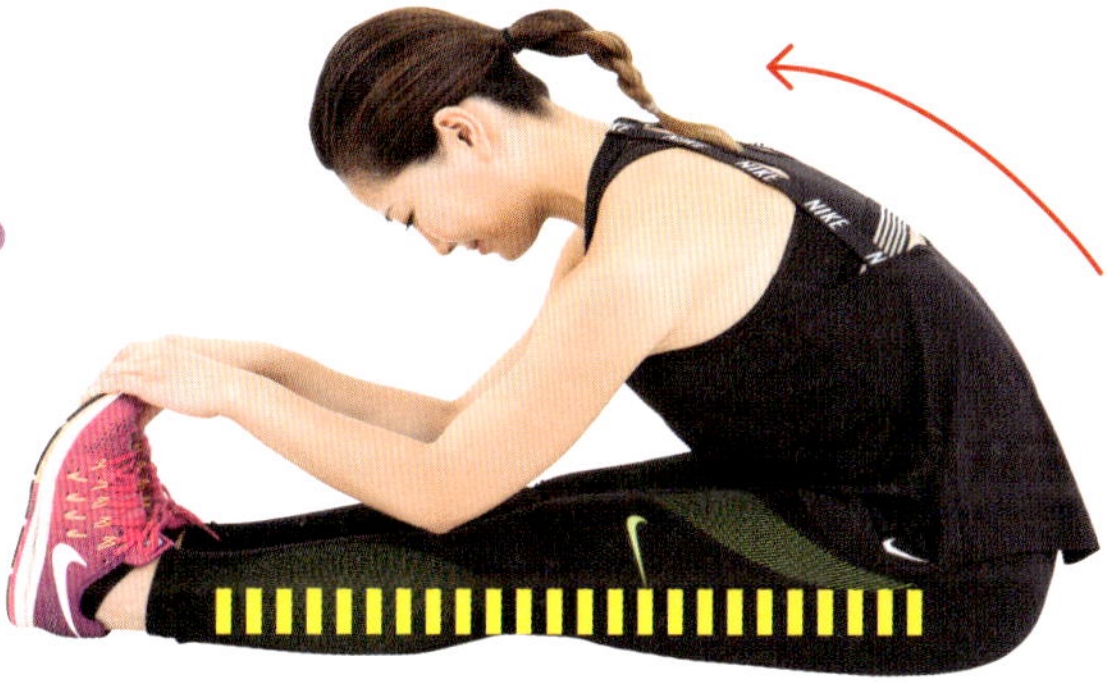

5 横になって片脚を掴む

横向けに寝転び、下の手で頭を支えます。脚を伸ばして、逆の足を手で掴み後ろに引っ張ります。体がブレないようにして、もも前と股関節を伸ばしましょう。終わったら逆側も行います。

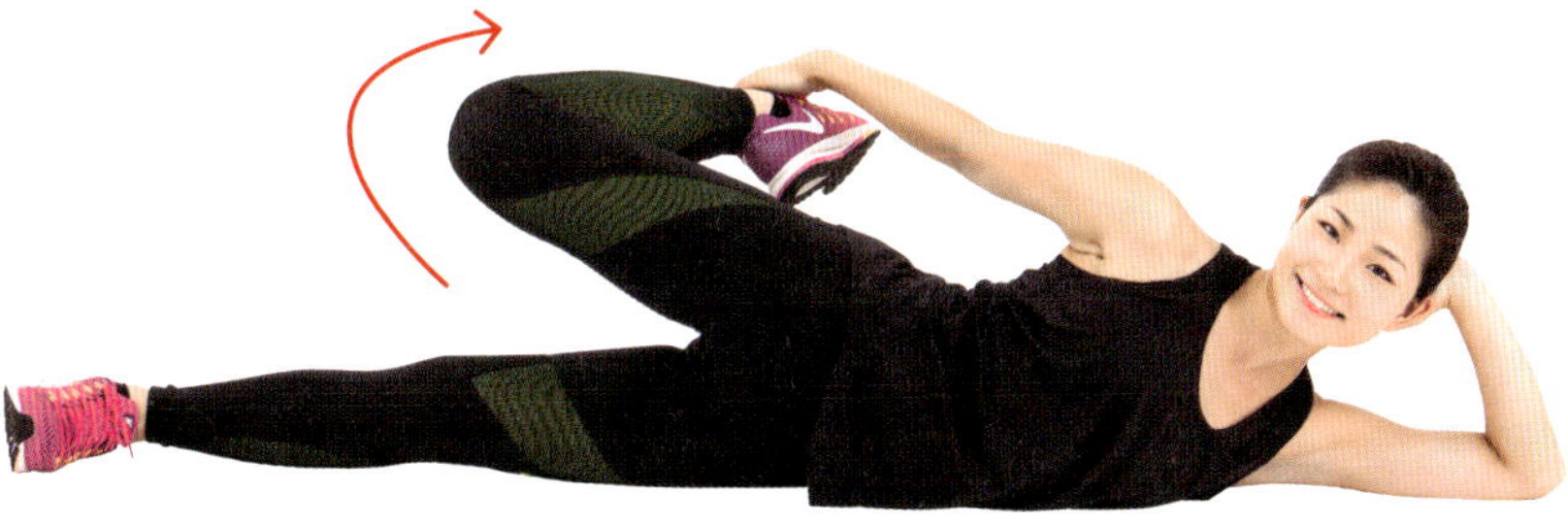

PART 04

代謝が上がる
もも裏ストレッチ

Stretch POINT

3回 × 3セット

- ☑ハンドタオルを用意する
- ☑❷と❸を３分ずつ行う

1 座った状態で足裏にタオルをひっかける

床に座った状態で、タオルを手に持ち、片足の裏にひっかけます。

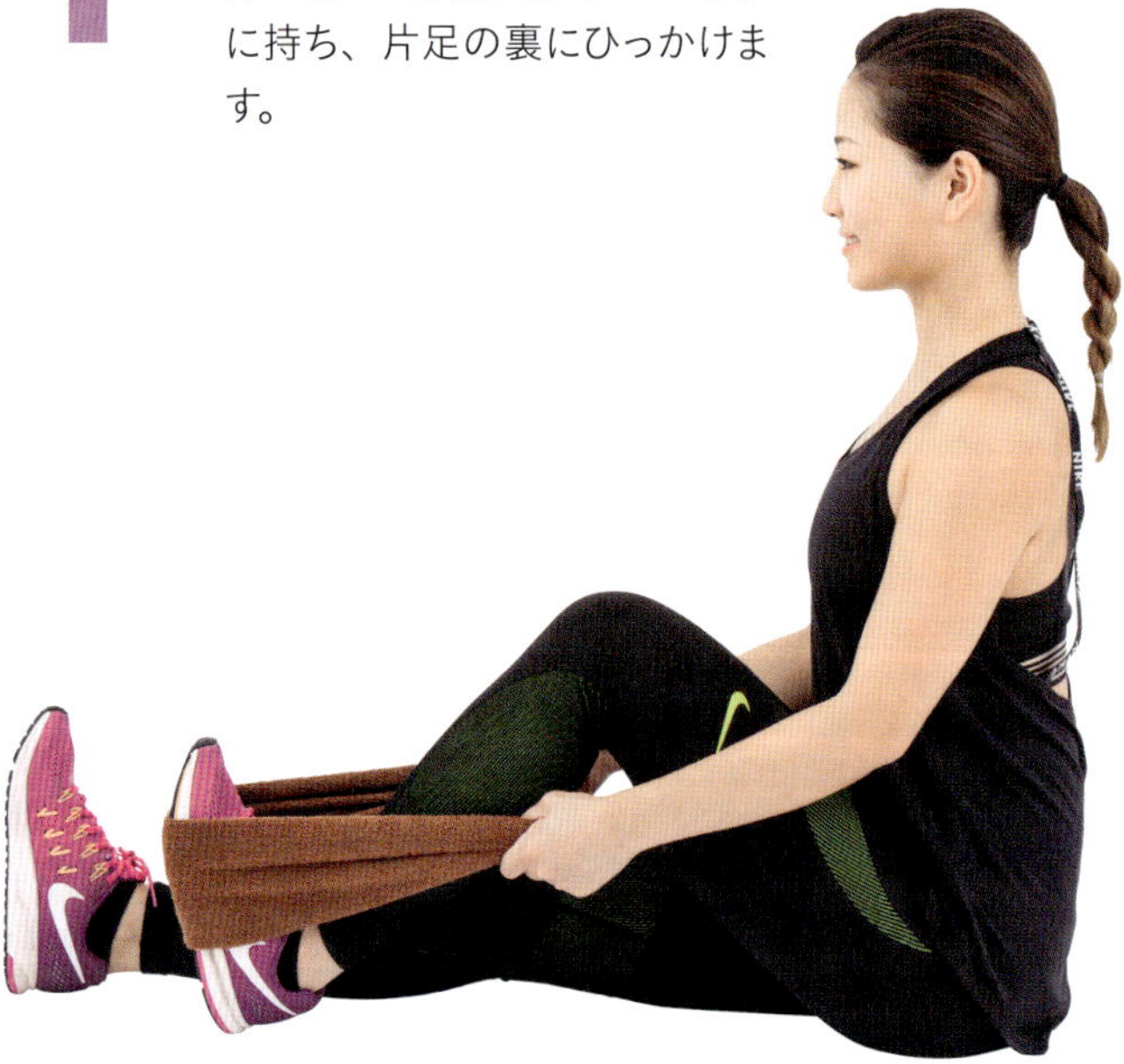

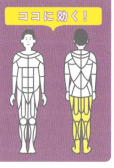

ココに効く！

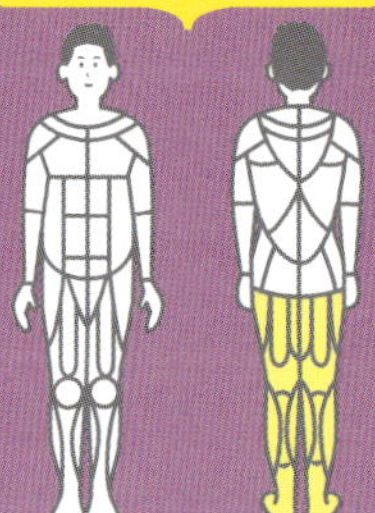

2 上体を倒しながら脚を伸ばし、タオルで引く

上体を倒しながら、タオルがかかった脚を上に伸ばします。もも裏からふくらはぎにかけてを気持ちよく伸ばしていきましょう。

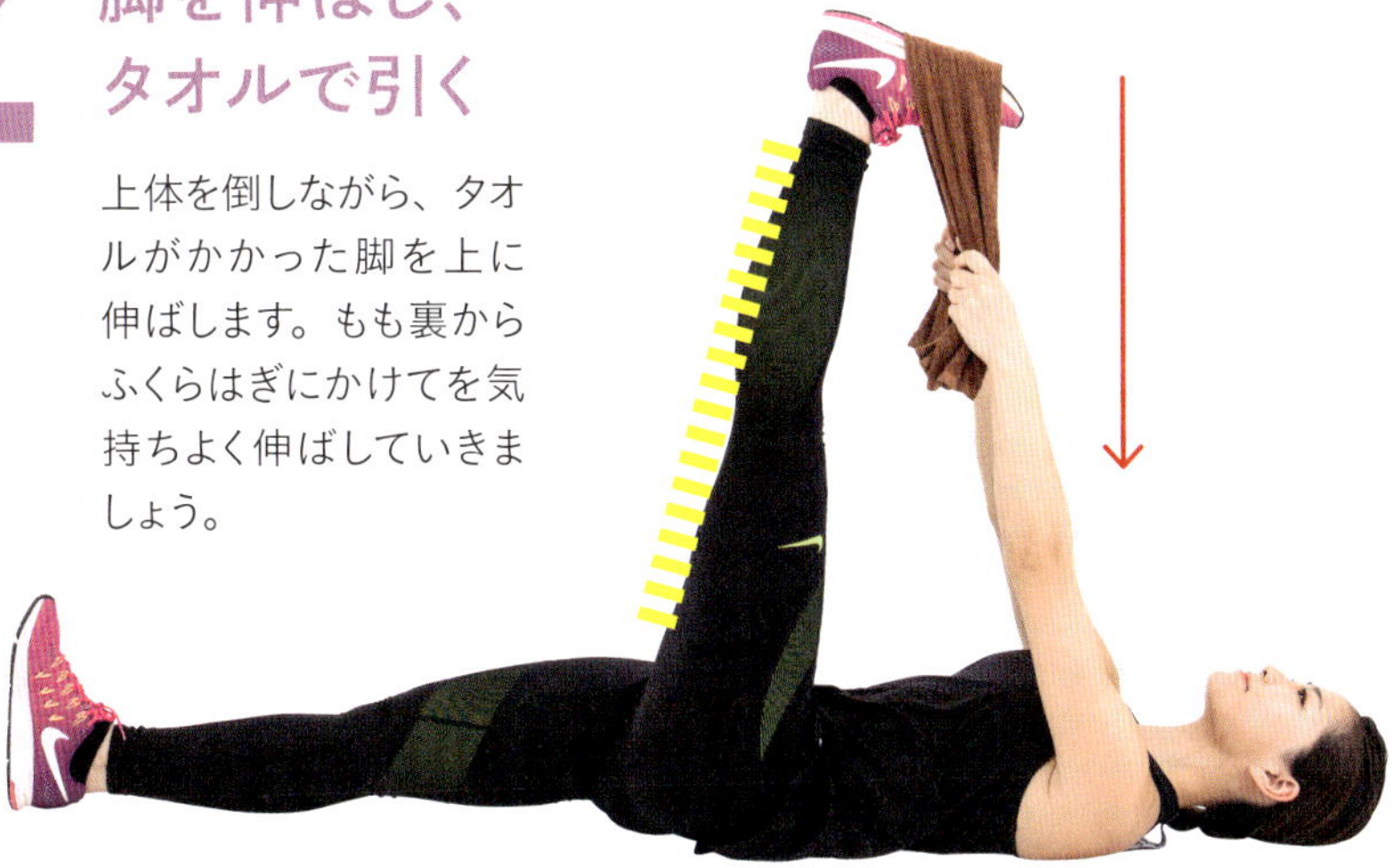

3 ヒザを曲げて、もも裏を伸ばす

2の状態から、ヒザを曲げてさらにもも裏を伸ばしていきます。大きく腹式呼吸をしながら行うことで、もも裏がさらに伸びていきます。終わったら、逆脚も1～3まで行いましょう。

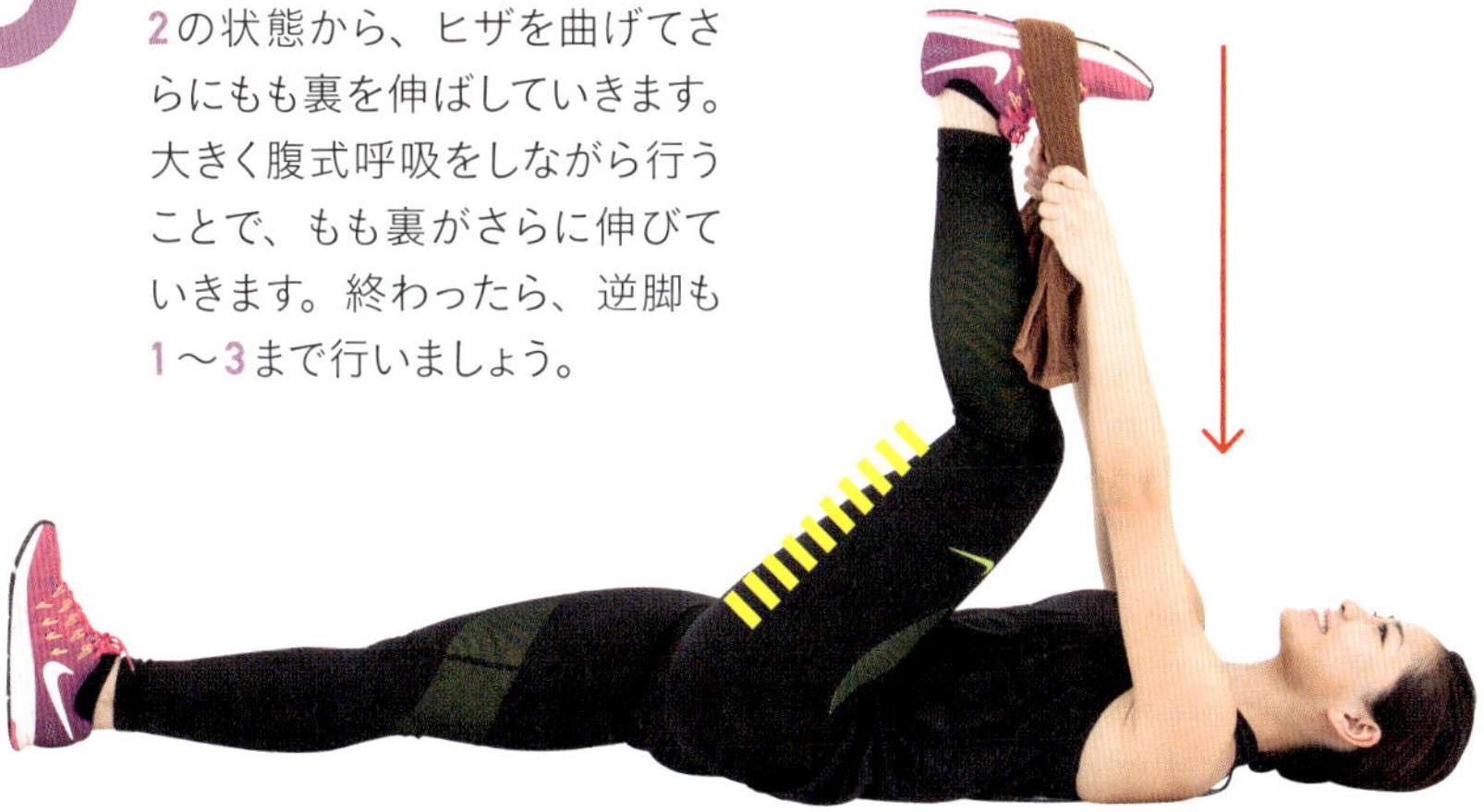

PART 05

睡眠の質を上げる

首ゆるゆるストレッチ

Stretch POINT

3回×3セット

☑ 1ポーズ30秒ずつ行う

☑ 首のどの部分が伸びているかを意識する

1 仰向けになり、側頭部を手で押さえ、首を倒す

仰向けになり、リラックスします。片手をお尻に当て、もう片方の手で首を横に引っ張ります。

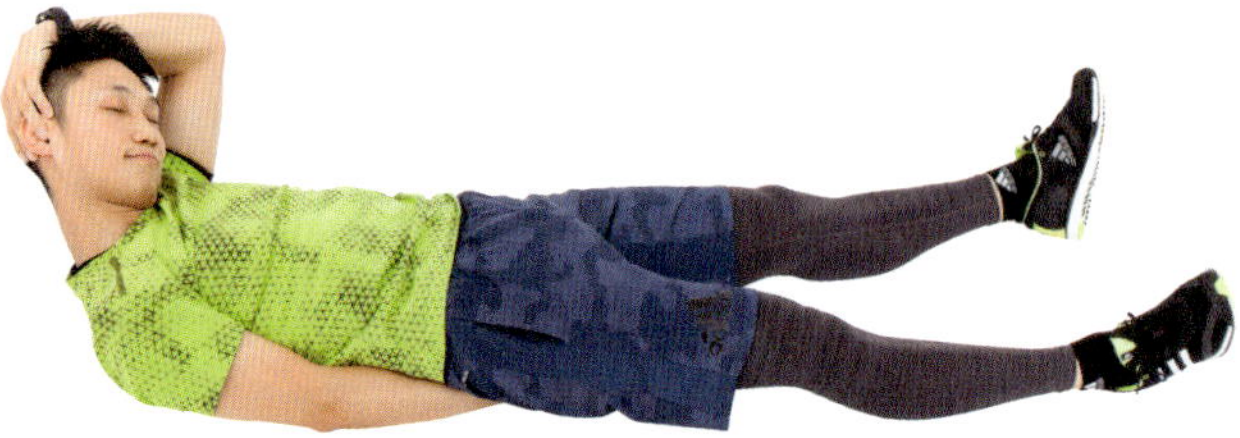

2 首の後ろを手で押し上げて伸ばす

仰向けの状態で、首と頭蓋骨の境目に親指を当て、首だけ持ち上げるようにして首裏をほぐしていきます。

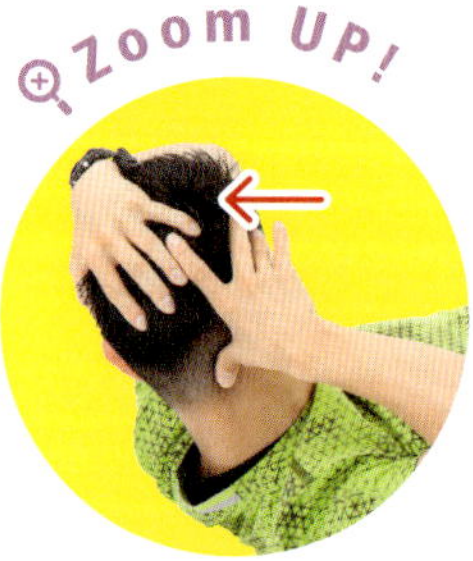

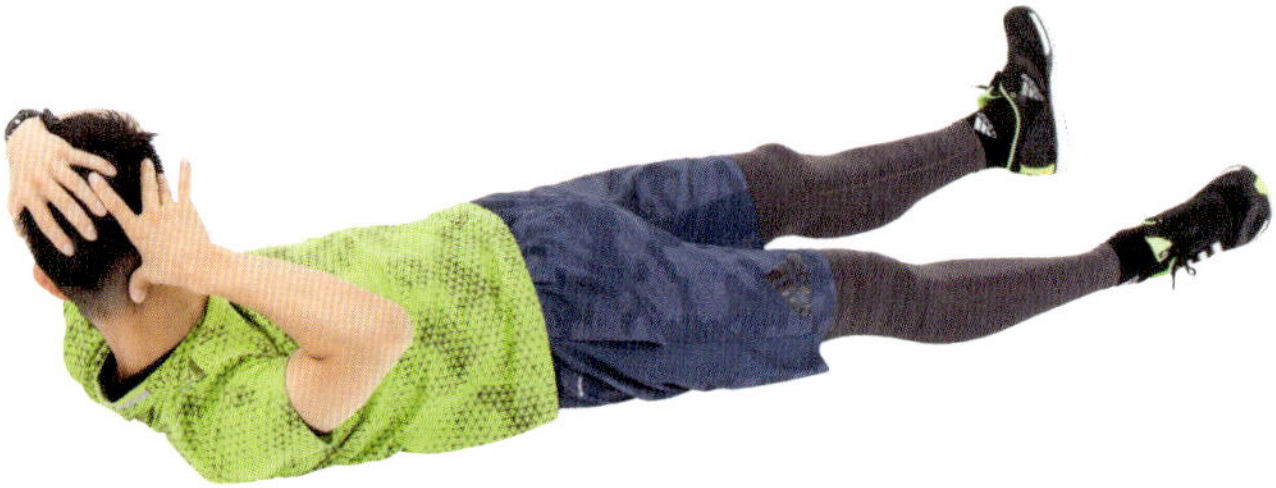

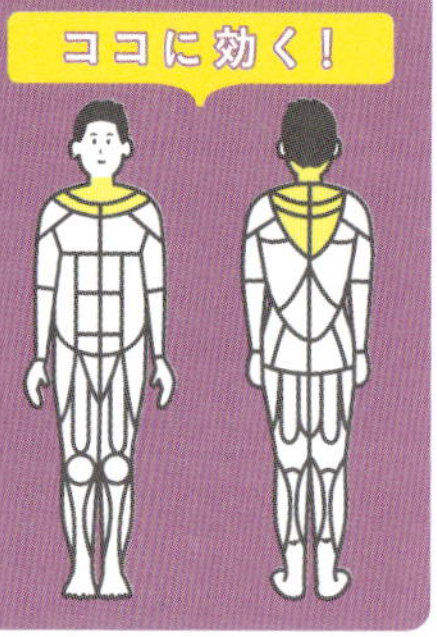

3 後頭部を抱え、首を前に倒す

仰向けの状態で、両手で後頭部を抱え、首だけを前に倒して首裏全体を伸ばしていきます。

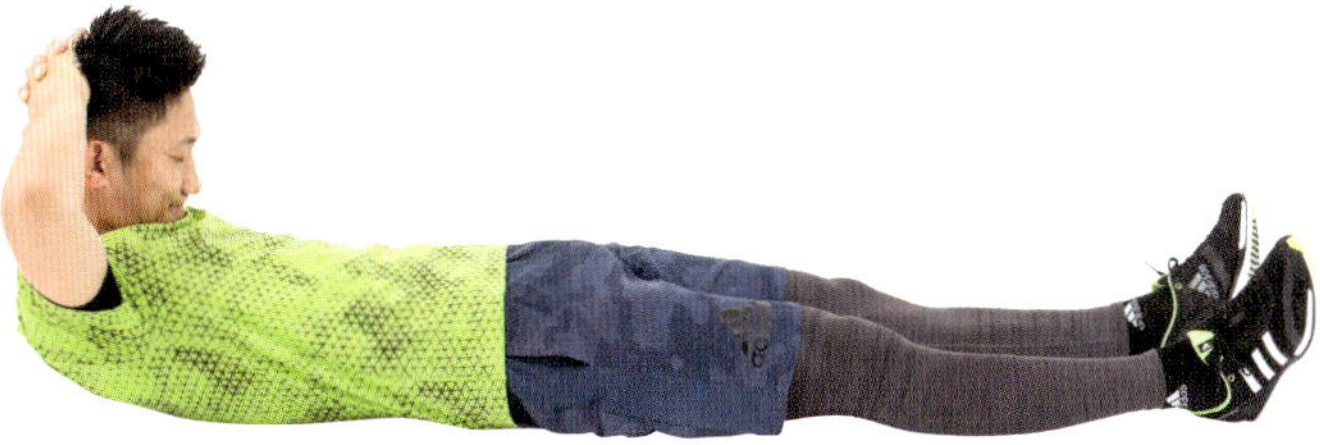

4 アゴを手で横から押す

仰向けの状態で、片手で首を横から押し、首の前の部分を伸ばしていきます。

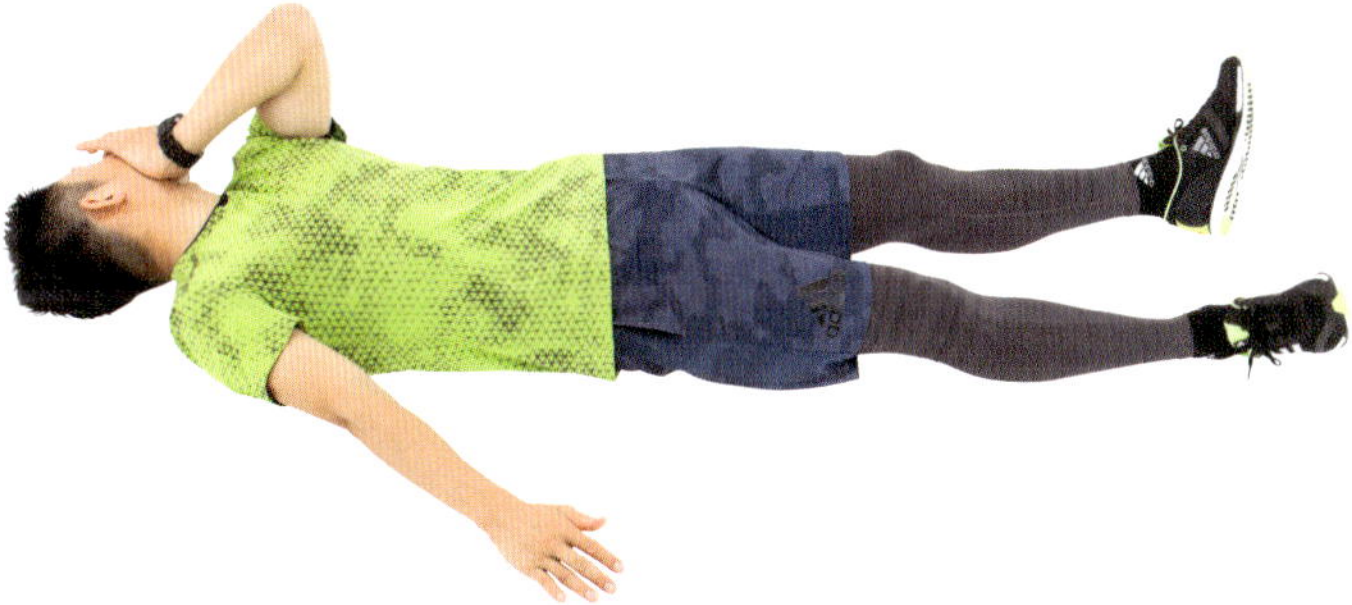

5 アゴを手の平で押し上げる

仰向けの状態で、アゴの下に両方の手の平を当て、上に持ち上げるように押し上げます。終わったら1から逆側も行います。

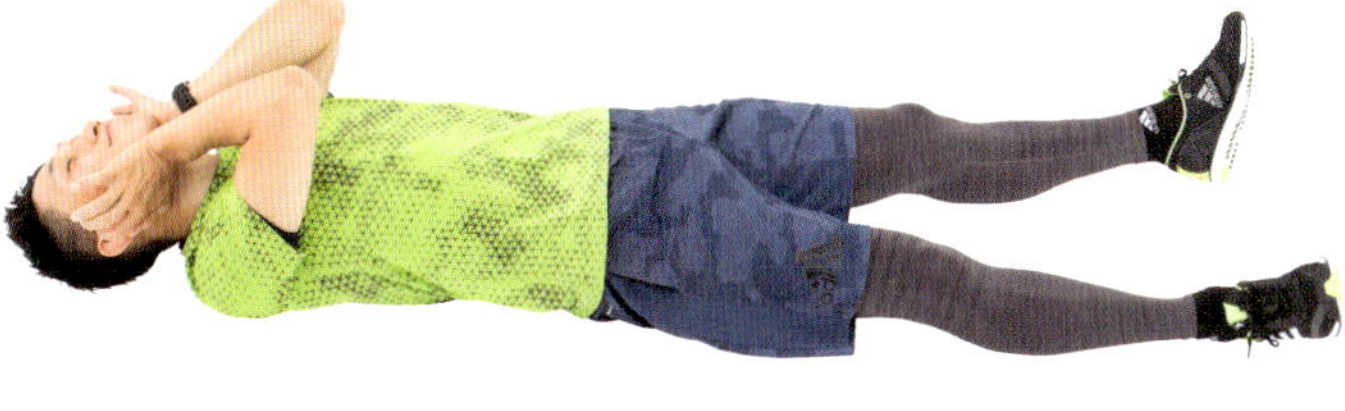

PART 06

硬い体をやわらかくする

お尻ゆるゆるストレッチ

Stretch POINT

3回×3セット

☑ 1ポーズ1分ずつ伸ばす

☑ お尻が伸び、ゆるんでいるのを意識する

1 上体を起こして座り、もも上に脚を乗せる

上体を起こして床に座り、もも上に足を乗せ、お尻を伸ばします。

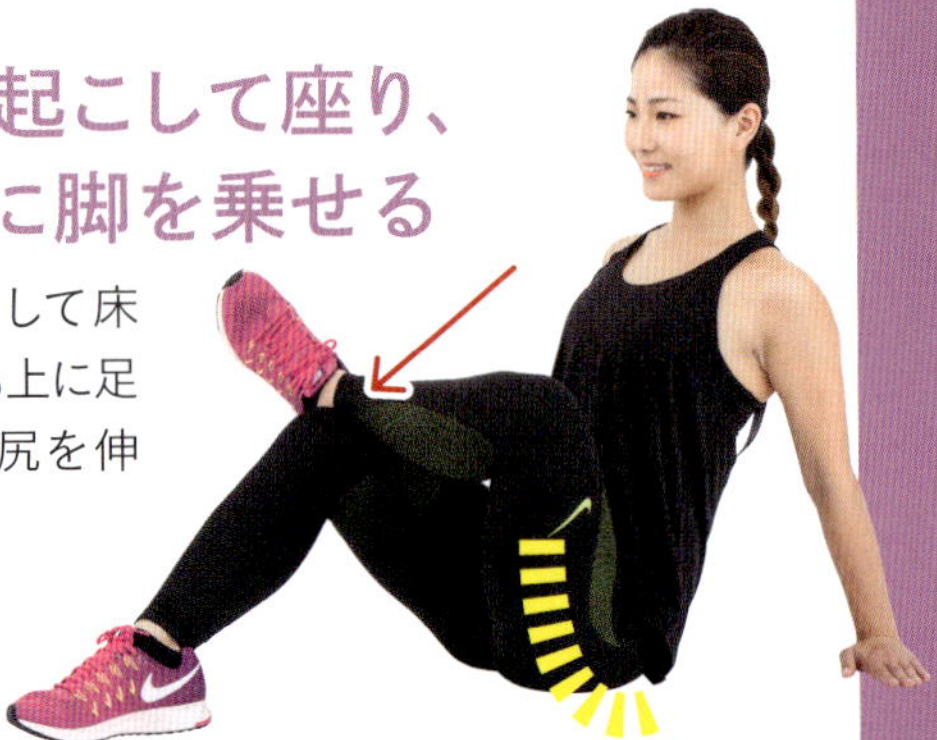

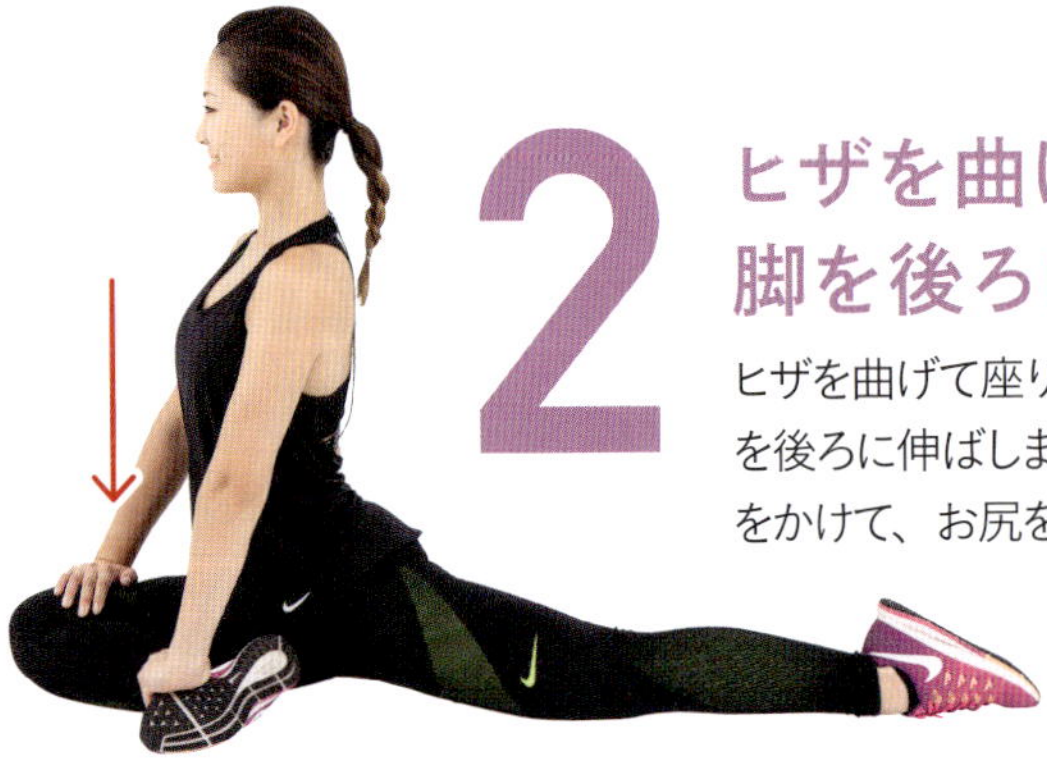

2 ヒザを曲げ、脚を後ろに伸ばす

ヒザを曲げて座り、もう一方の脚を後ろに伸ばします。お尻に体重をかけて、お尻を伸ばしましょう。

3 寝ながらヒザを胸に寄せる

仰向けの状態で、ヒザを胸に引き寄せます。手で抱きかかえ、お尻を伸ばしていきましょう。

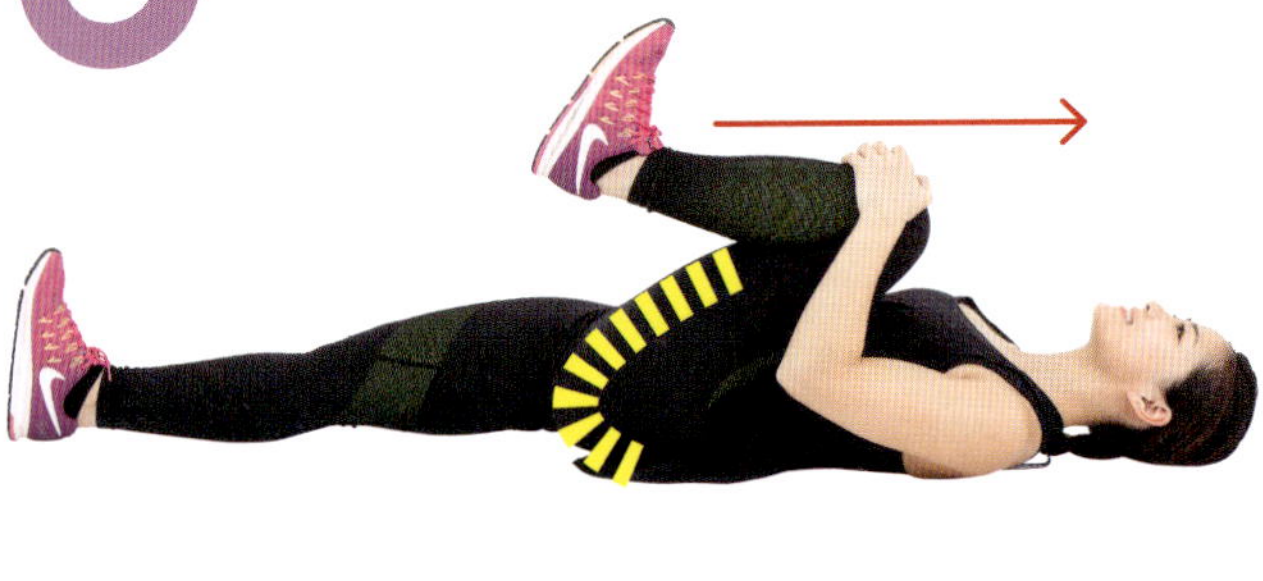

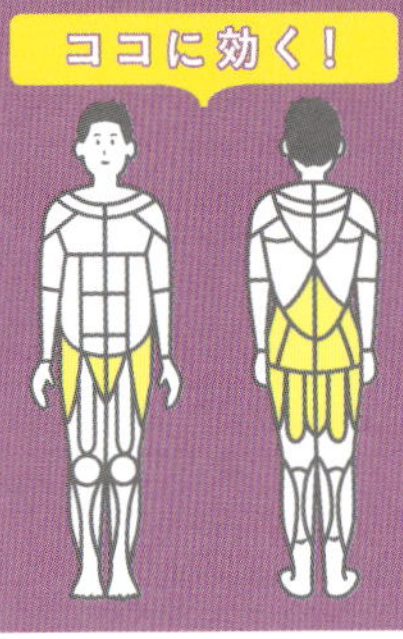

4 上体を起こして、脚をクロスする

上体を起こした状態で床に座り、脚をクロスします。クロスした側のお尻が伸びているのを感じながらキープしましょう。

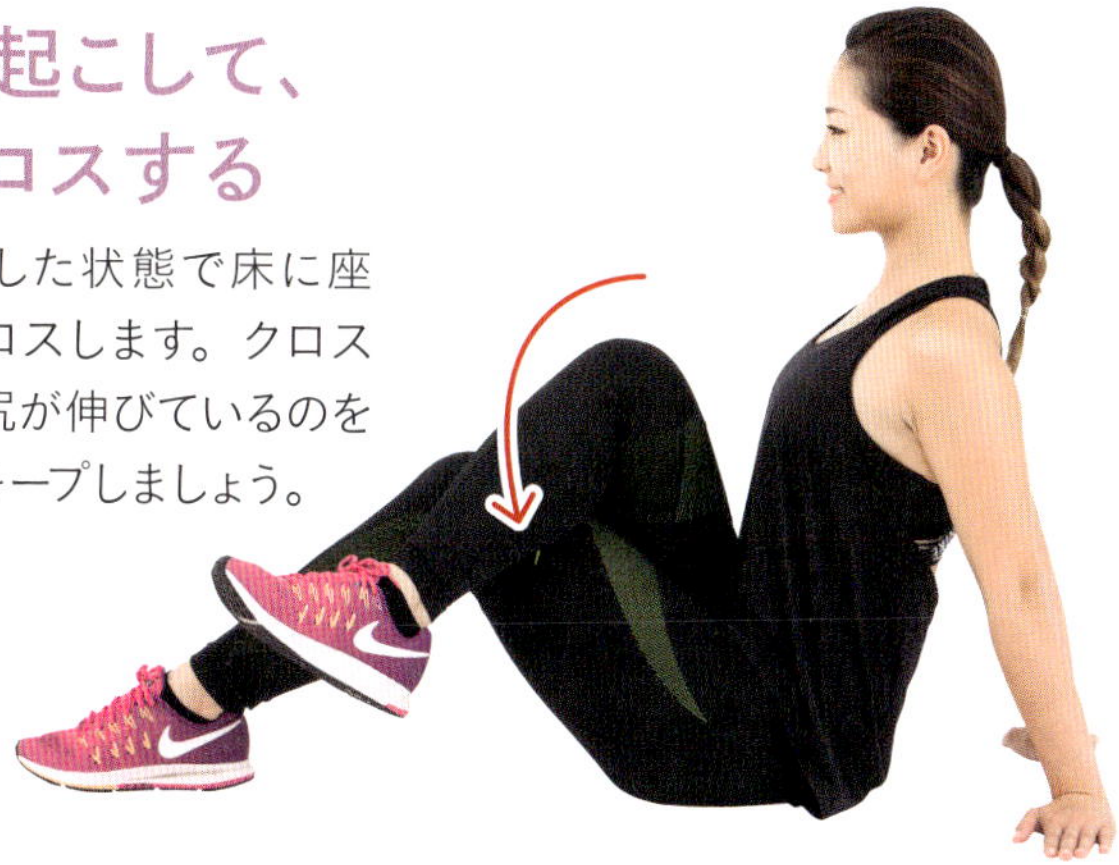

5 脚をクロスして、引き寄せる

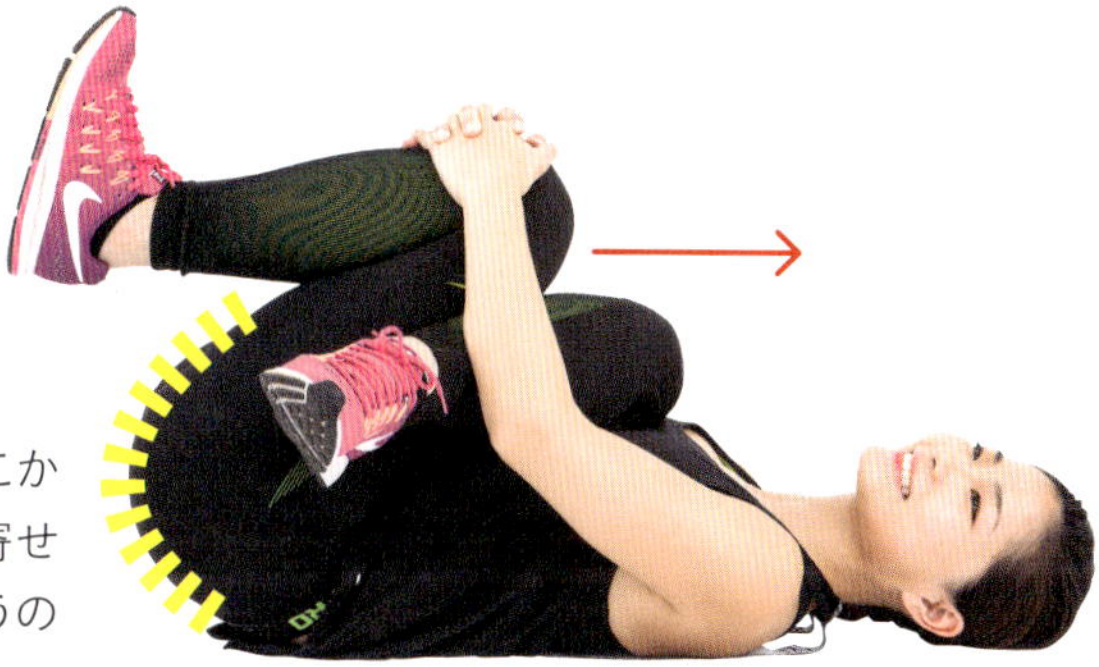

脚をクロスして仰向けになります。そこから下の脚のヒザを両手で抱え、引き寄せましょう。外側にヒザを曲げているほうのお尻が伸びていきます。

6 股から腕を入れ、さらに引き寄せる

今度は股から腕を入れて、外側にヒザを曲げている脚をさらに曲げ、よりお尻を伸ばしていきます。少し強めの力で引き寄せましょう。終わったら逆側も1から行います。

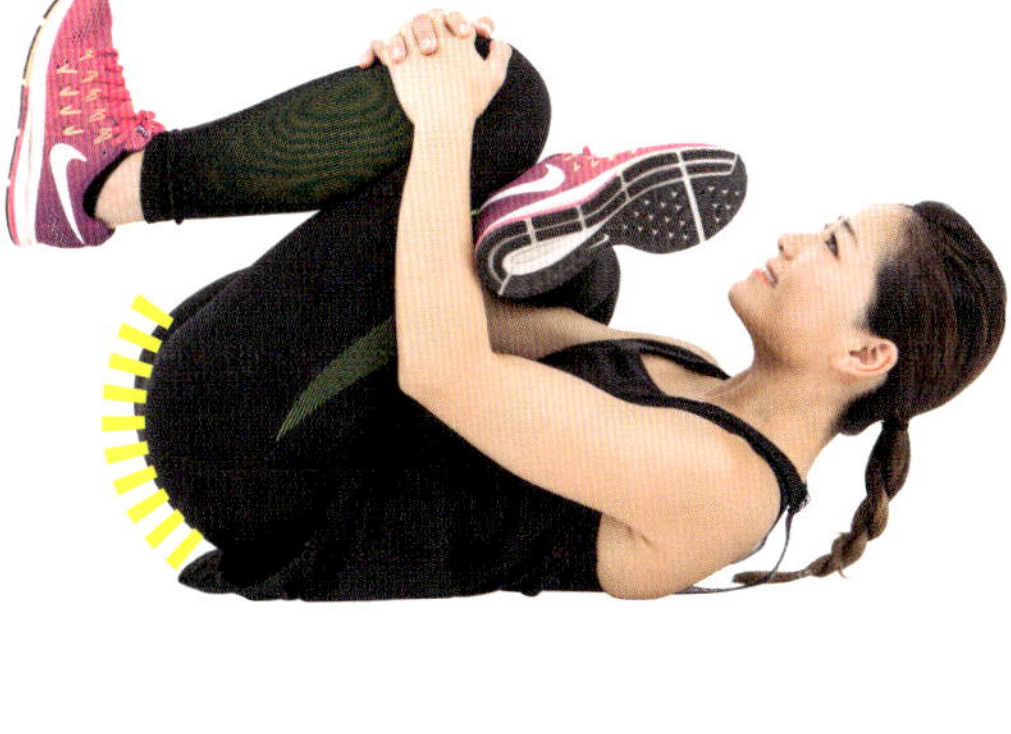

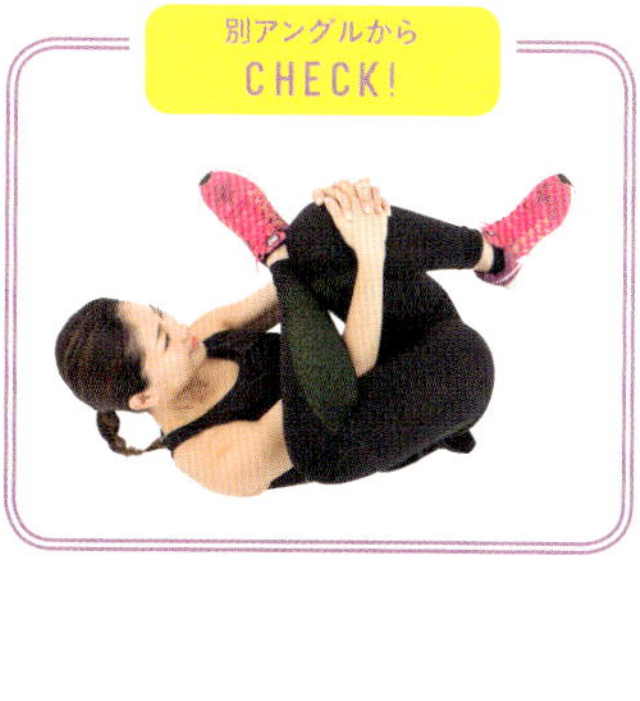

PART 07

ゴルフスコアが上がる

腕と肩の可動域ストレッチ

ココに効く!

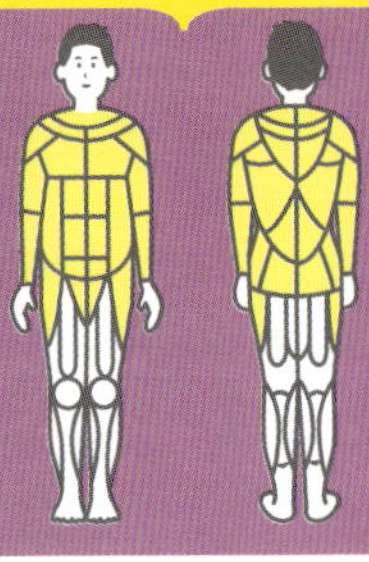

Stretch POINT

3回×3セット

☑タオルを使い、腕、肩、腰の可動域を広げる

☑反動を使い1ポーズを10秒間繰り返す

1 上体を横へ倒す

姿勢を正して立ち、タオルを両手で引っ張ったまま頭上に上げます。そこからできる限り横に倒しましょう。これを10秒間何度も左右交互に繰り返します。

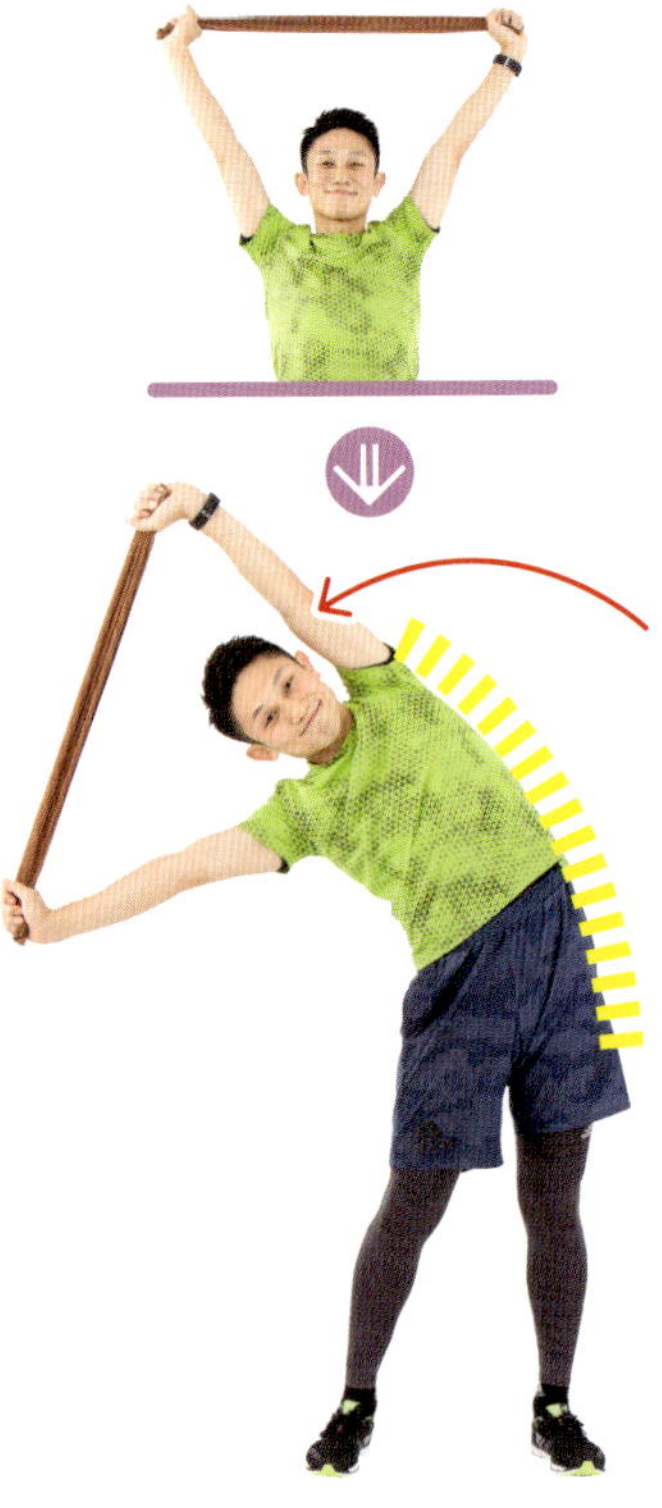

2 上体を前から後ろへ回す

姿勢を正して立ち、タオルを水平に引っ張ったまま、体を前から後ろに勢いよく回していきます。10秒間何度も左右交互に繰り返します。

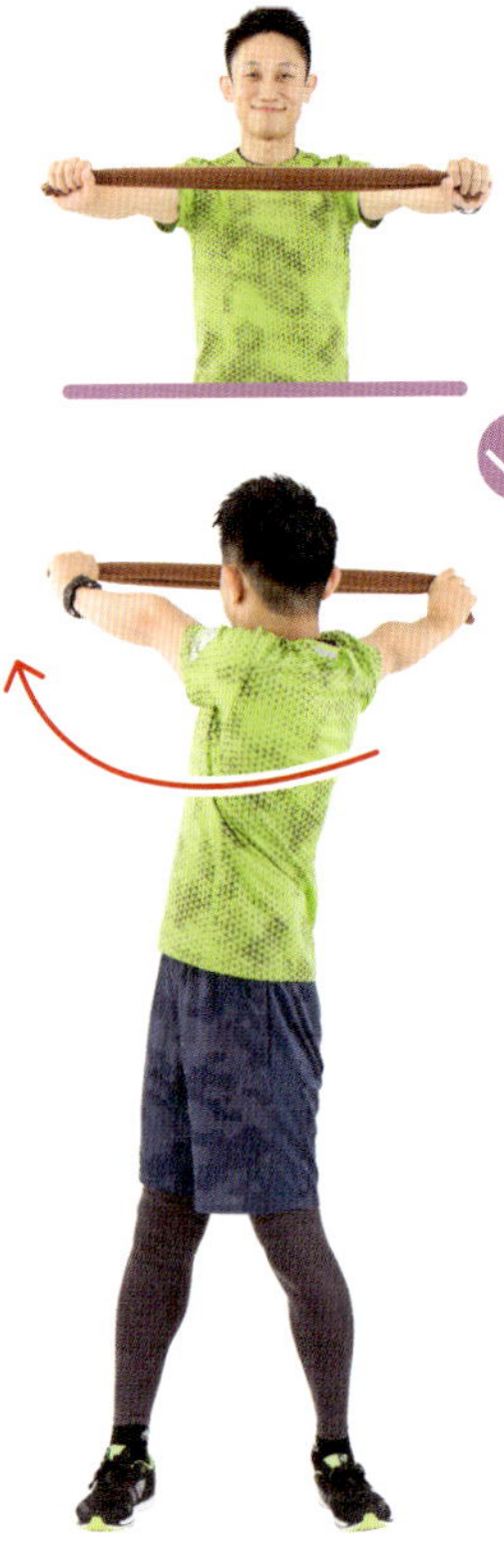

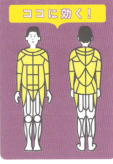

3

体を斜めにひねる

姿勢を正して立ち、タオルを水平に引っ張ったまま、タオルを腰横に。その状態から勢いよく斜め上にひねっていきます。10秒間何度も左右交互に繰り返します。

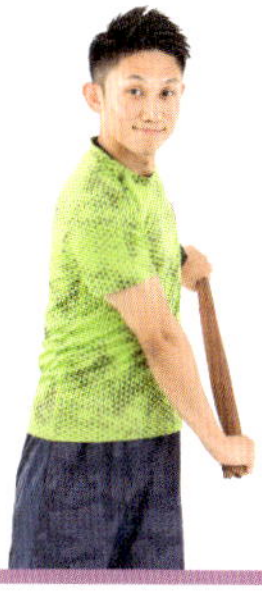

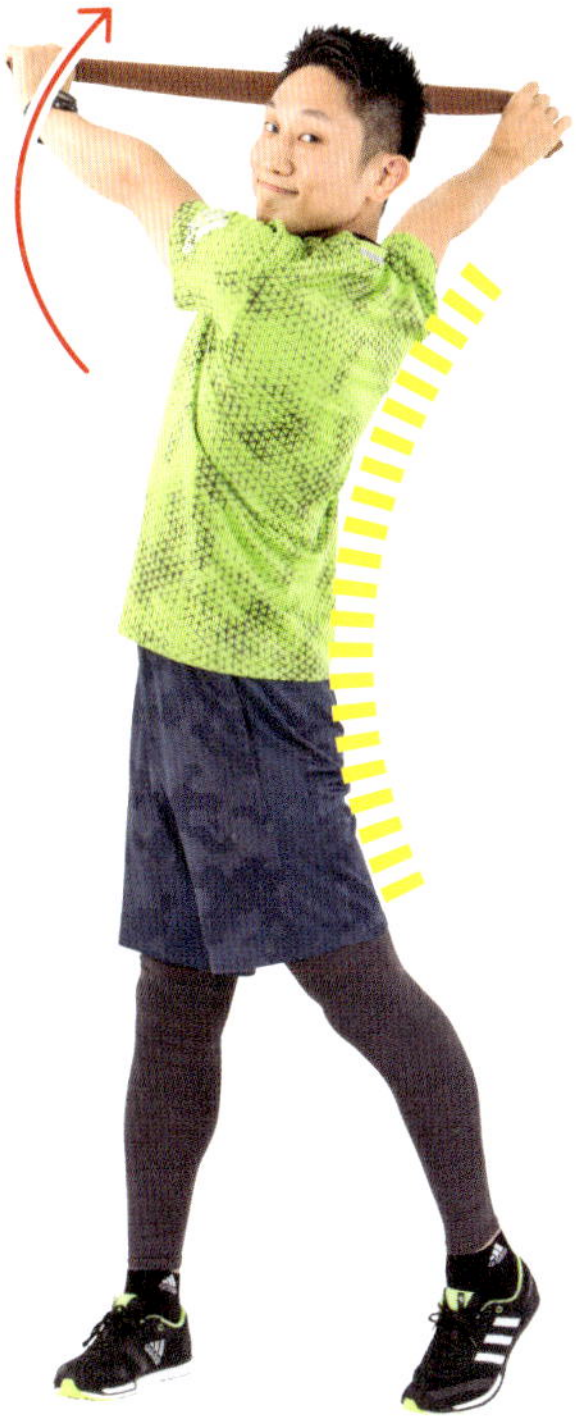

4

頭上から肩に下ろす

姿勢を正して立ち、タオルを水平に引っ張ったまま、頭上から肩に下ろしていきます。これも10秒間何度も左右交互に繰り返します。

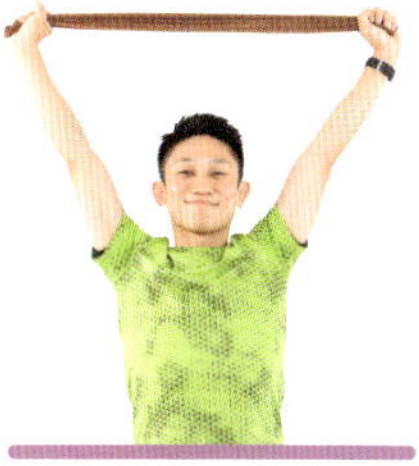

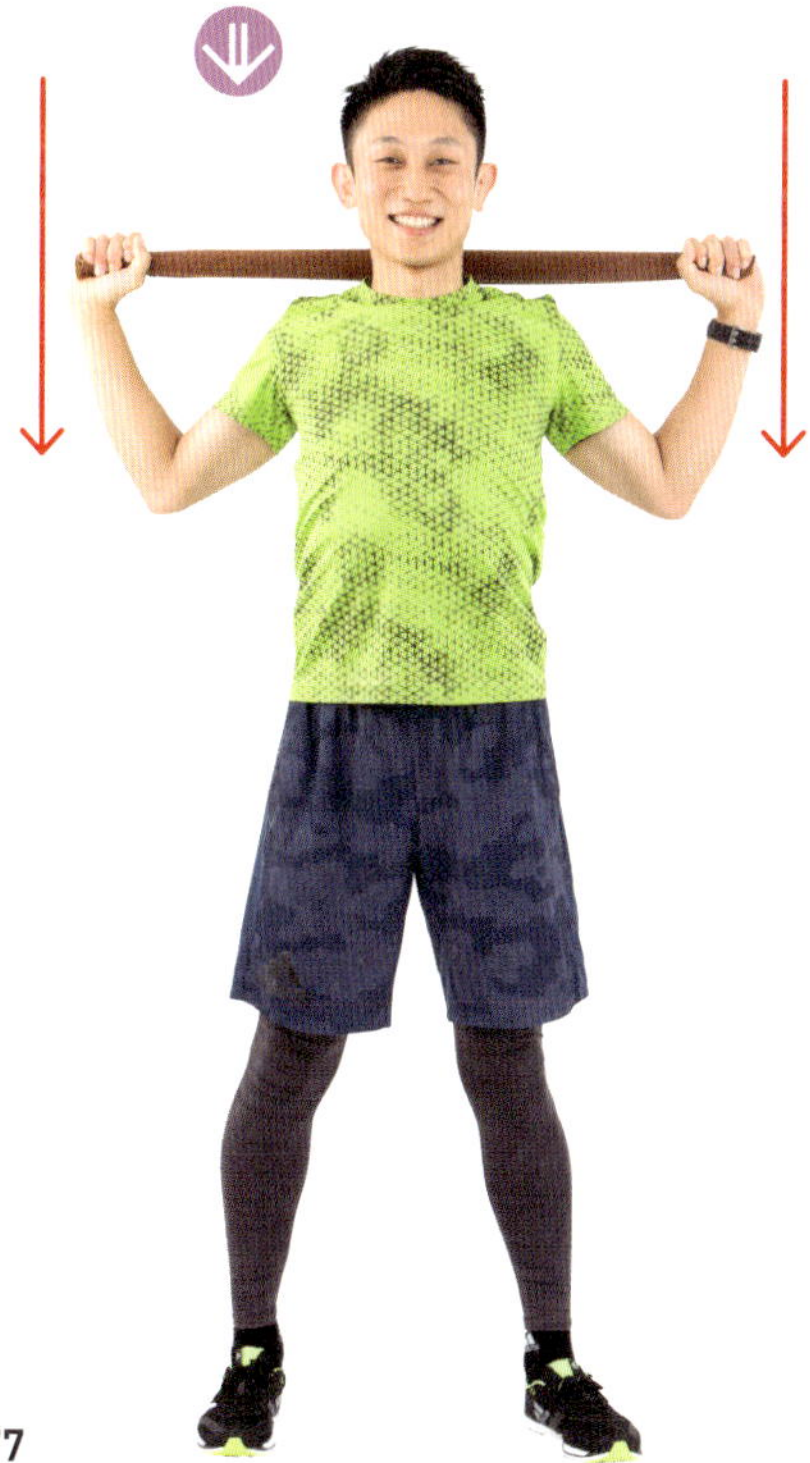

PART

08

ウエストを引き締める

体幹準備ストレッチ

Stretch POINT

3回
×
3セット

☑ 1ポーズ1分ずつ伸ばす

☑ 脱力し、ゆったりした呼吸をしながら行う

1 脚をクロスして ヒザを引き寄せる

脚を伸ばして床に座り、片脚をクロスしてヒザを引き寄せます。大きく腹式呼吸を行い、お腹を強くヘコませましょう。

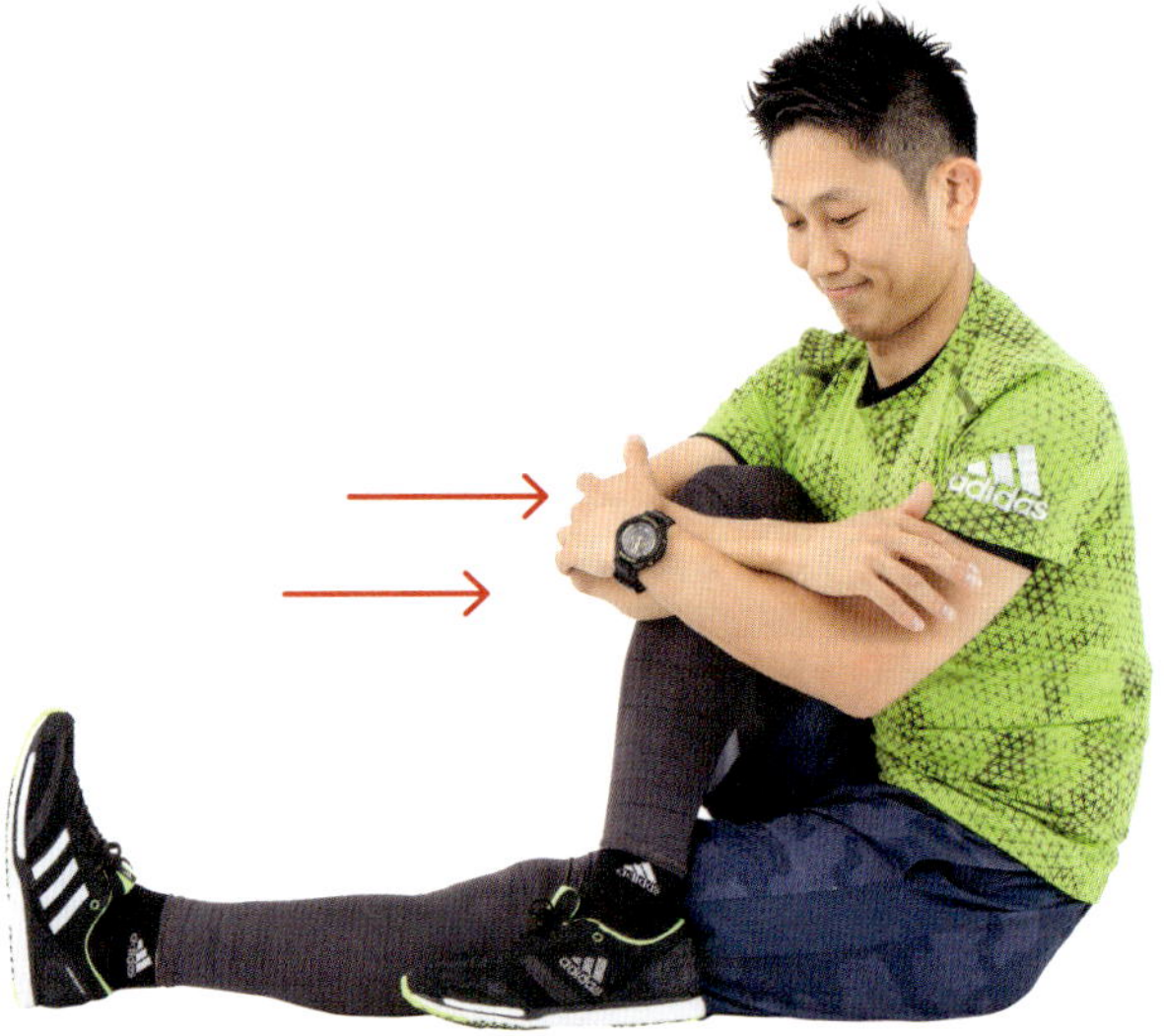

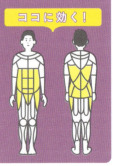

ココに効く!

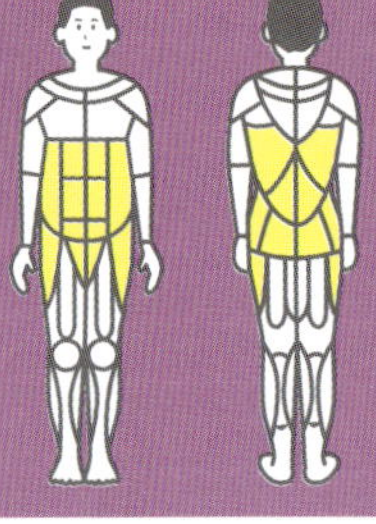

2 上体をひねり、手首でヒザを引き寄せる

1の状態から、体を横にひねりながら手首でヒザを引き寄せます。

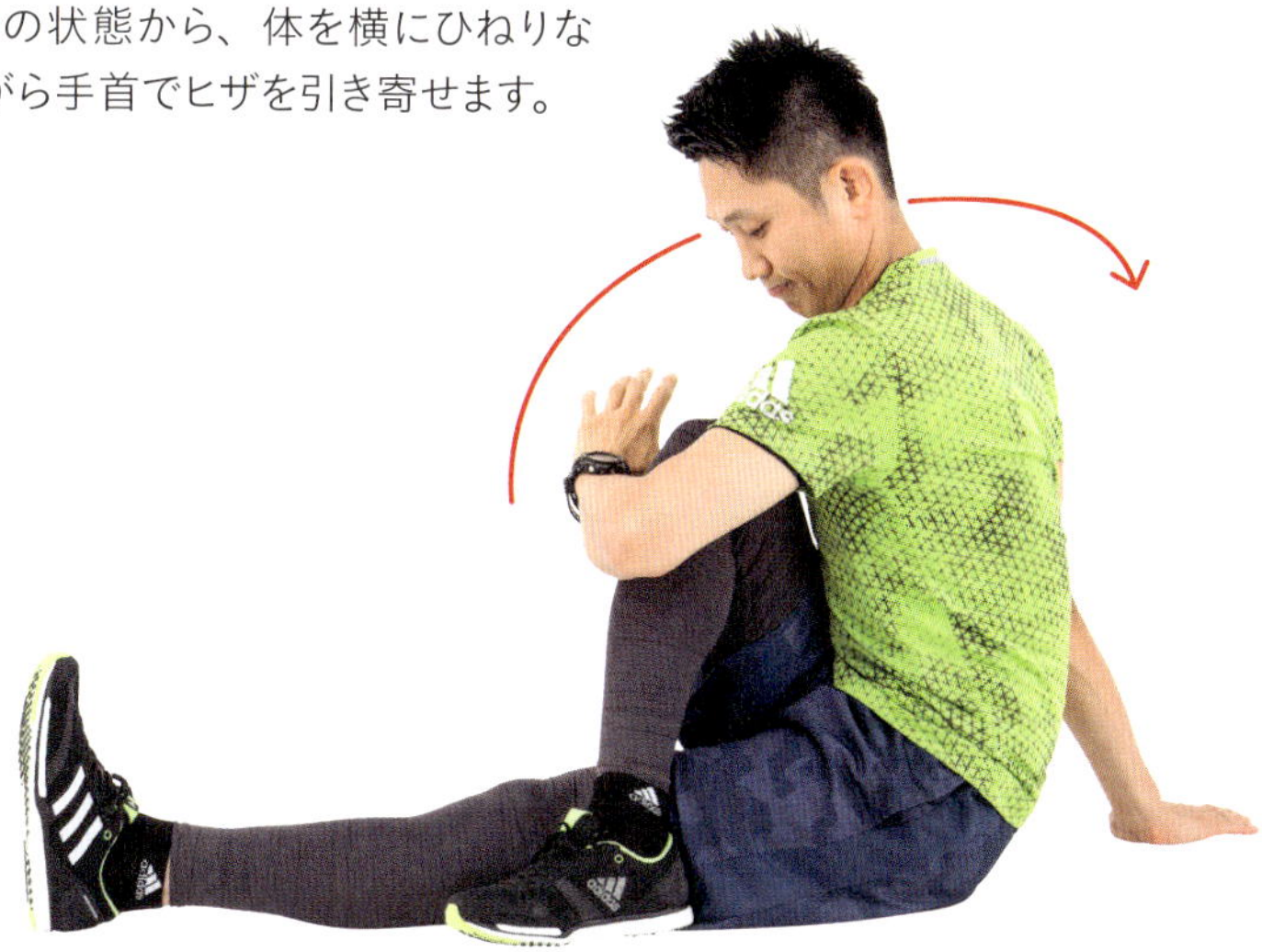

3 肘でヒザを押しながら、上体をさらにひねる

2の状態から、さらに上体を後ろにひねり、肘でヒザを押していきます。終わったら、1から逆側も同じように行っていきましょう。

POINT

上半身と下半身を逆にひねる

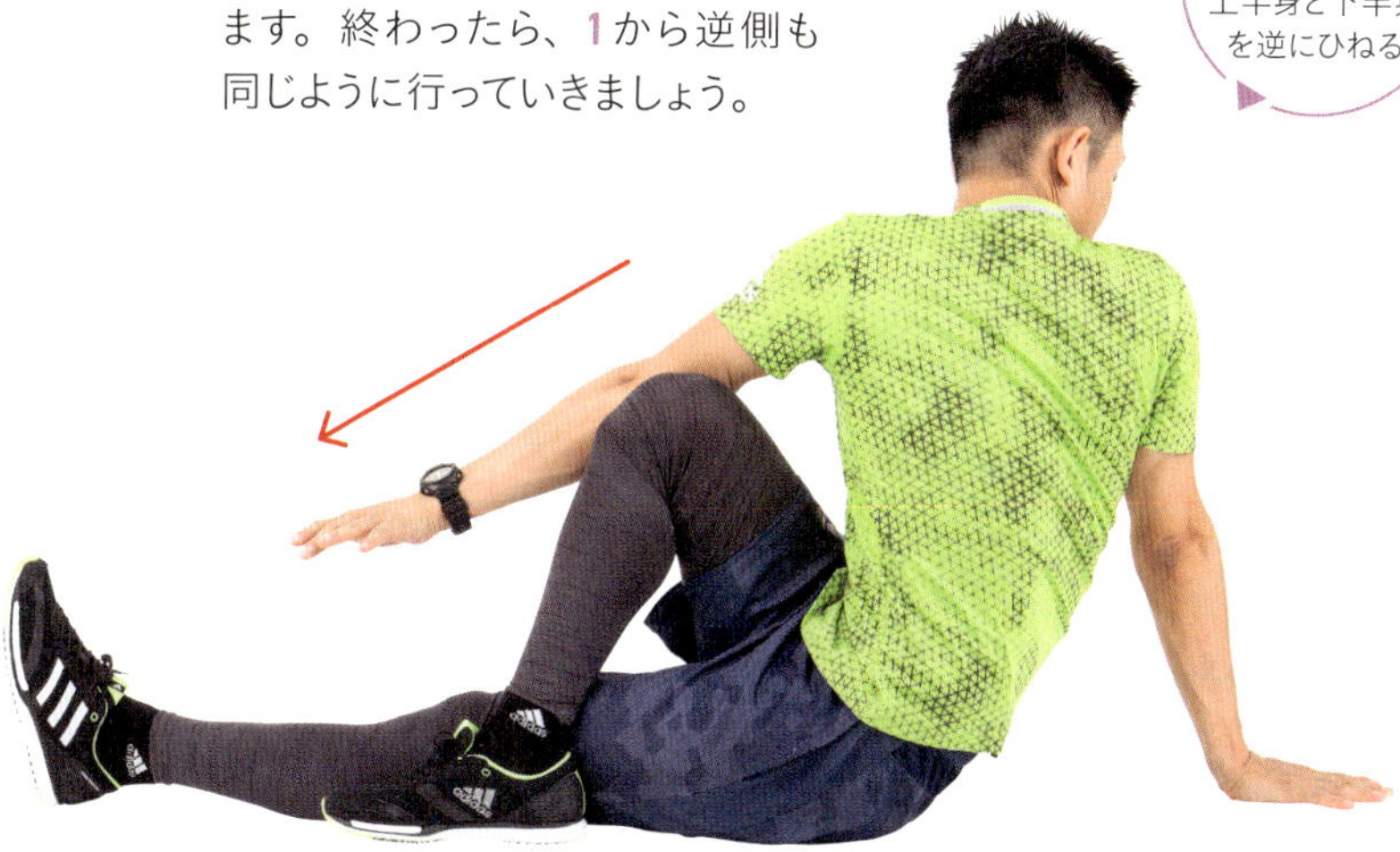

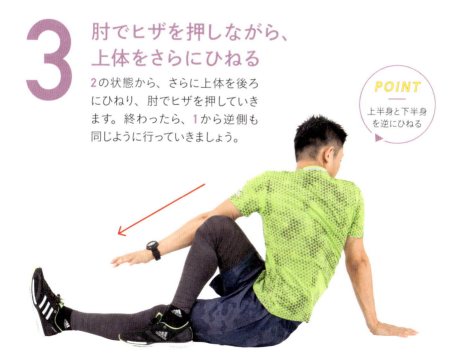

PART 09

ウエストを引き締める

体幹ストレッチ

Stretch POINT

3回×3セット

- ☑ 1ポーズ1分ずつ伸ばす
- ☑ 脱力し、ゆったりした呼吸をしながら行う

1 仰向けの状態から脚をクロスしヒザを押さえる

床に仰向けになって腰をひねり、脚をクロスさせます。このとき上半身はまっすぐ上を向くようにしましょう。そしてヒザを腕で押さえます。

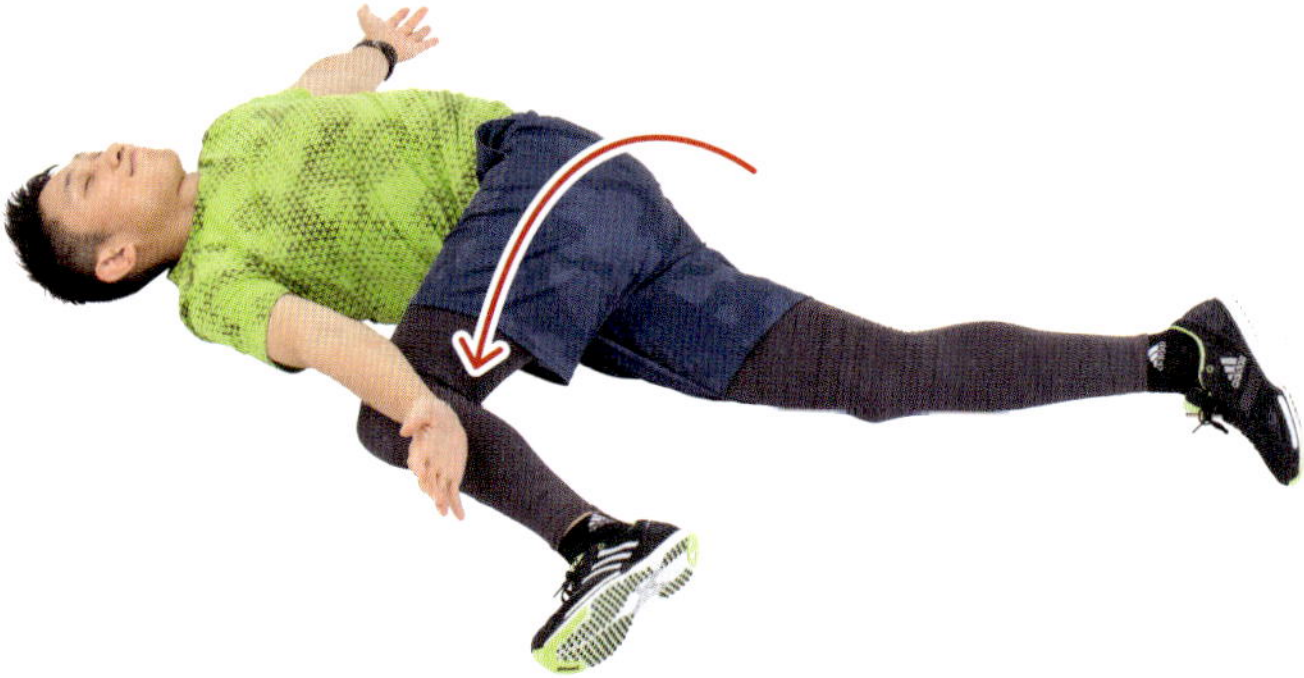

2 クロスした脚の下に腕を入れ、引き上げる

クロスした側の脚のヒザ下から腕を入れ、お尻とお腹の横が伸びるように引き上げます。

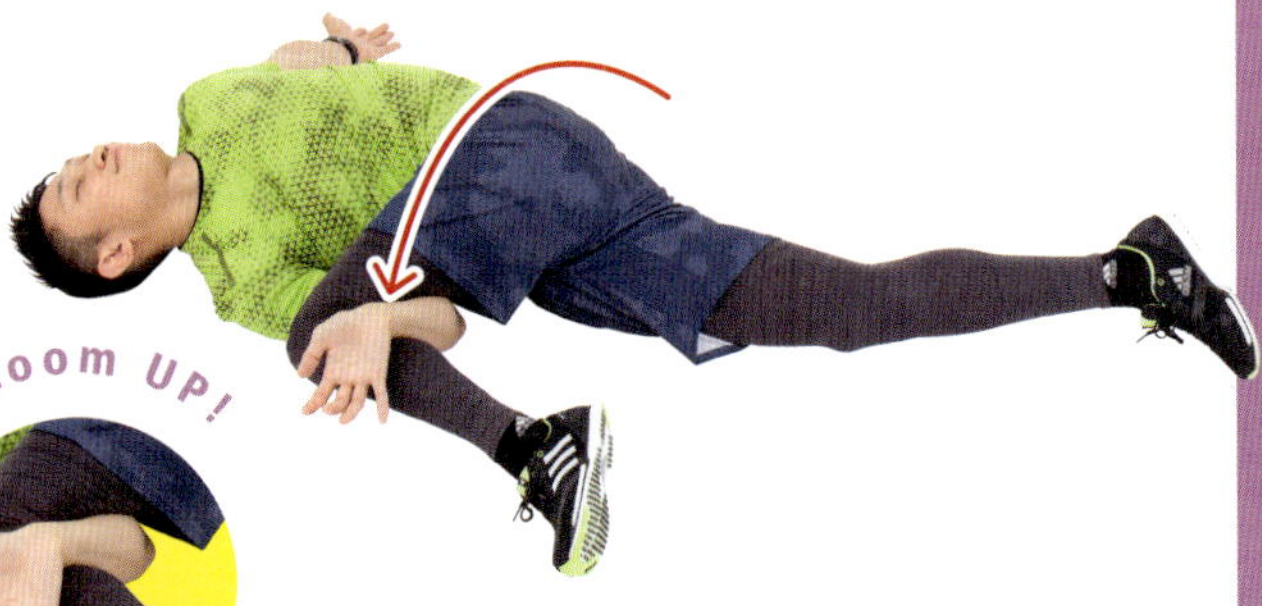

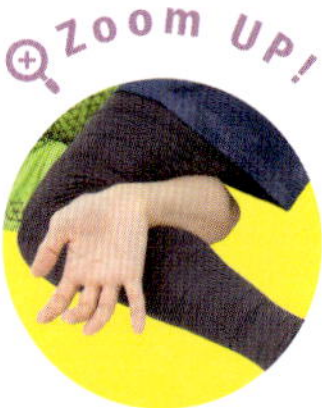

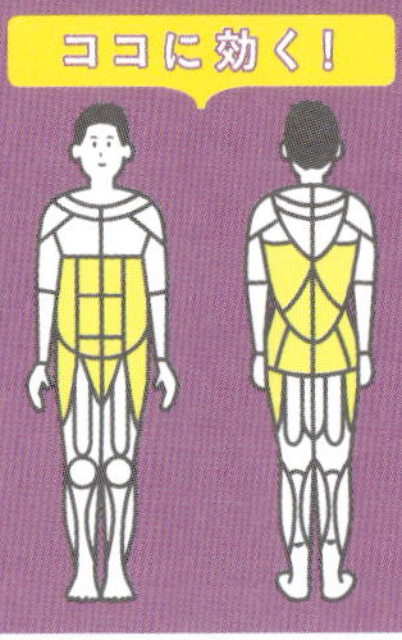

3 クロスした脚の付け根を手で押さえる

仰向けの状態でクロスした脚の付け根を手で押します。

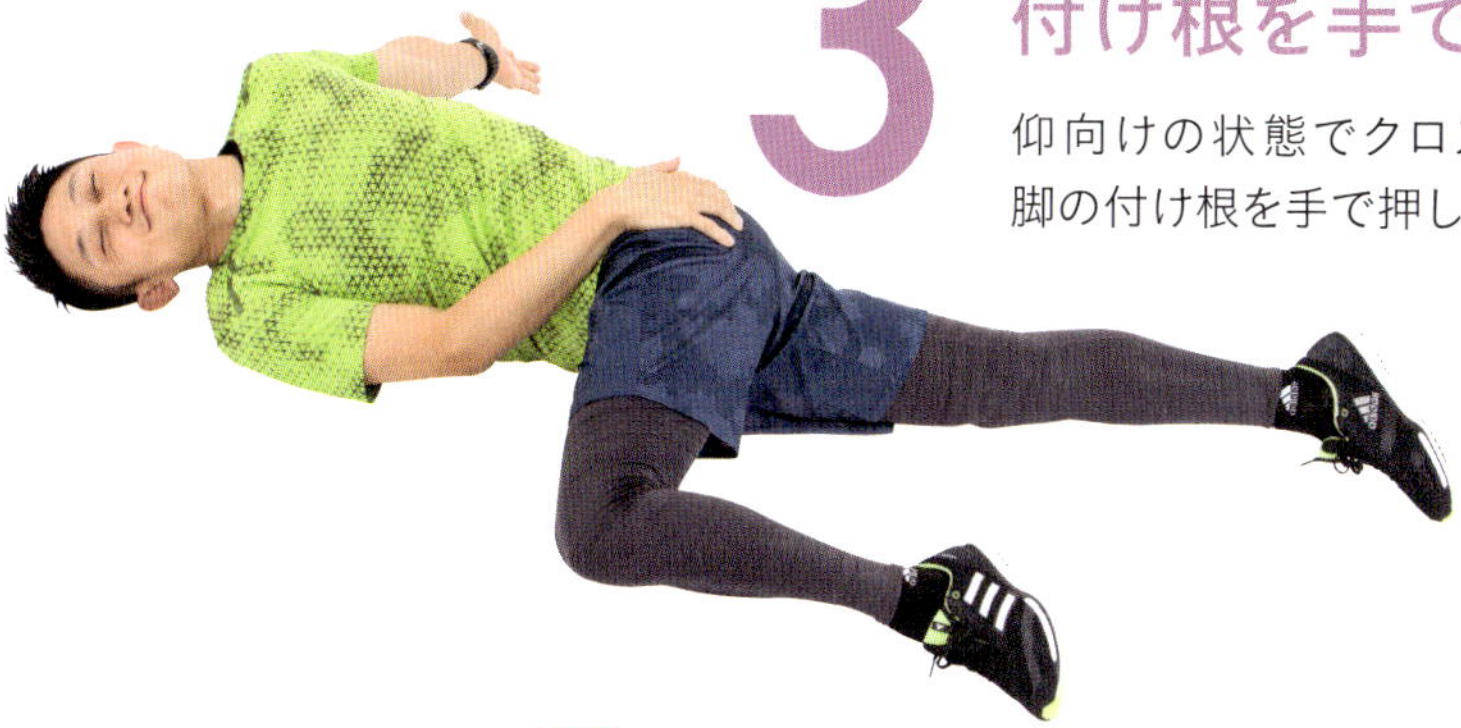

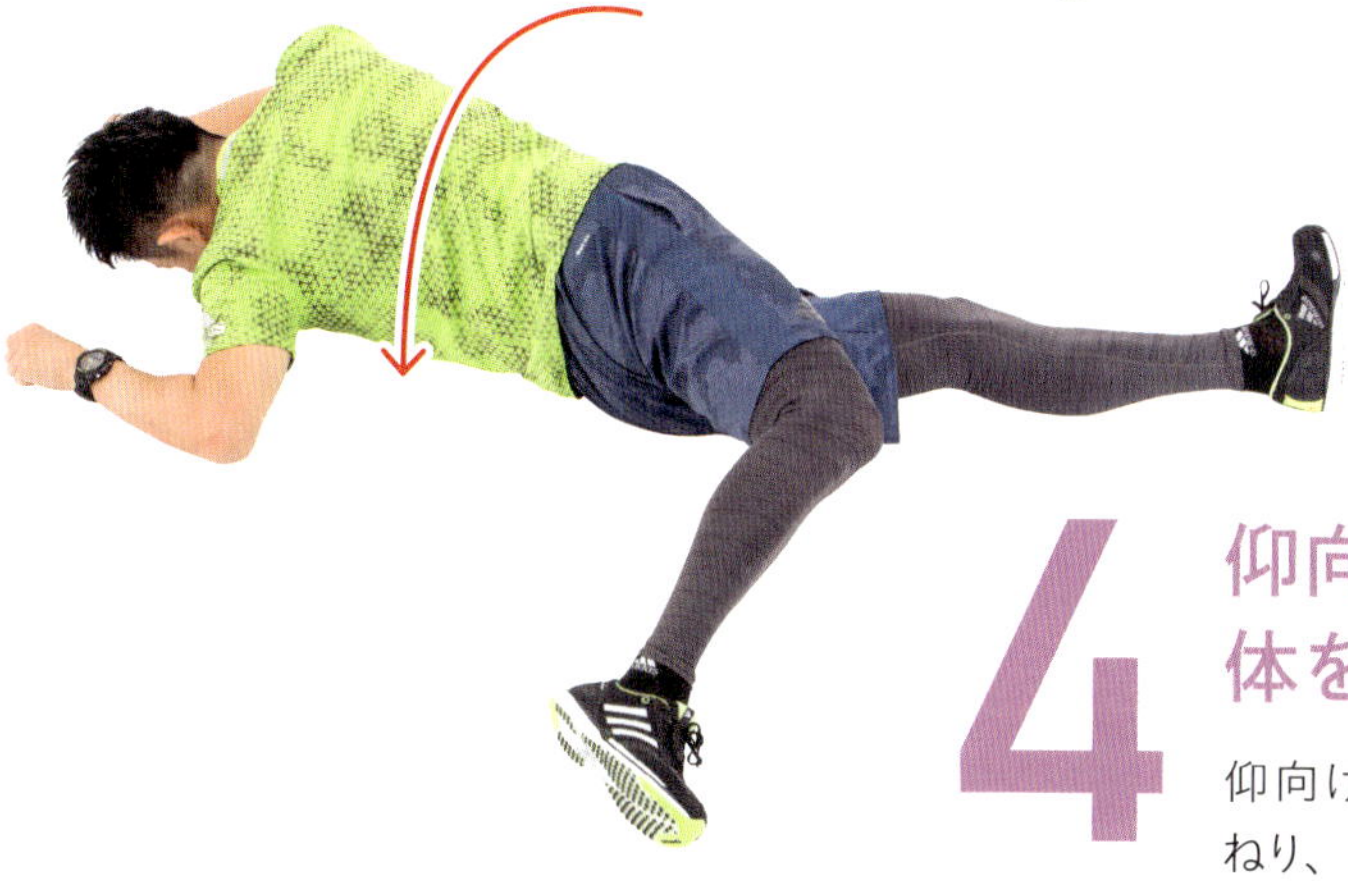

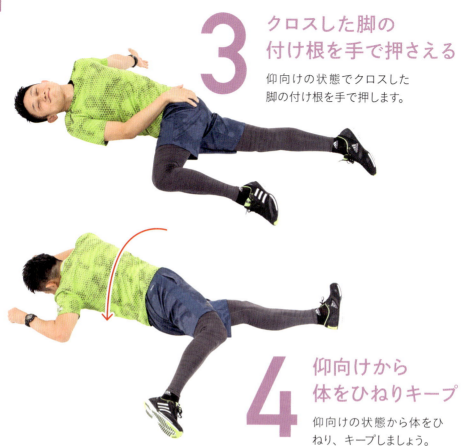

4 仰向けから体をひねりキープ

仰向けの状態から体をひねり、キープしましょう。

5 上体を反り起こし、上を見てキープ

うつ伏せの状態から腰を反るように状態を起こし、顔が真上を向くようにお腹を伸ばしましょう。ゆっくり息を吐いて行います。終わったら1から逆側も行います。

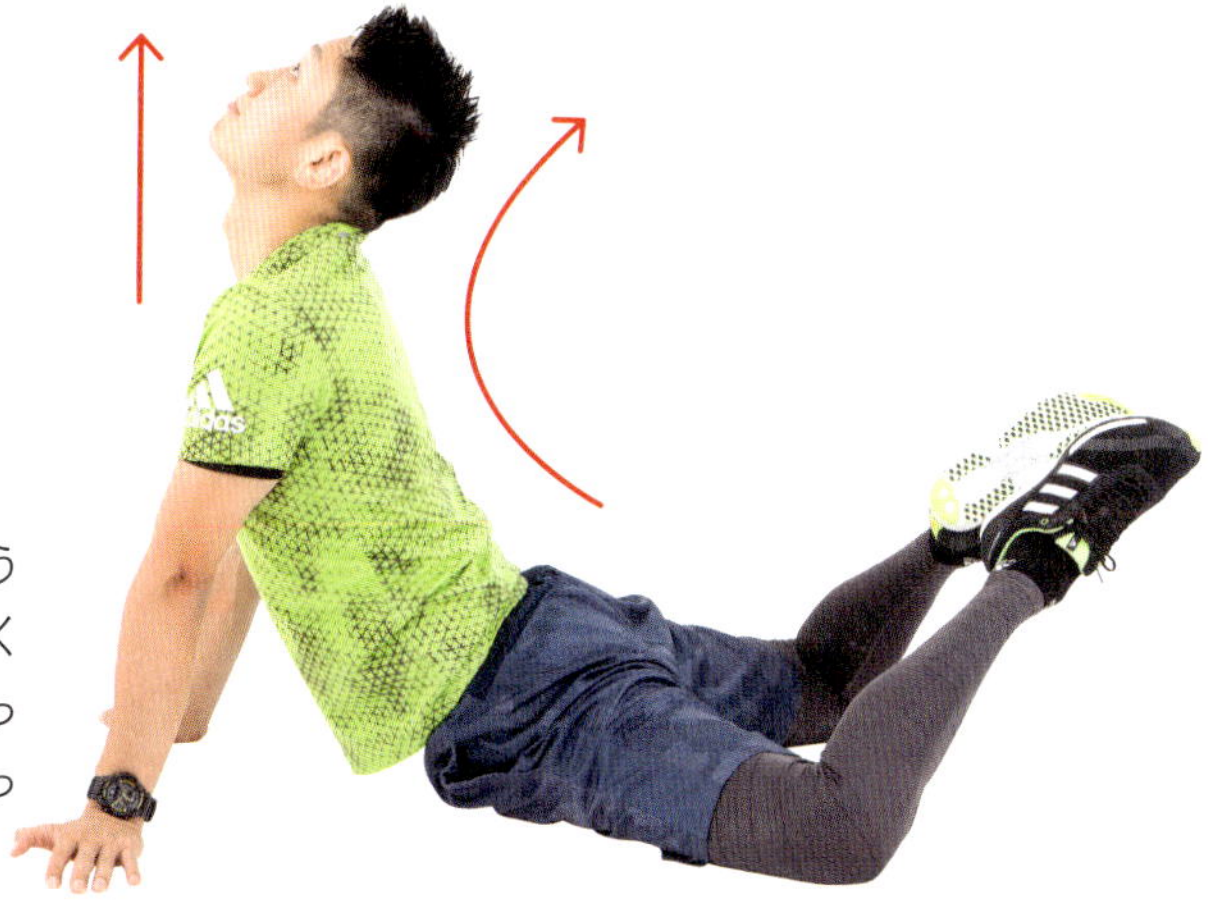

PART 10

内臓の働きをよくする

ドローイングストレッチ

Stretch POINT

3回 × 3セット

☑お腹のインナーマッスルに効く

☑10秒の腹式呼吸を１ポーズ１分ずつ行う

1 仰向けになり、お腹をふくらまし、ヘコませる

床に仰向けの状態になります。手をお腹に置き、ゆっくりと息を吸いながらお腹をふくらませます。めいっぱいふくらんだら、今度はお腹をヘコませながら息を吐き切ります。1分間繰り返しましょう。

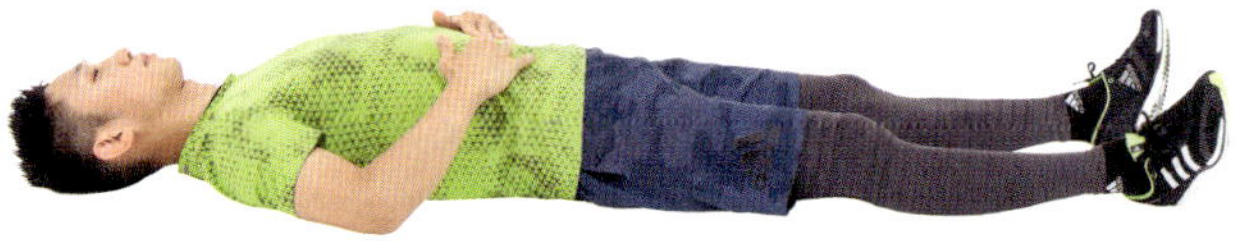

すぅ――ッ

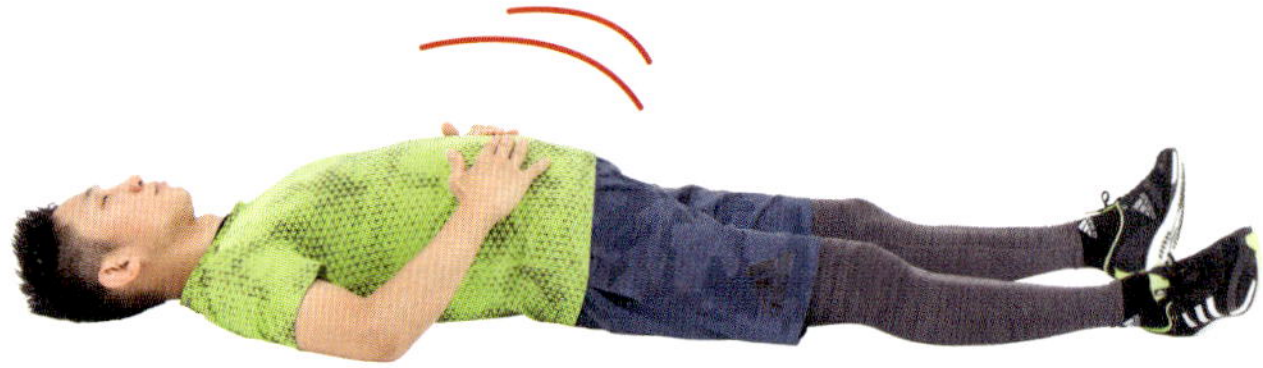

ふぅ――ッ

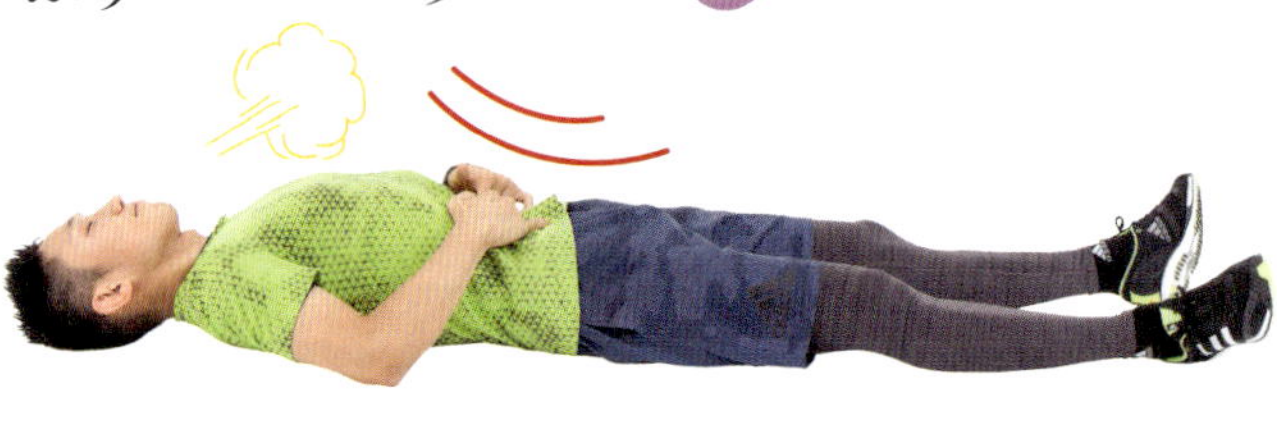

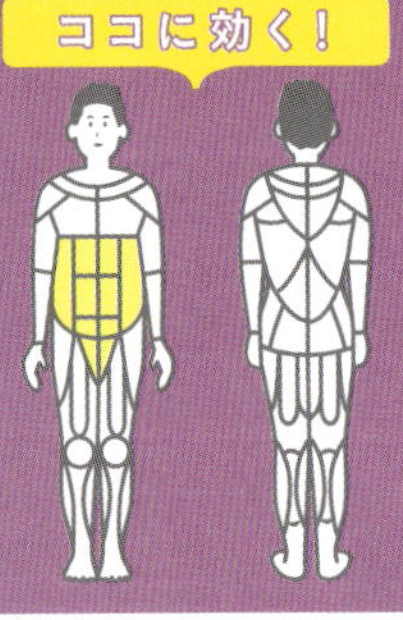

2 仰向けでヒザを曲げ、お腹をふくらまし、ヘコませる

1をヒザを曲げた状態で行います。手をお腹に置き、ゆっくりと息を吸いながらお腹をふくらませます。めいっぱいふくらんだら、今度はお腹をヘコませながら息を吐き切ります。1分間繰り返しましょう。

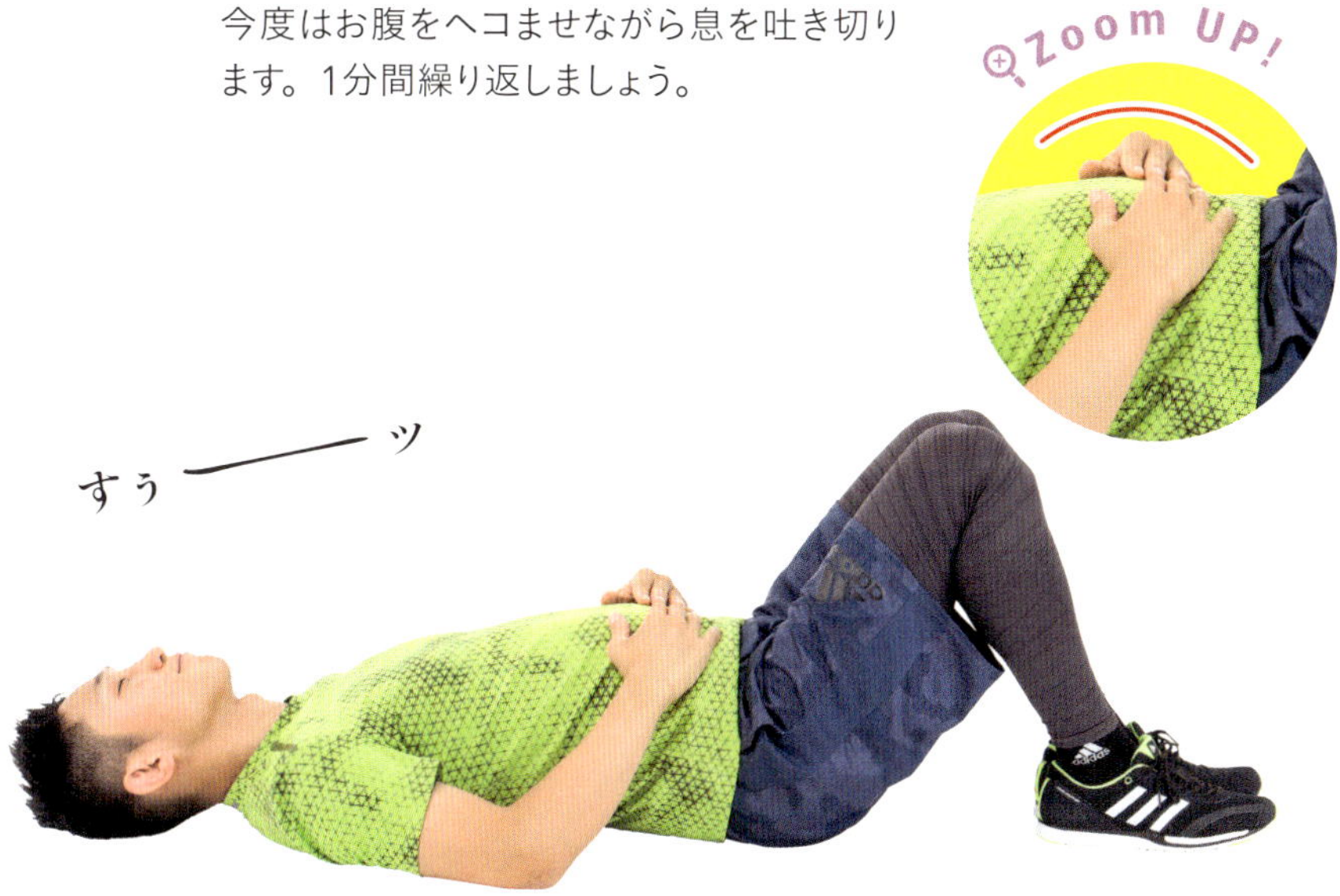

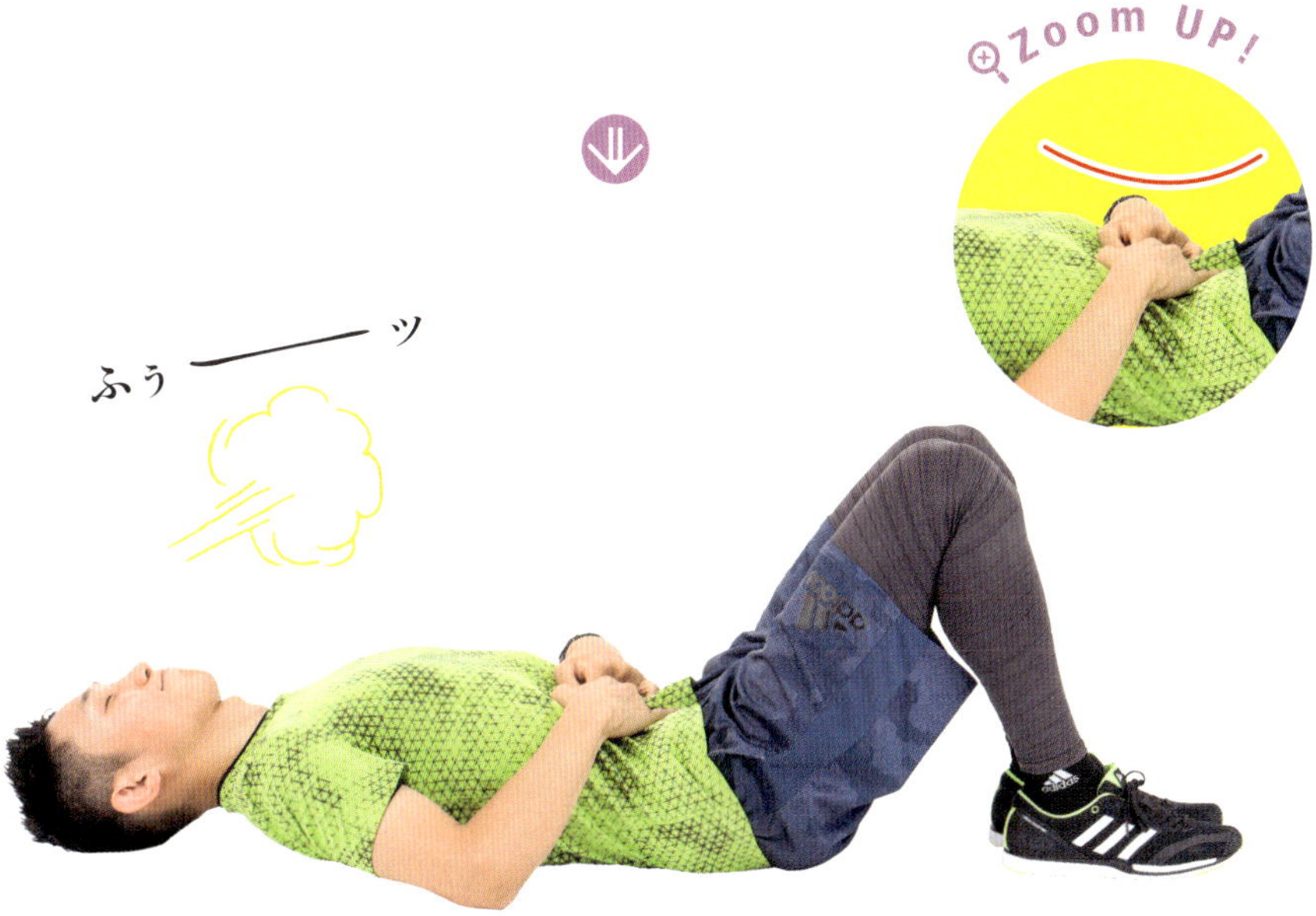

PART 11

ストレッチ効果を高める

体幹トレーニング1

Stretch POINT

3回
×
3セット

- ☑ 体幹を鍛えるエクササイズ
- ☑ 1ポーズ30秒ずつ行う

1 ヒザを曲げて脚を上げ、体を起こしてキープ

仰向けの状態になり、ヒザを曲げてスネが床と平行になるようにします。その状態から上半身を起こし、スネと平行になるよう腕を伸ばし、その姿勢を30秒キープします。

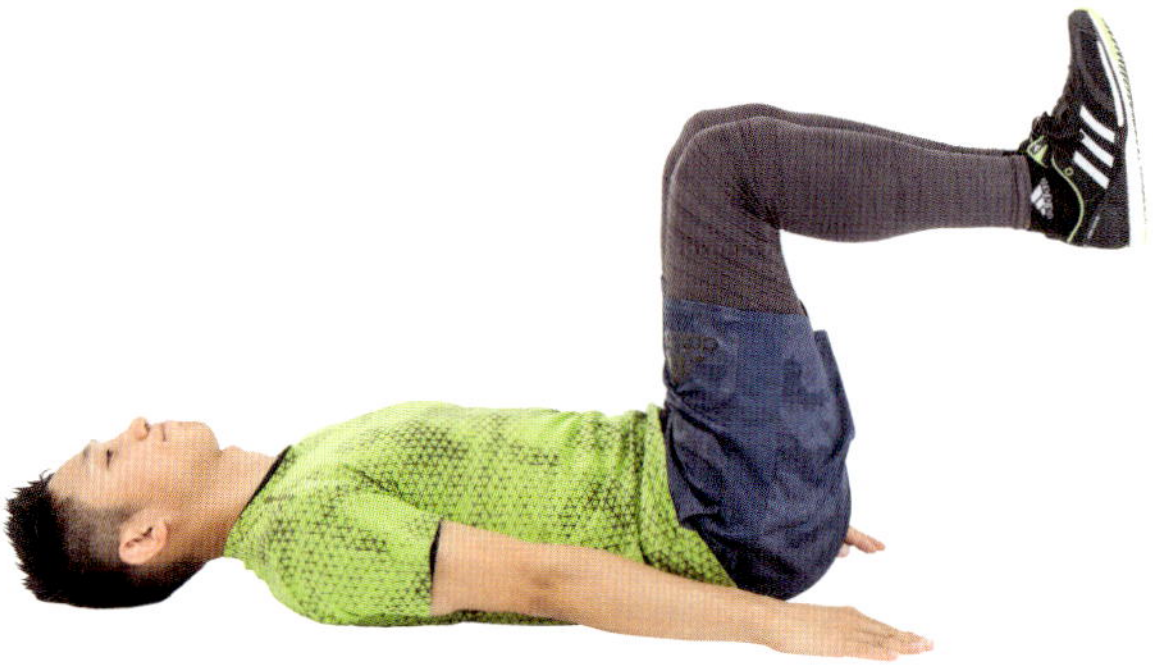

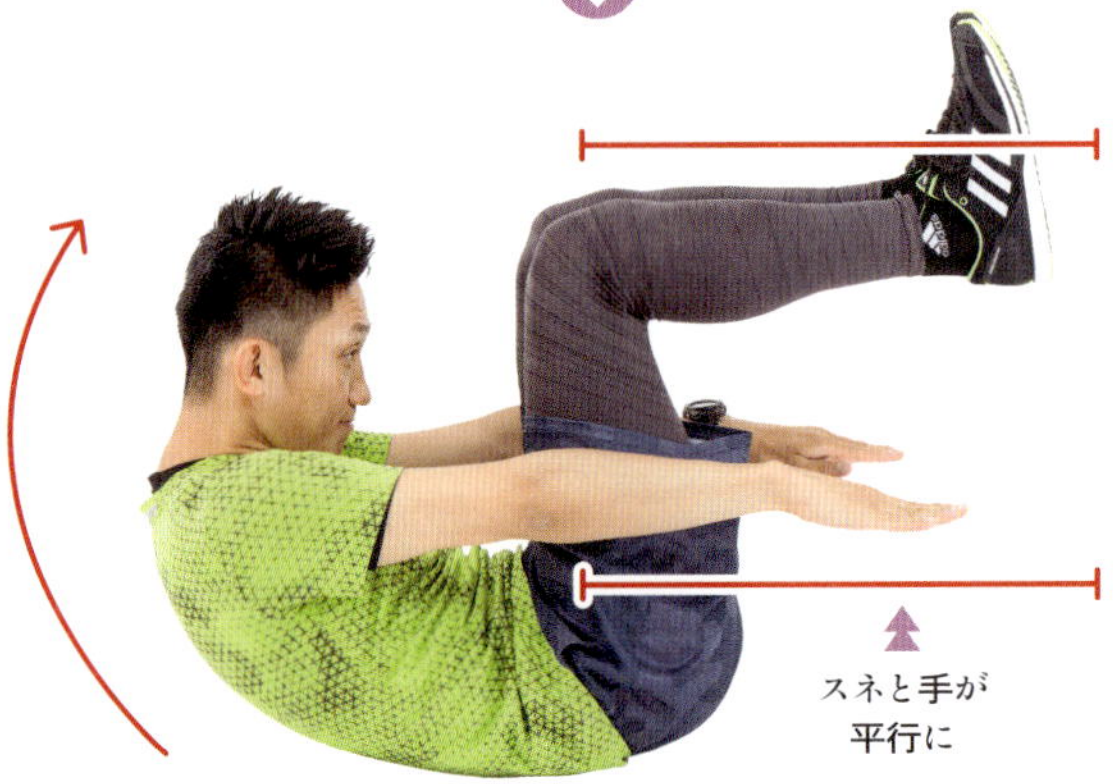

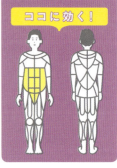

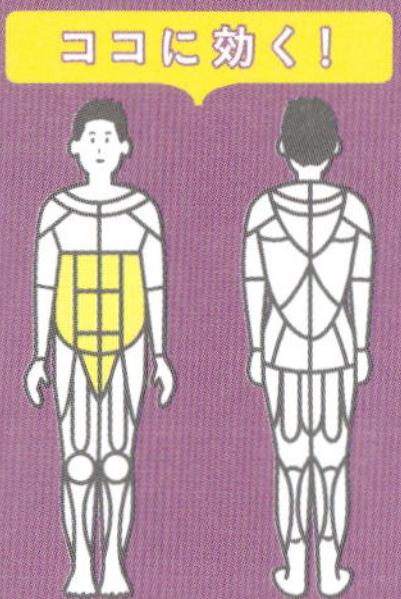

2 仰向けから体を起こし、肘と逆ヒザをつけてキープ

仰向けの状態から片ヒザだけ床と平行にし、上半身を起こしてヒザと逆側の肘をつけましょう。もう一方の腕は床と平行にします。この体勢で30秒キープしましょう。終わったら逆側も行います。

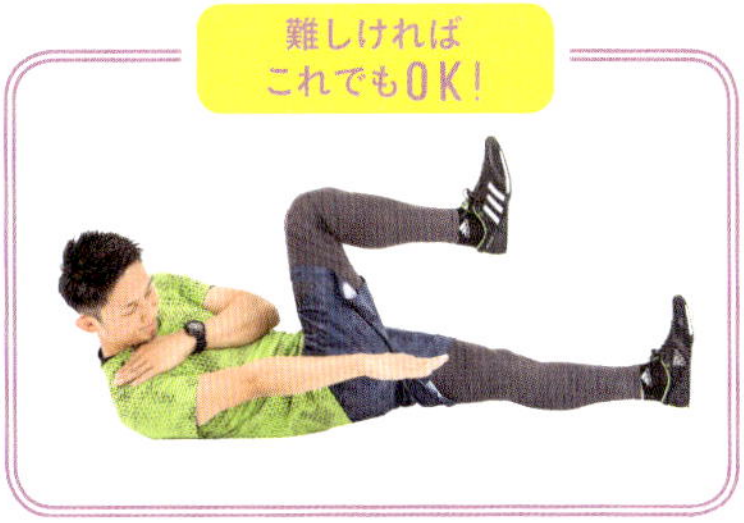
難しければ
これでもOK！

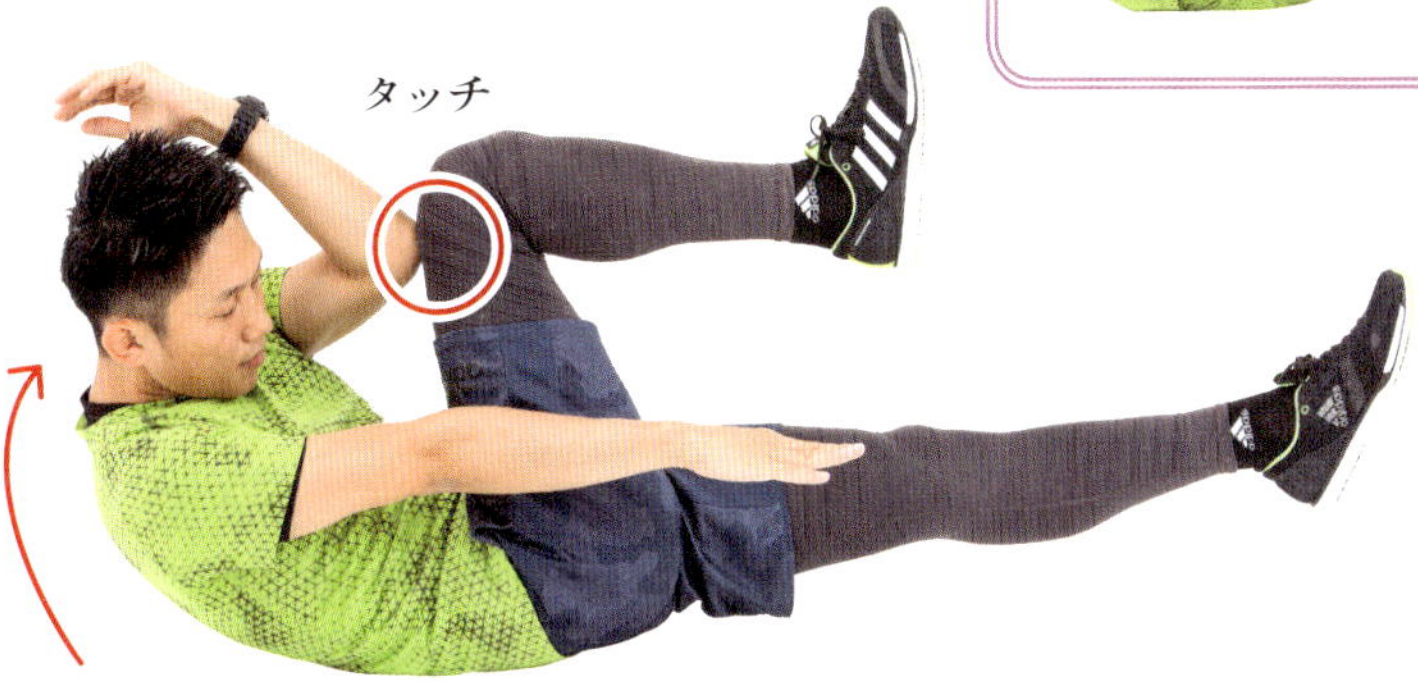

3 両脚を斜め上に伸ばし、両腕も同方向に伸ばしキープ

仰向けの状態から、両脚を斜め上に伸ばします。同時に上体を起こし腕を脚と平行になるように伸ばし、30秒キープしましょう。

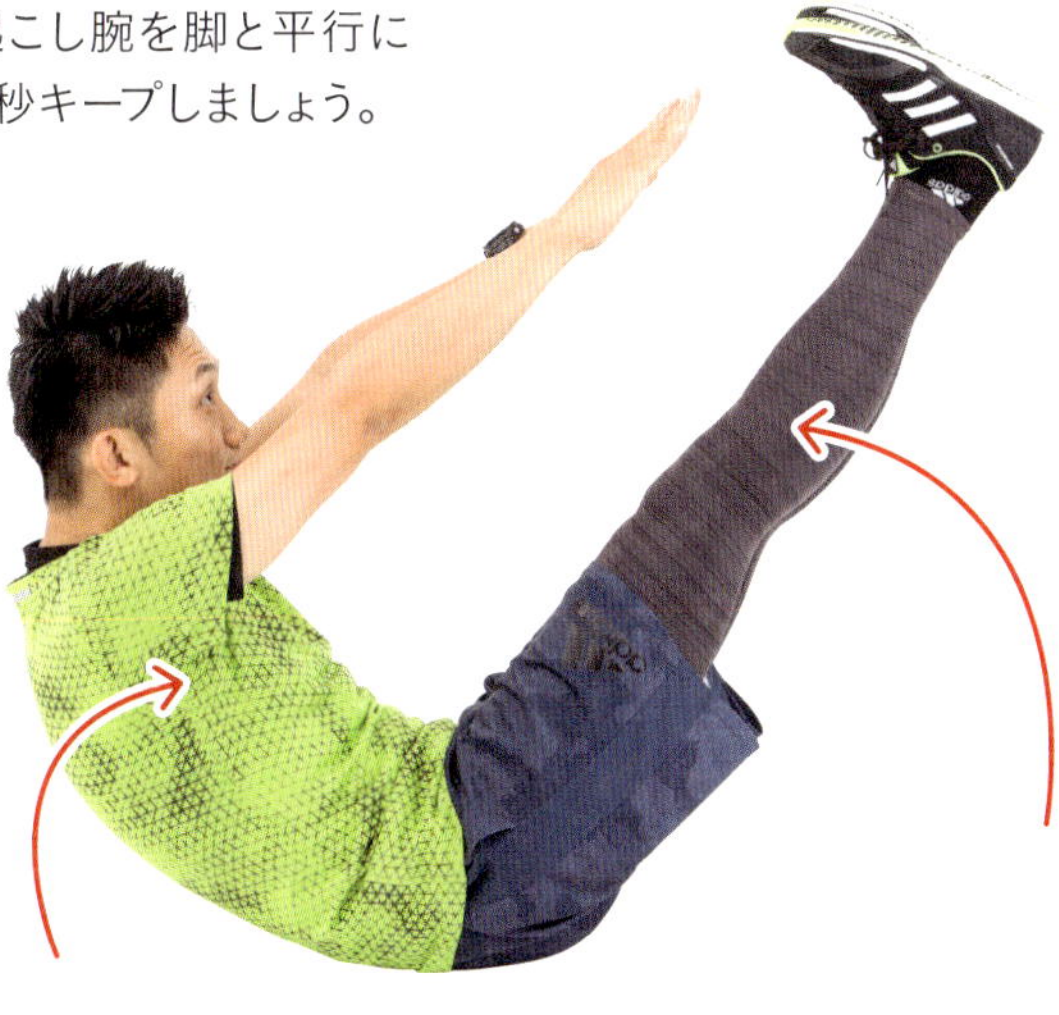

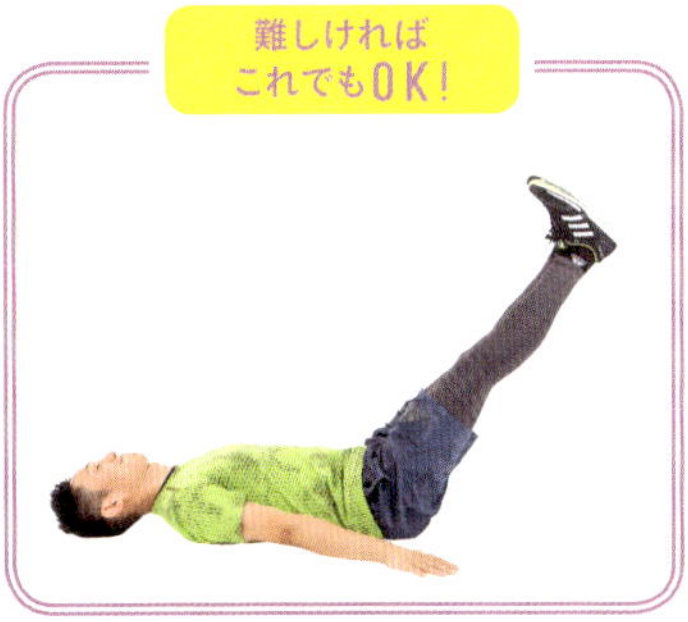
難しければ
これでもOK！

PART 12ストレッチ効果を高める

体幹トレーニング2

Stretch POINT

3回×3セット

- ☑ 1ポーズ30秒ずつ行う
- ☑ しっかり呼吸をして肩の力は抜く

1 仰向けでお尻空中キープ

床に仰向けになり、ヒザを曲げた状態で、お尻を上げましょう。背中、腰、お尻、太もも裏が一直線になるように体勢を整え、30秒キープします。

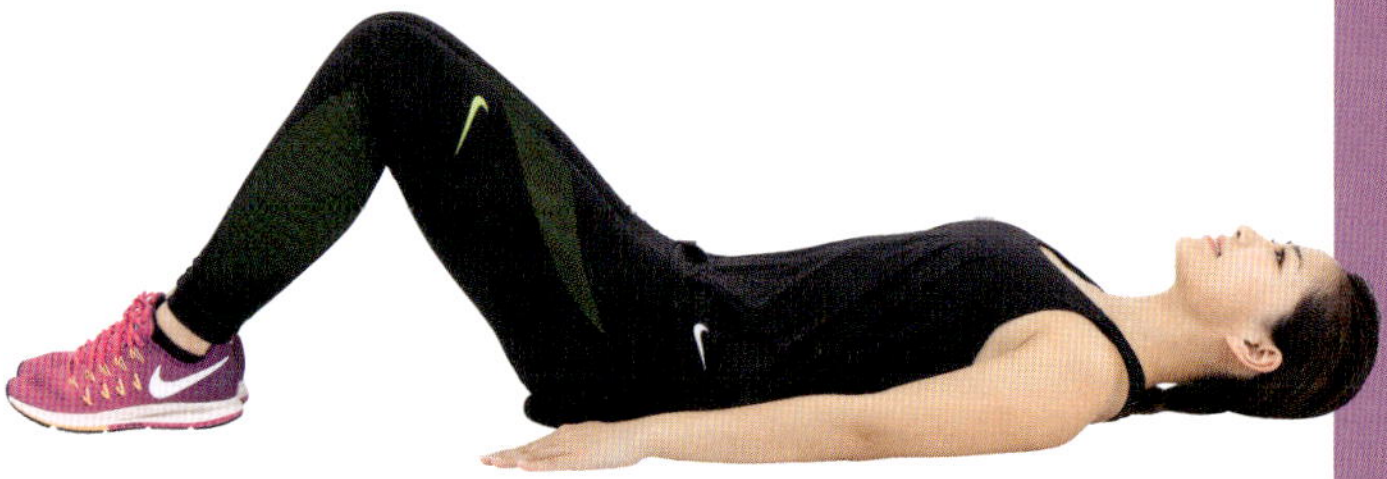

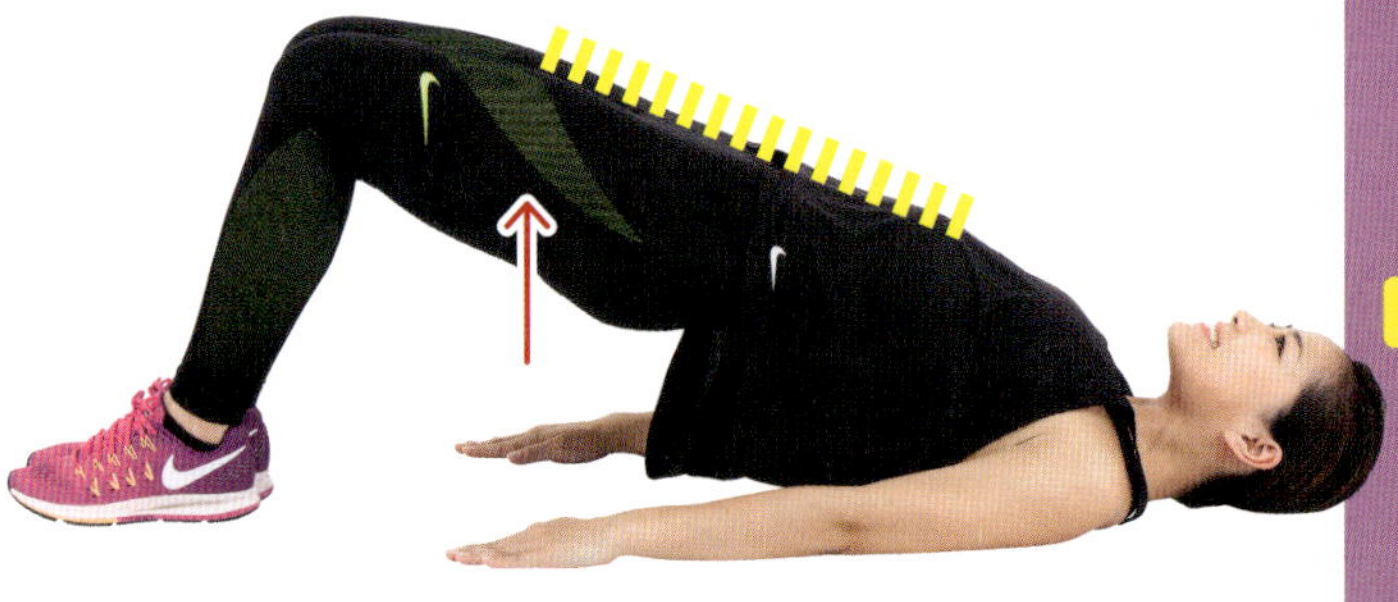

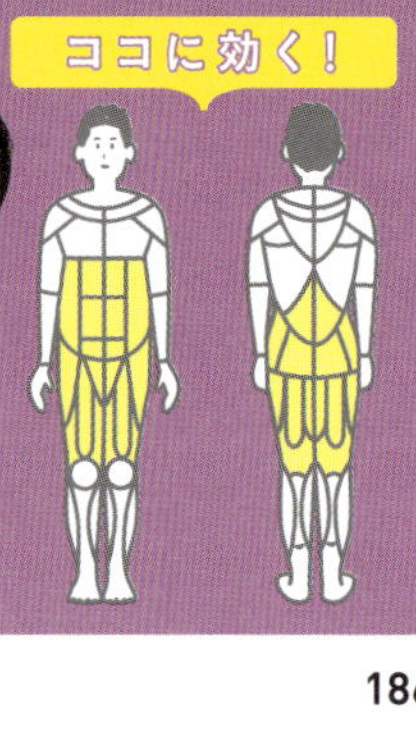

2 片脚を上げキープ

次に、片脚だけ伸ばしましょう。背中、腰、お尻、太もも裏、ふくらはぎ、足先まで一直線になるようにして、30秒キープします。終わったら10秒程度呼吸を整えてから、逆側も同じように行います。

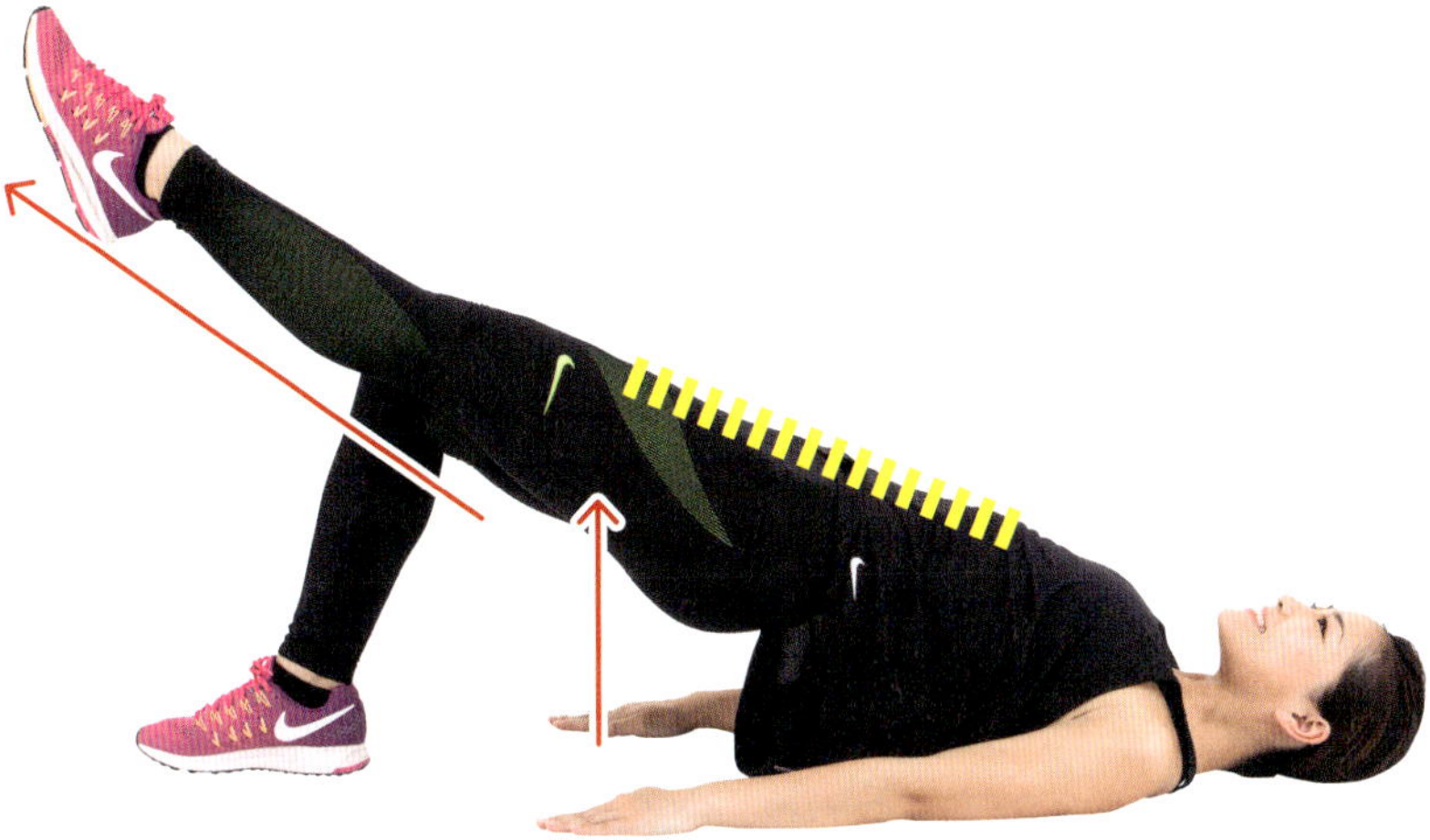

3 再びお尻空中キープ

最後に、再び1のお尻空中キープを行います。

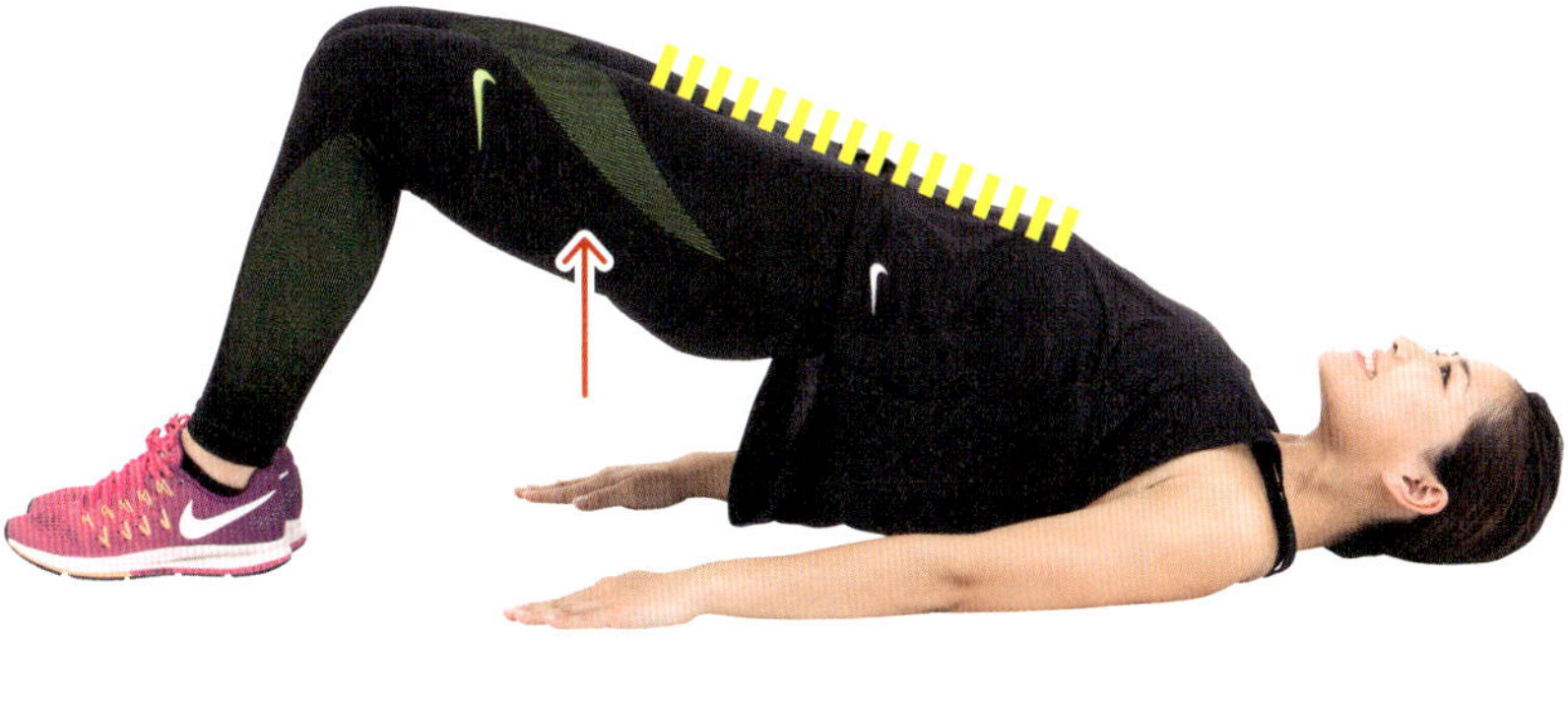

ストレッチは、夢を叶えるツール。幸せになるためのエッセンス

おわりに

私は会社を経営している中で、たくさんの経営者やビジネスリーダーに出会います。出会う方々は皆さん情熱的で、夢を持っていて、仕事がうまくいっている方々ばかりです。

しかし、多くの方の体はボロボロです。姿勢が悪く、肌はカサカサ。お腹が出ていて体はむくみ、目の下にはクマができていて、顔色まで悪い。そんな方々を見ていて、私は心の中で思うことがあります。それは、

「あなたは、自分を愛していますか？」

ということ。頭が痛い、体がつらい、姿勢が悪い、心が落ち着かない。そう感じたら、それは心と体からのメッセージです。

その声を無視し続けると、徐々にその声は大きくなり、肩こり・頭痛・腰痛・肥満・不眠症・鬱といった様々な症状として現れます。一見、事業がうまくいって成功しているような方でも体が壊れてしまい、心まで壊れてしまう方はたくさんいます。健康がすべてではありませんが、健康を失うとすべてを失います。

まずは、自分を愛してあげてください。

ストレッチは、あなたの夢を叶えるツールです。そして、幸せになるためのエッセンス。

一日1分。いえ、一日10秒で大丈夫。まずは本書のストレッチをやってみてください。

痛気持ちいいと感じたら、それは体が喜んでいる証拠。痛いところほど時間をかけて伸ばしてあげてください。体のコンディションが整い、仕事のパフォーマンスは劇的に向上します。また自律神経が整うことで、心が満たされるから人にも優しくなれる。

あなたの夢と幸せのために本書をボロボロになるまで使い切っていただけたら幸いです。

最後に、出版にあたりご尽力いただいた編集者の鹿野哲平さんをはじめ、関わってくださった皆様、起業当初よりいつも私を信じて通ってくださる東証一部上場企業会長の岩本博さんをはじめ、応援してくださるお客様の皆様、友人、両親、神様に感謝します。

この本と出会ってくださったあなたの夢が、本書のストレッチをとおして叶うことを祈っています。祝福がありますように。

God bless you.

佐々木泰士

【モデルプロフィール】
永吉令奈（ながよし・れな）

1992.11.19 生まれ。
2017 ミスユニバース・ジャパン神奈川 BEST4 特別賞受賞。
女優・ダンサーとして様々な舞台に立ち、多方面で活動。
格闘技の経験からアクション俳優を目指し活動している。

モデル：永吉玲奈
本文デザイン：田山円佳（株式会社スタジオダンク）
カメラマン：竹内浩務（株式会社スタジオダンク）
カバーデザイン：小口翔平＋上坊菜々子（tobufune）
本文イラスト：平松慶
プロデュース・編集協力：鹿野哲平

【著者プロフィール】

佐々木泰士（ささき・たいじ）

元自衛官で元プロキックボクサーという異色の経歴を持つ、日本で唯一の経営者・ビジネスリーダー専門ストレッチトレーナー。


1983年、山形県上山市生まれ。日本最大手のストレッチチェーンでは、デビューからたった２カ月で過去最高売上・指名件数で日本一を獲得。指導したトレーナーも続々と日本一を達成。

マネージャーとしても管轄する店舗の大半を過去最高売上で日本一へと導き、何度もストレッチ日本一の称号を獲得する。

小さい頃から剣道、銃剣道、レスリング、徒手格闘、射撃、自衛隊を経験し、プロのキックボクサーとして日本ランカーになる。

ストレッチ歴は30年を超える。


現在、経営する「ストレッチと体幹のプライベートスタジオ・アスリーダーズ銀座本店」には、多くの経営者や東証一部上場企業会長など日本のトップリーダー、モデルやタレント、CAなどの美意識が高い女性がお忍びで通っている。

著者（アスリーダーズ銀座本店）HP
http://athleaders.jp

最強のストレッチ　世界のエリートも実践する調整法

2017年11月19日　　初版発行

著　者　佐々木　泰士
発行者　太田　宏
発行所　フォレスト出版株式会社
〒162-0824 東京都新宿区揚場町2-18　白宝ビル5F
電話　03-5229-5750（営業）
　　　03-5229-5757（編集）
URL　http://www.forestpub.co.jp

印刷・製本　日経印刷株式会社

ISBN978-4-89451-779-0 Printed in Japan

読者限定

無料プレゼント

仕事中上着を着ながらできる
最強のストレッチ動画レクチャー

本書をご購入いただき、ありがとうございます。
最後まで読んでいただいた皆様に

仕事中上着を
着たままできる
ストレッチ動画

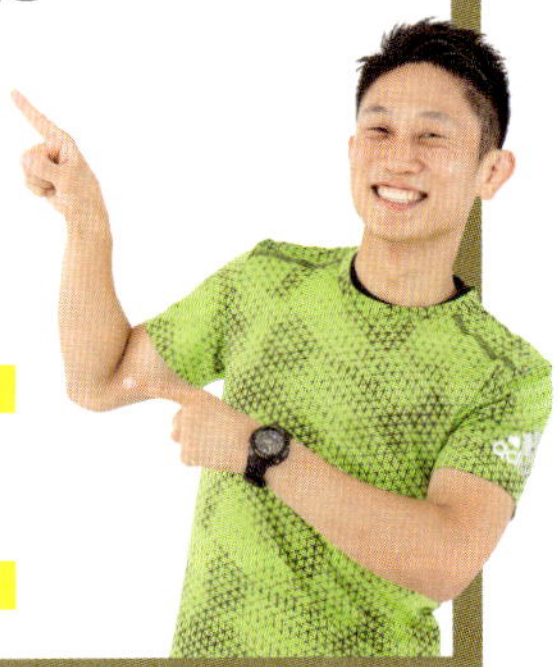

をプレゼント致します。
動画で最強のストレッチの一部を著者が実演。
わかりやすく、動画を見ながら実践いただけます。
ぜひ下記URLよりダウンロードしてみてください。

この無料プレゼントを入手する方は、
こちらにアクセスください。

http://frstp.jp/saikyoustretch

※動画ファイルはWeb上で公開するものであり、CD・DVDなどをお送りするものではありません。
※上記プレゼントのご提供は予告なく終了となる場合がございます。あらかじめご了承ください。